Knaur



SIGMUND FEUERABENDT

# Heilkraft Yoga

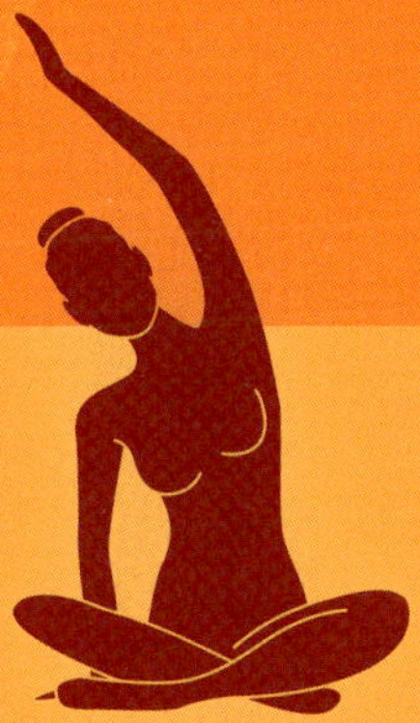

## 100 Übungen für Ihre Gesundheit

www.knaur-ratgeber.de

# Inhalt

# Vorwort

## Liebe Leserin, lieber Leser,

dieses Buch ist nach jahrelangen Untersuchungen und Überprüfungen entstanden. Es will Ihnen helfen, gesund zu werden, gesund zu bleiben und diesen Zustand zu genießen. Auch wenn Sie erst beginnen, Yoga zu lernen, bietet Ihnen »Heilkraft Yoga« eine gute Unterstützung. Die Asanas (Körperübungen) für Einsteiger sind zwar einfach, sie besitzen aber dennoch eine hervorragende Heilwirkung. Haben Sie bereits ein paar Yoga-Erfahrungen gesammelt, dann entsprechen Ihnen wahrscheinlich die Asanas für Übende. Fortgeschrittene kommen bei den Übungen des dritten Grades auf ihre Kosten.

*»Der Grund für das Glück der Gesundheit liegt im Menschen selbst.«*

Yoga ist eine bewährte Sammlung uralter Erfahrungen, die Ihrem Wohlergehen nützen. Es unterstützt Ihre Natur, Ihren Körper, Ihr Gemüt wie auch Ihr Denken. Der Feuerabendt-Yoga ist ein zuverlässiger Partner Ihrer Gesundheit. Die Asanas haben keine Nebenwirkungen, wenn Sie den Anweisungen in diesem Buch genau folgen. Sie werden Ihnen mehr Glück und Lebensfreude bescheren.

Es genügt völlig, wenn Sie sich an die angebotenen Übungen halten; alles andere besorgt Ihr Körper, ohne dass Sie es merken. Mit der Zeit werden die Selbstheilungskräfte in Ihrem Organismus immer besser aktiviert, er wird oder bleibt gesund. Ganz nebenbei erfahren Sie, dass Ihr Körper sogar noch klüger ist als Ihr Kopf, und Ihr Wohlbefinden nimmt zu.

»Heilkraft Yoga« ist ein aktivtherapeutisches Training. Es setzt bei den Ursachen der Krankheiten an, nicht bei den Symptomen. Wenn Sie fleißig üben, dürfen Sie viel erwarten: Selbstfindung und eine ganzheitliche Gesundung. Der Weg ist hierbei das Ziel. Während des Übens werden Ihre natürlichen Heilkräfte angeregt, auf der Grundlage von Anspannung, Entspannung und Anpassung. »Heilkraft Yoga« erweckt den gesunden Rhythmus Ihres Körpers wieder.
Der Feuerabendt-Yoga arbeitet nicht mit Gewalt, sondern mit »unendlichem Nachgeben« (Boris Sacharow). Sie werden sich eingestehen, dass Sie auch ein bisschen selbst schuld sind an Ihren Beschwerden. Keine Krankheit fällt einfach so vom Himmel herab. Ihnen wird klar werden, wie eng das eigene Leid und die eigene Schuld miteinander verwoben sind. So werden Sie Schritt für

Schritt heilmündig und erhalten dadurch eine sehr große Schubkraft für Ihre Gesundheit.

»Heilkraft Yoga« ist nicht irgendein neuer Fitnesstrend, sondern vielmehr ein Grundmodell der Heilung für jeden. Es gibt unzählige Krankheiten, aber nur eine einzige Gesundheit. Diese ist im Yoga immer gleichsam eine leibliche, eine gemüthafte sowie eine geistige Gesundheit. Sie werden sich schon bald wohler fühlen, glücklicher sein und in Ihrer Übungsarbeit einen Sinn sehen. Denn ein bisschen Fleiß müssen Sie für Ihre Gesundheit schon an den Tag legen. Dazu müssen Sie sich nur vom Rhythmus des Alltags tragen lassen, so wie Goethe sagte: »Tages Arbeit, abends Gäste, saure Wochen, frohe Feste«.

»Heilkraft Yoga«, also der Feuerabendt-Yoga, berührt die Tiefe Ihres Herzens; er erweckt Ihren Glauben an die Gesundheit, ohne den Sie nicht gesund werden können. Der Mensch kann nur dann zur vollen Gesundheit gelangen, wenn er neben all seinen leiblichen, gemüthaften und gedanklichen Bemühungen einen Weg zu einer inneren Gläubigkeit findet. Denn leider sind heute viele Menschen in ihrem Wesen blockiert, sie haben den Anschluss zu höherem Fühlen verloren.

Auch das sollten Sie noch wissen: Dr. med. Oscar Hammer, Internist und ehemaliger Chefarzt der Klinik für Herz- und Kreislaufkrankheiten in Bad Nauheim, hat alle Übungen klinisch untersucht und deren Heilwirkungen bestätigt.
»Heilkraft Yoga« ist außerdem für alle Altersstufen geeignet. In der Ersten Deutschen Yogaschule (E.D.Y.) üben auch viele über 80 Jahre alte Menschen mit gutem Erfolg. Die Asanas sind symbolträchtige Heilgebärden, mit denen Sie immer näher zu Ihrer wahren Natur finden. Durch regelmäßiges Üben verbessern Sie Ihre Entspannungsfähigkeit, Ihre Konzentration und Ihre Ausdauer; Sie denken mit der Zeit klarer und legen viele falsche Befangenheiten ab. Ihre Sinnesenergien und Ihre Power nehmen zu, Ihr Charakter festigt sich. Außerdem ist Yoga das älteste Wirbelsäulentraining der Welt.

Sigmund Feuerabendt
Forsthall, im März 2008

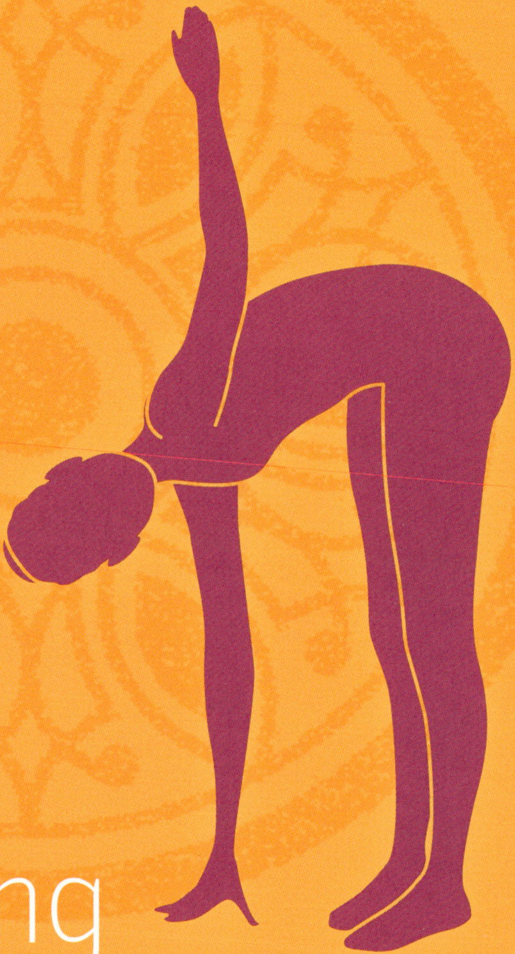

# Einführung

# Heilkraft Yoga – was ist das?

Jeder kennt Yoga. Er besteht in der Hauptsache aus den Asanas, den Körperhaltungen oder Gebärden. Die Heilkraft des Yoga macht Sie allerdings nicht von heute auf morgen gesund. Jede natürliche Heilung braucht Zeit. Ihr Organismus kann sich nur langsam den neuen Bedingungen anpassen, die ihn gesunden lassen. Haben Sie also Geduld und üben Sie fleißig.

## Yogatherapie als ganzheitliches Konzept

Unter Therapie wird heute vielerlei verstanden, Therapien sind sogar aktuellen Trends unterworfen. Auch die Medizin vor 100 Jahren war nicht die Medizin von heute. Aber der Yoga vor 5000 Jahren war wie der heutige. Der Feuerabendt-Yoga vertritt diesen unverfälschten Yoga.

Was Krankheit ist und wie man sie zielsicher ganzheitlich behandeln sollte, wird vielerorts diskutiert, und zwar nicht nur von Yogaübenden, sondern auch von Ärzten und Heilpraktikern. Yogatherapie ist eine effektive Möglichkeit der Behandlung, die von manchen verkannt oder sogar abgelehnt wird. Andere wiederum überschätzen sie und meinen sektiererhaft, sie sei der einzig richtige Weg zur Gesundung.
Ich will Ihnen in diesem Buch zeigen, wie Sie die Heilkraft des Yoga verstehen und für Ihre Gesundheit nutzen können. Wir werden natürlich auch die Frage klären, warum Yoga ganzheitlich und nicht nur symptomatisch arbeitet. Ich möchte Ihnen begreiflich machen, dass Yoga auf uralten Weisheiten beruht. Damit ist er eine zeitlose Heilkunst und alles andere als ein Modetrend. Er gibt dem suchenden Menschen für seine Heilung wieder eine kulturelle Zielrichtung an, weil er ein anwendbares System vorstellt.

## Wirksame Gestalttherapie

Durch Yoga erkennen Sie, dass alles, was Sie tun, sowie Ihr Körper ein Ausdruck Ihres Denkens und Fühlens ist. Und Sie erfahren, dass das Üben der Asanas (Körperhaltungen) eine wirklich grandiose Gestalttherapie darstellt. Bis jetzt wurde dies möglicherweise nur wenig beachtet. Jedoch ist jede Haltung oder Gestalt dafür mitverantwortlich, wie es Ihnen geht, ob Sie sich gut oder schlecht fühlen. Und diese Gestalt wirkt, nach neuesten Erkenntnissen der Forschung, bis in den quantengestalt-therapeutischen Bereich hinab.

### Asanas nicht nur für den Körper

Die für die Heilung verwendeten Asanas sind also nicht rein gymnastisch zu bewerten, sie ragen auch in geistige Heilbereiche hinein. Sie sind keine Modeerscheinung, ebenso wenig wie die Natur das ist. Jede Medizin, ob allopathisch oder homöopathisch, gibt an den Körper eine Information ab. Diese Information ist stets punktuell, das einzelne Symptom betreffend. Sie hat also auch schädliche Nebenwirkungen und ist nicht ganzheitlich. Aber die Asanas sind es sehr wohl!

Sie vermitteln dem Körper eine ganzheitliche Information, die der Einheit von Leib, Seele und Geist. Sie wirken erst nach längerer Zeit geduldigen Übens. Deshalb spüren Sie ihre therapeutischen Effekte auch erst nach und nach. Die Yogaübungen besitzen sogenannte Nachhalleffekte. Dies erklärt jedoch auch die Schwierigkeiten klinischer Untersuchungen der Asanas (siehe Seite 156), denn sie kommen vor allem auf der feinstofflichen Ebene zum Tragen, fast unmerklich.

### Trainieren Sie regelmäßig

Die Yogatherapie als natürliche Heilmethode braucht also viel Zeit. Sie muss wachsen auf der Grundlage der Selbstregulierung. Ebenso werden alle Asanas sowie das Pranayama (siehe Seite 116) behutsam durchgeführt, weil der Körper in das Gesunde quasi hineinreifen muss. Der Organismus will sich erneut den Bedingungen des Gesunden anpassen. Schmerz ist dabei ein Signal der Freundschaft; er weist darauf hin, wie weit Sie gehen dürfen. Letzten Endes muss der Schmerz in Wohlgefühl umgewandelt werden.

Die Grundlage der Heilung bildet das wiederholte Üben in regelmäßigen Abständen. Das fördert das innere Mitmachen des Organismus durch Kondi-

**Info:** Leben Sie Yoga auch im Alltag

Integrieren Sie das Üben möglichst in Ihren Tagesablauf, und beschränken Sie es nicht nur auf die Matte. So gliedern Sie Yoga in Ihr Leben ein; Sie erreichen dadurch eine neue Körperhaltung, Atemhaltung, Seelenhaltung und Geisteshaltung, Sie bekommen mit der Zeit **mehr Schaffenskraft und Mitmenschlichkeit**. Ihr Handeln und Ihre Zielrichtung werden wieder aufeinander abgestimmt und besser ausgerichtet.

tionierung. Hier ist der Rhythmus zu finden. Er weist vor allem auf das Urverhalten von Anspannung und Entspannung hin. Wird die Verspannung jedoch zu einem Dauerzustand, so macht sie krank.
Die Zurücknahme der verlorenen Energie, die Introversion (siehe Seite 32), der Ausgleich und die Steuerung der Energie machen die Yogatherapie aus.
Der Wechsel von Haltung und Gegenhaltung lässt Ihren Geist die unauflösliche Einheit aller Dinge erkennen. Yoga ist keine Weltflucht, sondern er vereint Gegensätze wie Tod und Leben, Geist und Materie, Pflicht und Freiheit. Sie werden die Asanas schließlich als eine ganz wunderbare Seelengymnastik erkennen, als ein Urbestreben für Ihre Gesundung. In dieser Einheit finden Sie zu Ihrem Selbstwertgefühl zurück und fühlen sich immer wohler in Ihrer Haut.

## Das Üben soll Freude machen

Denken Sie, vor allem wenn Sie noch Yoga-Anfänger sind, beim Üben immer daran, dass Entspannung vor Perfektion steht. Manche Asanas sollen Sie gar nicht perfektionistisch ausführen, damit Sie sich die Freude am Yoga erhalten und nicht gleich zu Beginn womöglich entmutigt werden. Es ist in der Tat so, dass nicht nur die schweren bis schwersten Übungen äußerst wirkungsvoll sind, sondern auch die einfachen einen positiven Effekt für Ihre Gesundheit bringen. Im Übrigen sind alle in diesem Buch gezeigten Haltungen Endstellungen, denen Sie sich durch Übung immer gekonnter annähern werden.

_ *Sie werden keine Yogahaltung sofort beherrschen. Nur wenn Sie regelmäßig mit großer Geduld üben, werden Ihre Bemühungen schließlich von Erfolg gekrönt sein.* _

Im Yoga ist alles auf Jahre angelegt. Wer durch die Asanas gesund werden will, muss für das Üben genauso viel Zeit investieren wie derjenige, der lediglich in Form bleiben möchte. Die Anregungen Ihres Organismus müssen stets gleichbleibend dosiert sein, Ihr Training soll täglich außerdem möglichst immer zur gleichen Zeit stattfinden.

## Schmerzen lösen sich auf

Beachten Sie, dass beim Üben alles auf die Anpassungsfähigkeit des Körpers abgestimmt ist. Es gilt das Motto »Der Schnellste ist der Langsame«, denn nur durch das unendliche Nachgeben werden Sie eines Tages zur Meisterschaft gelangen. Beim Üben bilden Leib, Seele und Geist eine Wirkungseinheit.
Treten Schmerzen auf, dann zeigt dies ein Ungleichgewicht in Ihrem Körper an. Durch das unendliche Nachgeben beim Hineingehen in die Schmerzbereiche während der Yogaübung löst sich der Schmerz auf, und damit werden die betreffenden Krankheitsfelder beseitigt. Aber übertreiben Sie nicht, ignorieren Sie Schmerzen nicht und gehen Sie langsam an Ihre Schmerzgrenze heran. Falls Sie müde werden, sollten Sie auf jeden Fall das Asana beenden.

# Kapitel 1

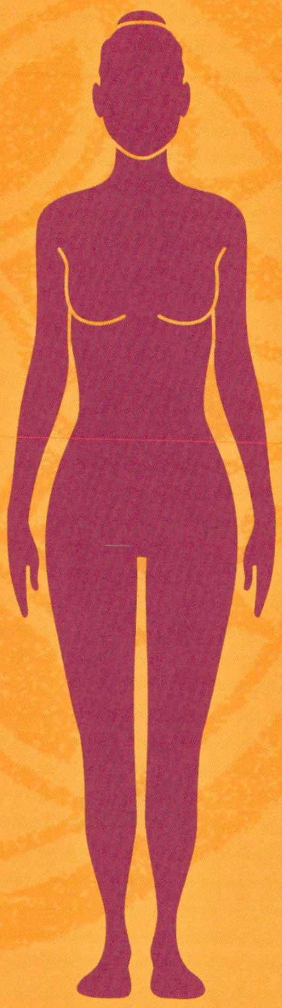

# Asanas für Einsteiger

Und schon geht's los mit der Yogapraxis. Ich stelle Ihnen zunächst 24 Übungen für Einsteiger vor, die einfach, aber trotzdem effektiv sind. Sie erfahren, wie Sie die jeweilige Position einnehmen, wie lange Sie in ihr verharren sollen und wie sie wirkt. Grundsätzlich ist es wichtig, dass die Haltungen sinnvoll aneinandergereiht werden, um einen optimalen therapeutischen Nutzen zu bringen. Als Anfänger/in brauchen Sie darauf jedoch noch nicht zu achten. Wählen Sie während einer Übungsstunde jeweils die 6 bis 12 Asanas aus, die Ihnen am angenehmsten sind.

## So üben Sie richtig

Reservieren Sie sich für die Yogaübungen einen bestimmten Ort in Ihrer Wohnung oder in Ihrem Haus. Dieser muss nicht sehr groß sein, sollte jedoch genügend Platz bieten, damit Sie sich in alle Richtungen ausstrecken können (ungefähr drei bis vier Quadratmeter). Der Raum sollte gut gelüftet, aber nicht zu kühl sein (20 bis 22 °C). Lassen Sie während Ihrer Übungszeit den Alltag draußen vor der Tür. Achten Sie darauf, dass Sie nicht durch Telefon, Familienmitglieder oder Freunde gestört werden. Ziehen Sie bequeme Kleidung an und legen Sie alles ab, was Sie in Ihren Bewegungen einschränken könnte. Sie benötigen eine weiche, rutschfeste Matte.

## Wann ist die beste Zeit?

Bauen Sie die Übungen in Ihren Tagesablauf ein, beispielsweise morgens vor dem Frühstück, am späten Nachmittag vor dem Abendessen oder vor dem Schlafengehen. Üben Sie immer vor dem Essen oder etwa drei Stunden nach der letzten Mahlzeit. Trainieren Sie nie mit vollem Magen.

## Vor und nach dem Üben:

Nehmen Sie Savasana beziehungsweise Advasana vor und nach jedem Üben in der S.A.T- Weise ein (siehe Seite 32), jedoch nicht länger als zehn Minuten.

### Savasana –
*Toter Mann in Rückenlage*

1_ Sie legen sich auf den Rücken, die Arme sind leicht vom Körper weggewinkelt, die Handflächen nach oben geöffnet.
2_ Durch diese Totenlage der Arme ist der Schultergürtel entspannt. Die Zehen kippen nach außen, der Mund ist unmerklich offen, die Augen sind geschlossen und schielen ganz leicht in die Stirnmitte. Ihr Körper ist vollkommen regungslos, aber nicht erstarrt.

**Wirkung:** Beeinflusst Herz und Kreislauf positiv, bewirkt das Zurückziehen der Sinne (Introversion) sowie einen Ausgleich der Körperenergien und lässt gebundene Nervenkräfte frei werden.

### Advasana –
*Entspannung in der Bauchlage*

1_ Sie legen sich auf den Bauch, der Kopf ruht in Seitenlage, die Arme liegen neben dem Körper.
2_ Sie spüren, dass Sie nicht mehr tiefer absinken können.

**Wirkung:** Diese Position können Sie alternativ einnehmen. Sie wirkt vorwiegend beruhigend und stärkend für das vegetative Nervensystem und ist empfehlenswert bei Einschlafproblemen.

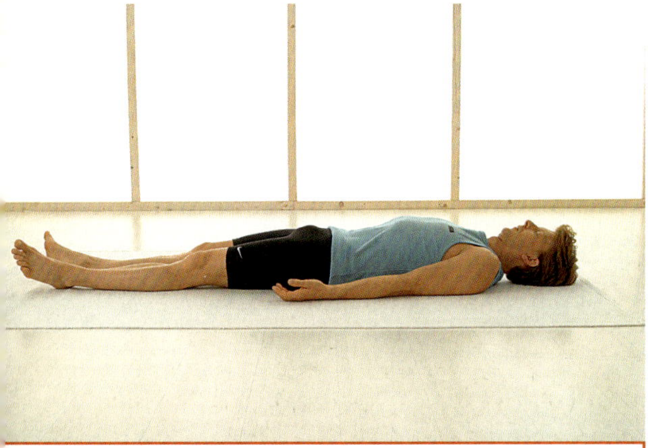

Savasana –
*Toter Mann in Rückenlage*

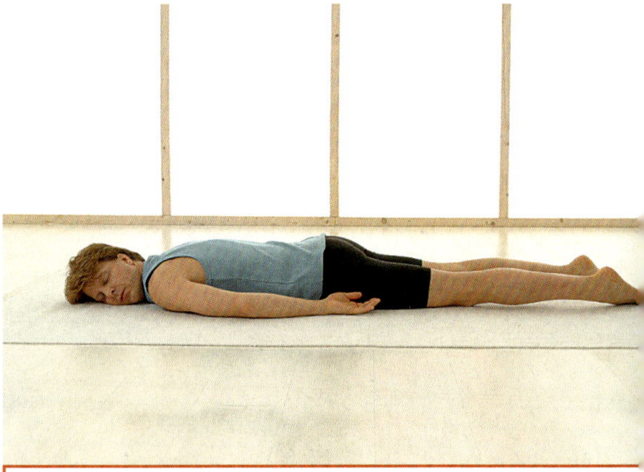

Advasana –
*Entspannung in der Bauchlage*

## Übung 1 E
*Vajrasana – Diamantsitz*

1_ Sie knien auf dem Boden, die Zehenspitzen berühren sich, die Fersen gehen auseinander.
2_ Nun setzen Sie sich auf die Fersen. Ihre Wirbelsäule ist gerade, die Schultern sind entspannt. Ihre Hände ruhen locker auf den Knien.

**Tipp:** Danach sollten Sie in die Gegenhaltung gehen und die Beine hochheben. Sie können aber auch in die Kleine Schildkröte (3 E, siehe Foto unten) herabsinken.

**Übungsdauer:** mindestens 15 Sekunden, höchstens 2 Minuten

**Wirkung:** Dies ist ein wohltuender Sitz am Morgen und nach sportlichen Anstrengungen oder nach langem Stehen und Gehen. Er bewirkt den klassischen Blutverschluss in den Beinen und somit eine Verbesserung der Beindurchblutung, der Knie-, Fuß- und Hüftgelenke. Das hilft bei Krankheiten wie Arthritis und Ischiasbeschwerden. Die Verdauung kommt in Schwung. Daher wird der Diamantsitz auch »Verdauungssitz« genannt. Fortgeschrittene wissen, dass dieser Sitz geeignet ist für Mula bandha (siehe Seite 122) und als Ersatzhaltung für Padmasana, den Lotossitz (4 F). Es findet eine biopositive Polarisation statt.

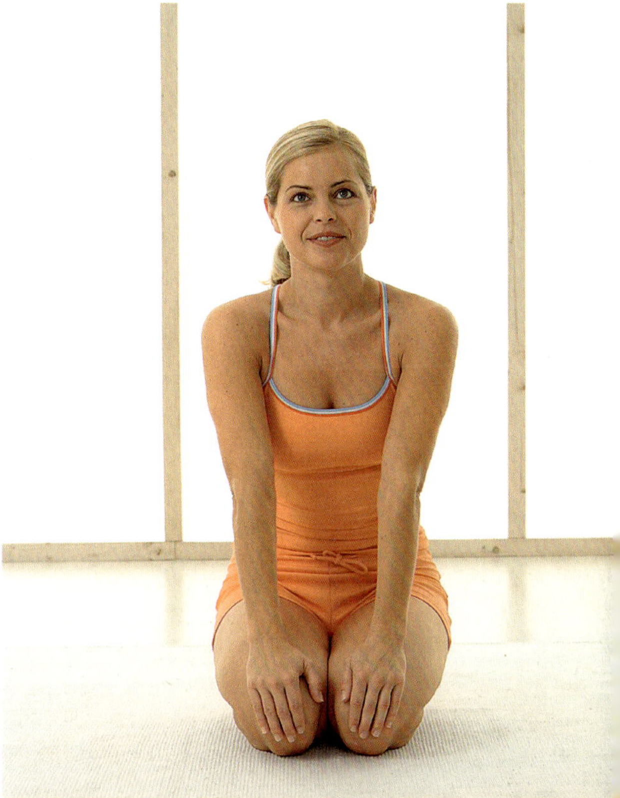

Übung 1 E
*Vajrasana – Diamantsitz*

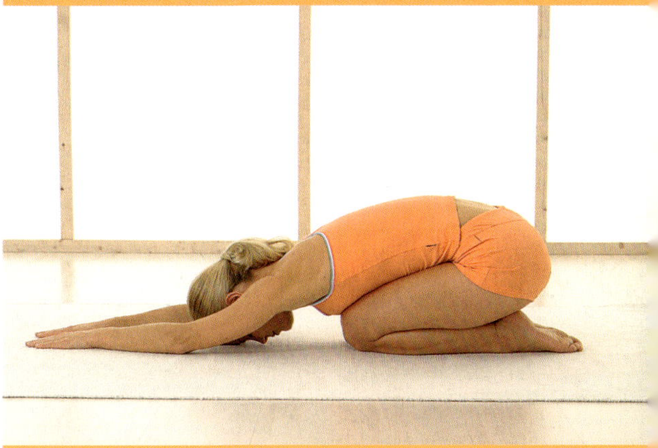

*Kurmasana I – Kleine Schildkröte*

## Übung 2 E

*Yoga mudra – Yogamudra*

1_ Sie knien wie bei der vorhergehenden Übung auf dem Boden, Ihre Zehenspitzen berühren sich, die Fersen gehen auseinander.
2_ Sie setzen sich wieder zwischen die Fersen, lassen Ihren Oberkörper auf die Oberschenkel gleiten und legen die Stirn auf den Boden.
3_ Eine Hand fasst die Finger der anderen Hand hinter dem Rücken, und die Arme werden hochgewinkelt in Richtung Decke.

**Tipp:** Durch das Heben der Arme wird im Körper nach der Übung ein sehr effektiver Entspannungseffekt ausgelöst.

**Übungsdauer:** mindestens 30 Sekunden, höchstens 2 Minuten

**Wirkung:** Die Embryohaltung entspannt die Wirbelsäule wohltuend und heilsam. Auch die Rücken- und Beinmuskulatur wird angenehm gedehnt. Yogamudra beruhigt außerdem die Nerven und lässt Sie vorzüglich zur Ruhe kommen.

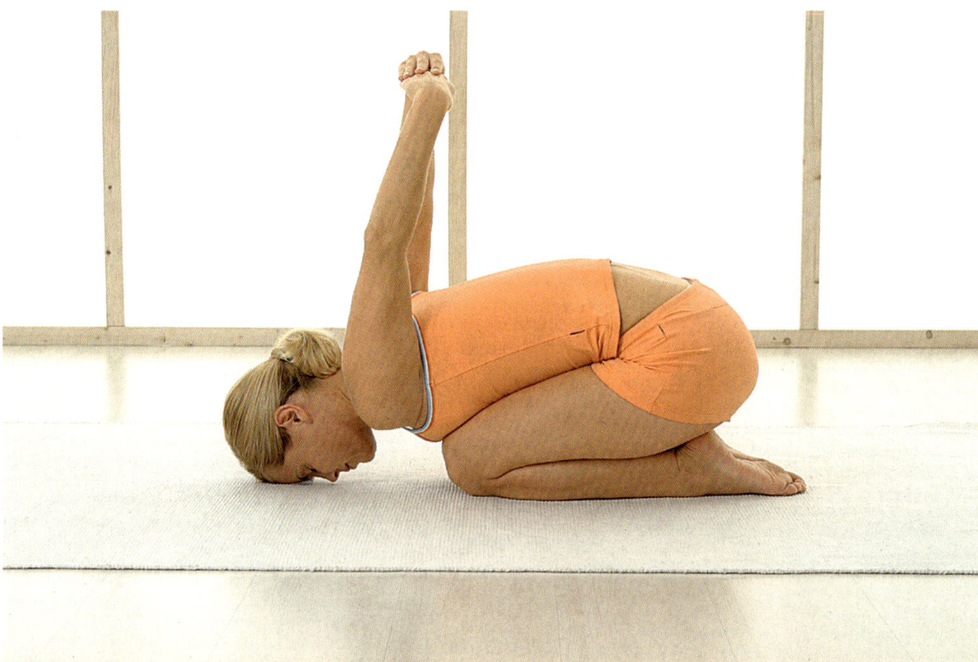

Übung 2 E

*Yoga mudra – Yogamudra*

## Übung 3 E

*Kurmasana I – Kleine Schildkröte*

1_ Vom Fersensitz aus – die Zehenspitzen berühren sich, die Fersen gehen etwas auseinander – lassen Sie Ihren Oberkörper wieder auf die Oberschenkel gleiten.
2_ Die Arme gleiten nach vorn, und die Stirn geht in Richtung Boden.
3_ Sie spüren die Dehnung des Rückens und der Schulterblätter.

**Tipp:** Sie üben die Stille; im Bereich der Knie und der Hüftgelenke entsteht ein Blutstau, der nach Beendigung der Übung eine starke Nachdurchblutung hervorruft.

**Übungsdauer:** mindestens 1 Minute, höchstens 2 Minuten

**Wirkung:** In dieser Haltung können Sie wunderbar entspannen. Sie dehnt und entlastet die Wirbelsäule, verbessert die Hirndurchblutung und beseitigt Verdauungsstörungen.

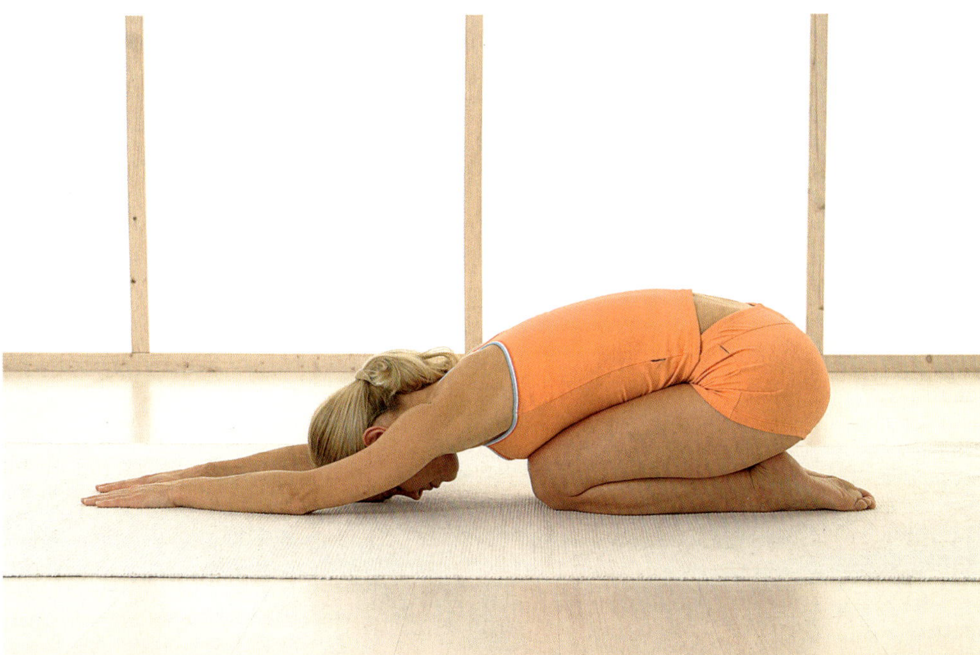

Übung 3 E

*Kurmasana I – Kleine Schildkröte*

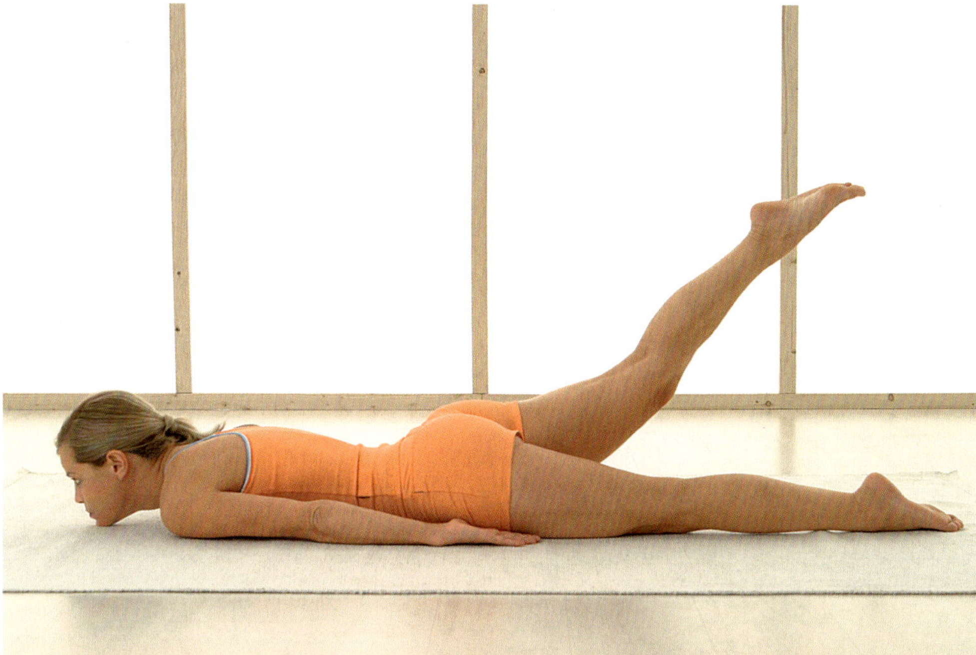

Übung 4 E

*Ardha salabhasana – Halbe Heuschrecke*

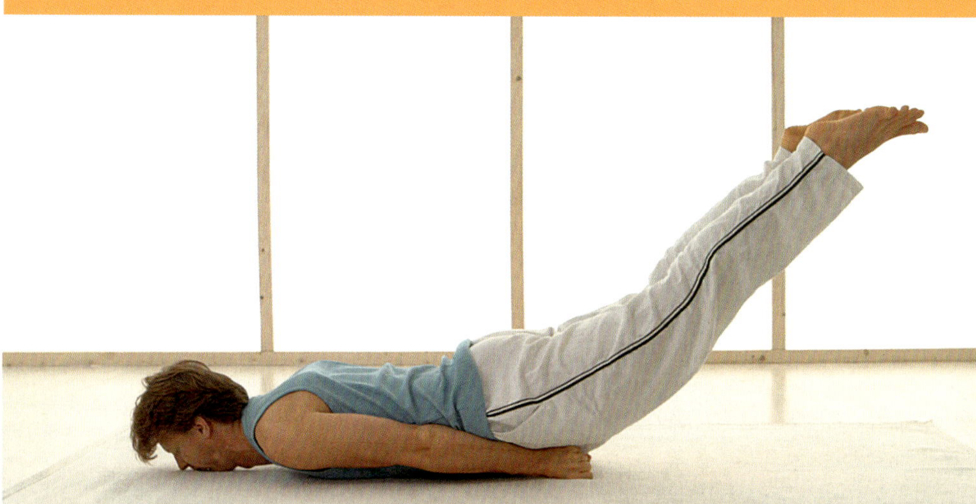

Übung 5 E

*Salabhasana – Heuschrecke*

## Übung 4 E

*Ardha salabhasana – Halbe Heuschrecke*

1_ Legen Sie sich auf den Bauch, das Kinn oder die Stirn liegt auf der Matte, die Arme befinden sich neben dem Körper, die Handflächen zeigen nach oben.
2_ Nun spannen Sie die Muskulatur im Lendenbereich sowie das rechte Bein an und heben es gestreckt hoch. Das Kinn oder die Stirn bleibt dabei auf dem Boden.
3_ Dann senken Sie das Bein und wiederholen die Übung mit dem linken Bein.

**Tipp:** Heben Sie am Anfang das Bein nur wenige Zentimeter. Dies bewirkt bereits eine Dehnung.

**Übungsdauer:** mindestens 10 Sekunden, höchstens 30 Sekunden

**Wirkung:** Das Asana stärkt vor allem die Lendenwirbelsäule, es kräftigt aber auch Bauch und Beine. Zudem wirkt es anregend auf den Hals- und Kehlkopfbereich. Sie lernen eine vertiefte Atmung, die dem Herzschlag einen wohltuenden Impuls verleiht. Vor allem die Pomuskulatur (Glutaeus maximus) wird gestärkt, was sich positiv auf die gesamte körperliche Gesundheit auswirkt. Die Übung erhält Sie schön und jung.

## Übung 5 E

*Salabhasana – Heuschrecke*

1_ Sie beginnen wie Übung 4 E in Bauchlage, der Kopf befindet sich in Stirn- oder Kinnlage, die Arme sind neben dem Körper.
2_ Sie ballen die Hände zu Fäusten und legen sie unter die Oberschenkel.
3_ Drücken Sie die Arme und Fäuste fest auf den Boden, spannen Sie die Muskulatur im Lendenbereich an und heben Sie beide Beine gestreckt nach oben. Halten Sie die Position und atmen Sie normal weiter.
4_ Dann bringen Sie die Beine langsam wieder zum Boden zurück.

**Tipp:** Üben Sie zunächst die Halbe Heuschrecke (4 E), um die Lendenwirbelsäule nicht gleich so stark zu belasten; das erleichtert Ihnen dann die Durchführung der Heuschrecke.

**Übungsdauer:** mindestens 10 Sekunden, höchstens 30 Sekunden

**Wirkung:** Die Heuschrecke belebt die Kreuzbeinsegmente, wirkt anregend auf die Bauchorgane und kräftigt die gesamte Rückenmuskulatur. Sie werden eine Steigerung Ihrer Vitalität und eine Anregung und Stärkung der Herzfunktionen feststellen.

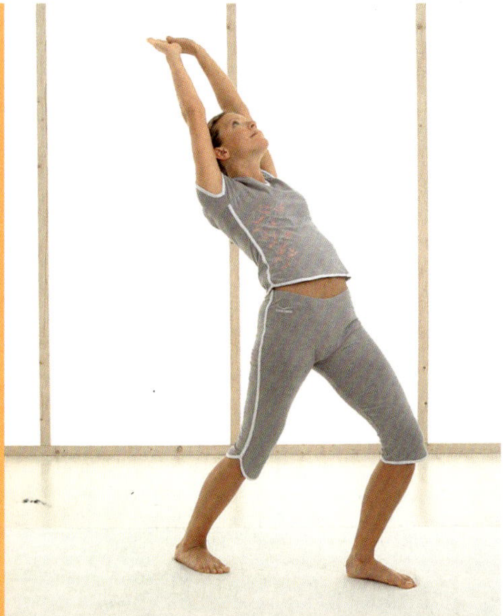

Übung 6 E
*Birwadrasana – Tapferkeitshaltung*

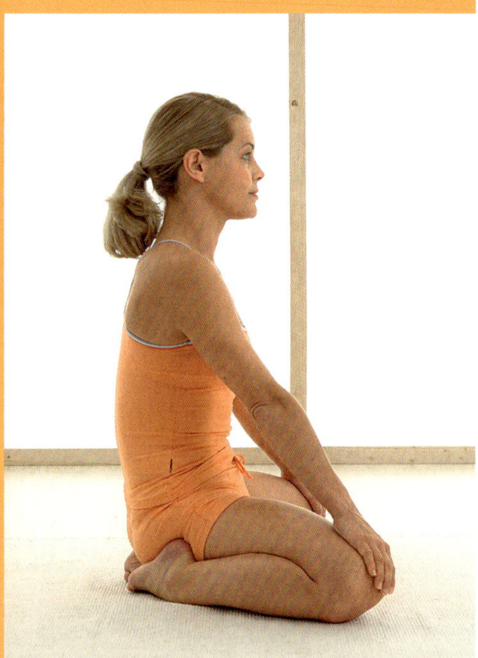

Übung 7 E
*Mandukasana – Frosch*

## Übung 6 E

*Birwadrasana – Tapferkeitshaltung*

1_ Sie stehen aufrecht, das rechte Bein geht einen Schritt nach vorne; das rechte Knie ist dabei leicht angewinkelt, so dass die Muskulatur des Oberschenkels stark angespannt wird.
2_ Vom linken Bein aus geht die Muskelanspannung über das Gesäß nach oben bis über den Rücken; spannen Sie auch die Bauchmuskeln an.
3_ Sie dehnen beide Arme kraftvoll hoch; das vertieft Ihre Atmung. Dann die Gegenseite üben.

**Übungsdauer:** mindestens 10 Sekunden, höchstens 1 Minute

**Wirkung:** Dieses Asana verbessert die Körperhaltung, wirkt gegen Fettsucht und stärkt das Selbstvertrauen.

## Übung 7 E

*Mandukasana – Frosch*

1_ Sie knien auf der Matte, beide Zehenspitzen berühren sich.
2_ Sie setzen sich zwischen beide Füße und geben die Knie so weit wie möglich auseinander; Ihre Wirbelsäule ist aufrecht.

**Übungsdauer:** mindestens 10 Sekunden, höchstens 1 Minute

**Wirkung:** Das Asana wirkt auf die Bein-, Fuß- und Hüftgelenke und ist deshalb heilend bei Arthrose; Spezialhaltung für werdende Mütter (siehe Seite 135).

## Übung 8 E

*Simhasana – Löwengesicht*

1_ Sie gehen in den Diamantsitz (1 E) und legen die Hände locker auf den Knien ab.
2_ Öffnen Sie den Mund weit, pressen Sie die Zunge bis zum Kinn heraus.
3_ Ihre Augen schielen zur Stirnmitte.

**Übungsdauer:** mindestens 15 Sekunden, höchstens 2 Minuten

**Wirkung:** Dies ist eine wichtige Rachen- und Zungenübung. Ansonsten erfahren Sie hier die gleiche Wirkung wie beim Diamantsitz. Die Haltung ist hilfreich bei Krankheiten wie Arthritis und Ischias, die Verdauung wird angekurbelt.

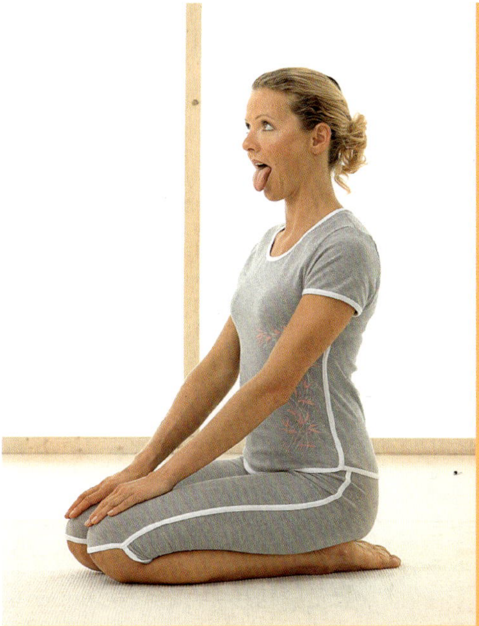

Übung 8 E
*Simhasana – Löwengesicht*

## Übung 9 E

*Pavanamuktasana – Kauersitz*

1_ Sie setzen sich mit dem Gesäß auf die Matte und ziehen beide Knie in Richtung Brust.
2_ Umklammern Sie die Knie mit beiden Armen, und heben Sie die Füße leicht vom Boden ab.

**Tipp:** Der Kauersitz ist für eine Teilentspannung geeignet.

**Übungsdauer:** mindestens 10 Sekunden, höchstens 1 Minute

**Wirkung:** Dieses Asana wird auch Antibauchhaltung genannt, weil es eine Pressung der Bauchorgane bewirkt. Es ist außerdem eine gute Anregung des Lymphflusses.

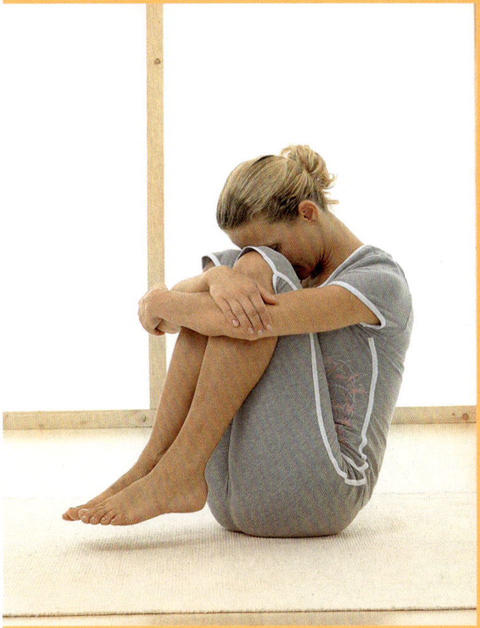

Übung 9 E
*Pavanamuktasana – Kauersitz*

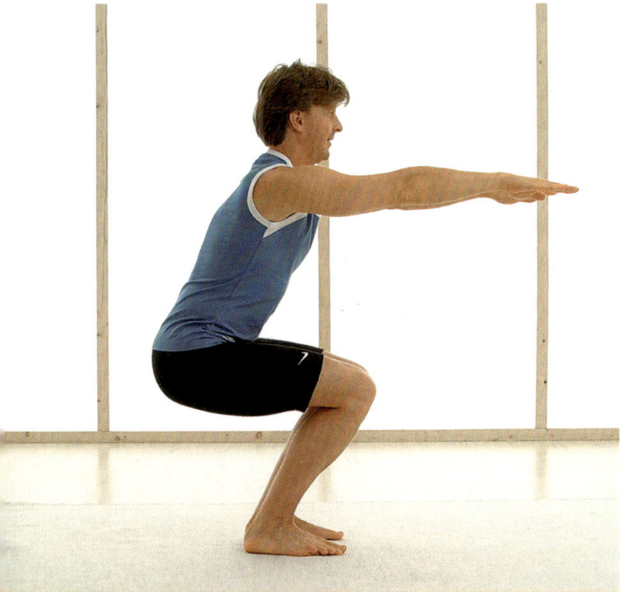

Übung 10 E
*Utkatasana – Stuhlsitz*

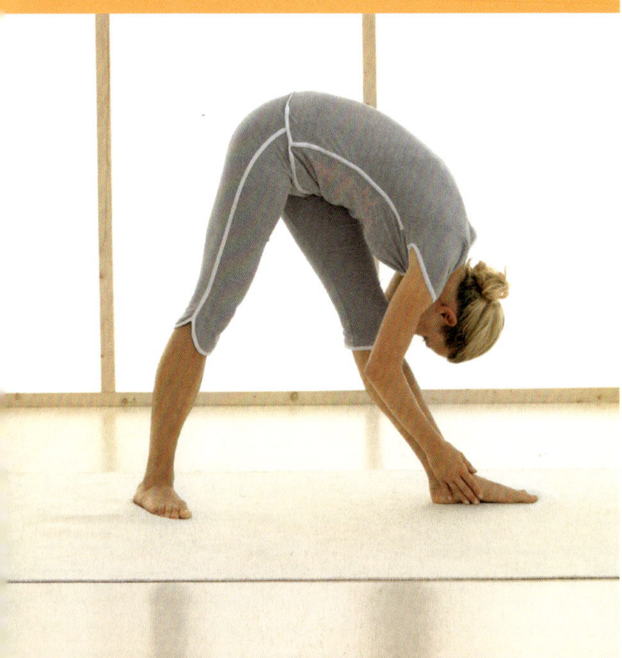

Übung 11 E
*Parsvottanasana – Gabelkniekuss*

## Übung 10 E

*Utkatasana – Stuhlsitz*

1_ Sie stehen auf dem Boden oder auf der Matte und verteilen Ihr Gewicht gleichmäßig auf beide Füße. Diese stehen etwa hüftbreit auseinander.
2_ Nun winkeln Sie die Oberschenkel bis zur Waagrechten ab, Ihr Rumpf bleibt steil nach oben ausgerichtet, die Arme gehen waagrecht nach vorne.

**Übungsdauer:** mindestens 10 Sekunden, höchstens 30 Sekunden

**Wirkung:** Diese Kniebeuge kräftigt die Beine, vor allem die Oberschenkel, die Gelenke und den Rücken. Sie verbessert die Ausdauer und regt den Kreislauf an.

## Übung 11 E

*Parsvottanasana – Gabelkniekuss*

1_ Sie stehen auf der Matte und grätschen die Beine etwa hüftbreit.
2_ Nun geben Sie beide Hände an die rechte Fessel und nähern sich mit dem Mund dem rechten Knie.
3_ Gehen Sie dann langsam wieder nach oben in die Ausgangsstellung, und machen Sie das Gleiche nach links.

**Übungsdauer:** mindestens 10 Sekunden, höchstens 1 Minute

**Wirkung:** Die Übung dehnt vor allem die Lendenwirbelsäule und die Innenseiten der Oberschenkel. Die Haltung erfrischt zudem die Bauchorgane, sie regt Herz und Kreislauf sowie die Gehirndurchblutung an.

## Übung 12 E

*Padasana – Standentspannung*

1_ Sie stehen auf der Übungsunterlage oder auf dem Boden locker und entspannt aufrecht, Ihre Füße sind eng nebeneinander, Ihre Arme hängen herab, Ihre Augen sind geschlossen.
2_ Spüren Sie jedes feinste Schwanken. Wichtig ist, dass Ihr Gesicht vollkommen gelöst ist.

**Übungsdauer:** mindestens 30 Sekunden, höchstens 1 Minute

**Wirkung:** Dies ist Savasana (siehe Seite 14) im Stehen. Die Fußsohlen wurzeln quasi im Boden ein. Sie festigen Ihre Konzentration.

## Übung 13 E

*Ardha padangusthasana – Zehenspitzensitz*

1_ Sie stehen zunächst auf Ihrer Matte, beide Füße sind eng aneinander.
2_ Dann gehen Sie in den Zehenspitzenstand, sinken hinab bis auf die Fersen und legen beide Hände auf die Knie.
3_ Die Knie stehen etwas tiefer als die Beckenoberkante.

**Übungsdauer:** mindestens 15 Sekunden, höchstens 1 Minute

**Wirkung:** Das Asana trainiert die Konzentration. Es bewirkt eine Verbesserung des Beinkreislaufs und ist eine gute Übung für die Gelenke.

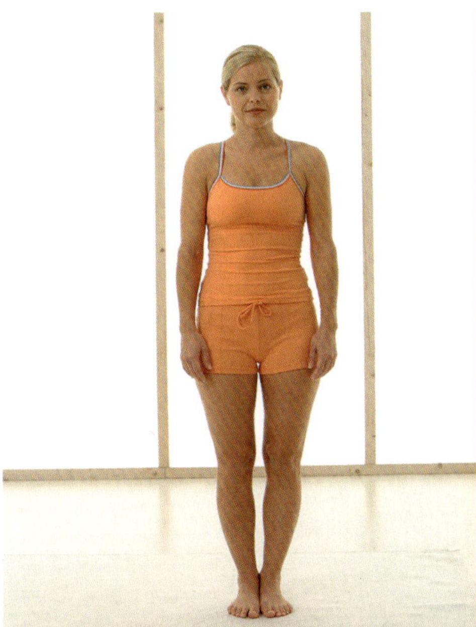

Übung 12 E
*Padasana – Standentspannung*

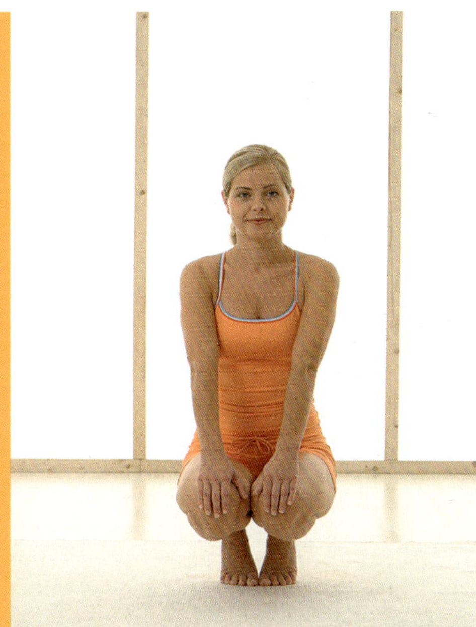

Übung 13 E
*Ardha padangusthasana – Zehenspitzensitz*

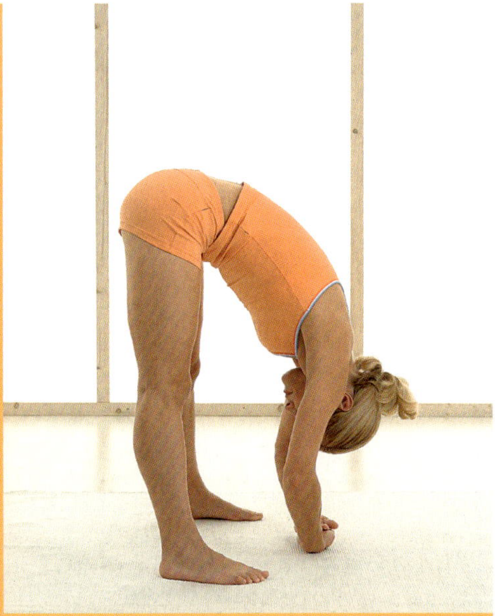

Übung 14 E
*UR-Rune*

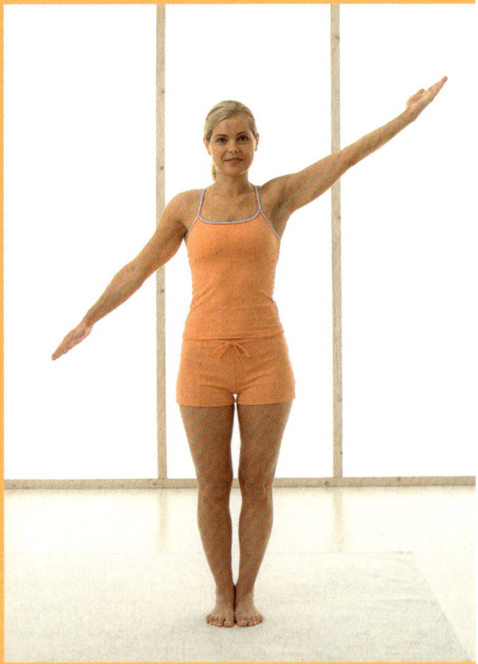

Übung 15 E
*EH-Rune*

## Übung 14 E
*UR-Rune*

1_ Sie stehen auf der Matte, die Beine sind gegabelt, die Füße stehen ungefähr 80 Zentimeter auseinander; nun lassen Sie die Arme, die Schultern, den Nacken und den Kopf tief nach vorne herabhängen.
2_ Bitte gehen Sie nicht sofort senkrecht nach oben, sondern bringen Sie die Wirbelsäule erst in die Waagrechte, wobei die Hände auf den Knien ruhen und die Arme gerade sind; das entlastet den Rücken.
3_ Erst nach 1 Minute richten Sie sich langsam dehnend wieder auf.

**Übungsdauer:** mindestens 30 Sekunden, höchstens 1,5 Minuten

**Wirkung:** So können Sie sich mit Erdmagnetismus aufladen. Das Asana dient auch als Kopfstand-Ersatzhaltung.

## Übung 15 E
*EH-Rune*

1_ Im aufrechten Stand geht der linke Arm in der Körperebene schräg nach oben, die linke Handfläche ist dabei nach oben offen.
2_ Der rechte Arm geht schräg nach unten, die rechte Handfläche ist nach unten offen.

**Übungsdauer:** mindestens 30 Sekunden, höchstens 2 bis 3 Minuten

**Wirkung:** Die EH-Rune ist die bewährteste Entstauung der Lymphgefäße.

## Übung 16 E
*MAN-Rune*

1_ Im aufrechten Stand – die Füße stehen eng nebeneinander – winkeln Sie beide Arme in der Körperebene schräg nach oben.
2_ Ihre Handflächen sind dabei nach oben geöffnet, die Hände und die Arme bilden jeweils eine Gerade.
3_ Der Kopf ist leicht nach hinten geneigt, das Gesicht ist völlig gelöst.

**Übungsdauer:** mindestens 30 Sekunden, höchstens 1 Minute

**Wirkung:** Dieses Asana trägt zu einer Verbesserung der Gehirndurchblutung bei. Es hat einen Einfluss auf die geistige Ausrichtung des Ich-Feldes und stellt die kosmische Antennenhaltung dar.

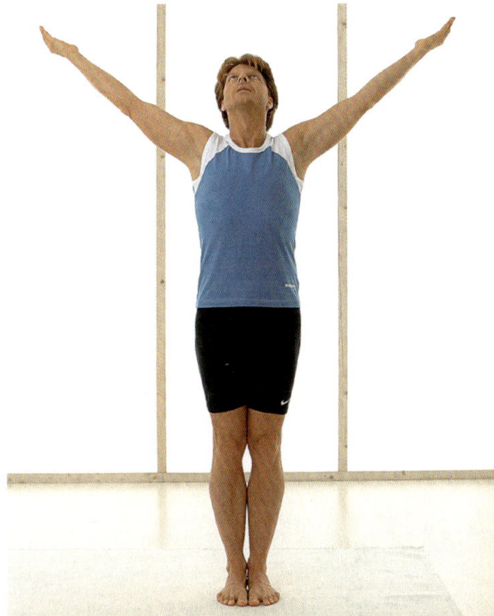

Übung 16 E
*MAN-Rune*

## Übung 17 E
*IS-Rune*

1_ Im aufrechten Stand – die Füße sind eng nebeneinander – strecken Sie beide Arme senkrecht nach oben.
2_ Während sich die Handflächen berühren, stehen Sie vollkommen entspannt da.

**Übungsdauer:** mindestens 30 Sekunden, höchstens 1 Minute

**Wirkung:** Sie erreichen eine Verbesserung des Ich-Bewusstseins. Führen Sie die Übung auf Zehenspitzen aus, dann ergeben sich eine Festigung des Kreislaufs und eine Entlastung der Wirbelsäule als positive Effekte.

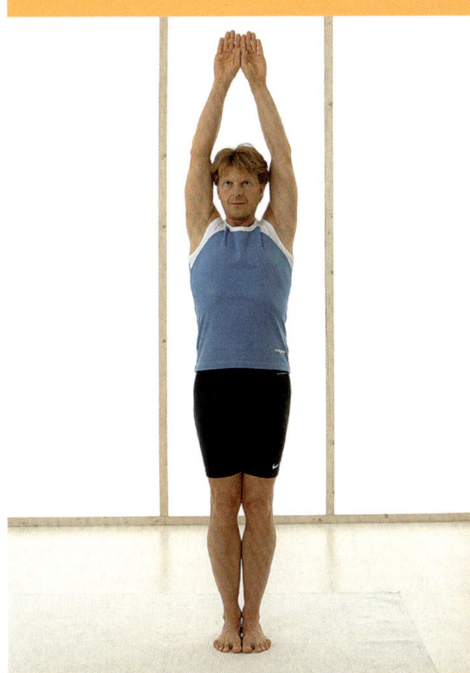

Übung 17 E
*IS-Rune*

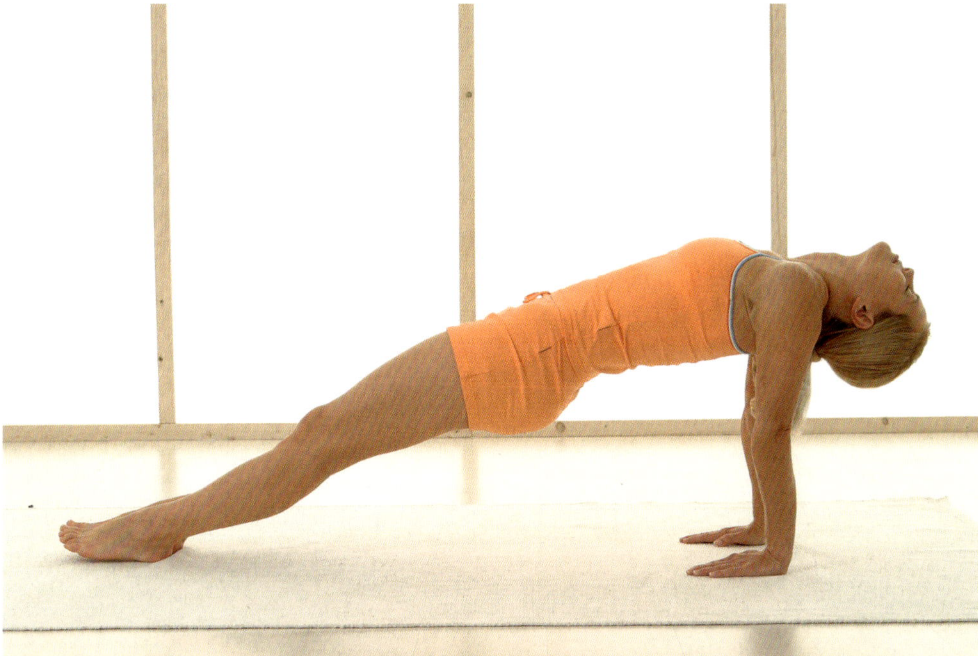

Übung 18 E

*Catus padasana – Schiefe Ebene (gestreckt)*

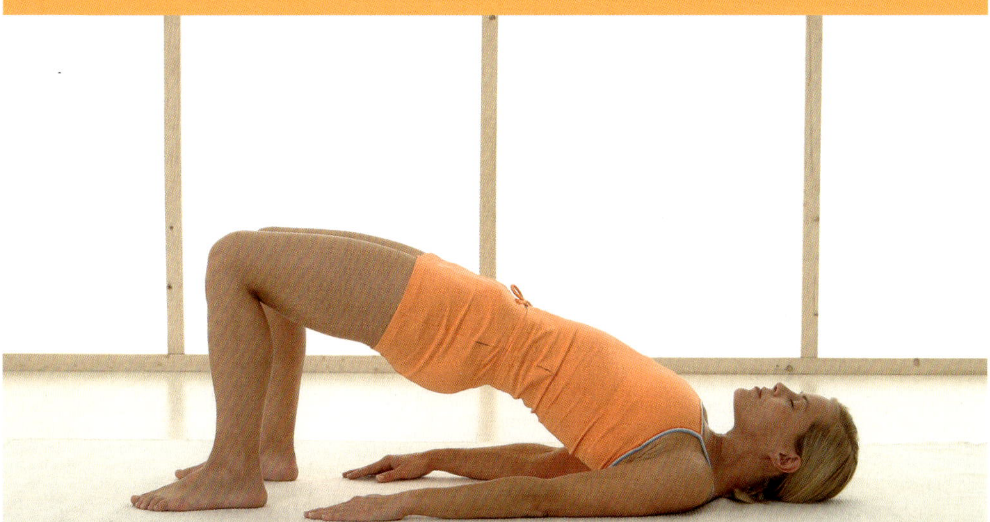

Übung 19 E

*Uttana mayurasana – Schiefe Ebene (im Liegen)*

## Übung 18 E

*Catus padasana – Schiefe Ebene (gestreckt)*

1_ Sie sitzen auf Ihrer Matte, der Oberkörper ist senkrecht; Sie legen beide Hände auf Schulterhöhe zurück und stemmen sich hoch.

2_ Die Arme sind gestreckt, der Rumpf bildet eine Gerade mit den Beinen, die Fersen sind am Boden; die Haltung ist auch in Zehenspitzenstellung empfehlenswert.

3_ Lassen Sie den Kopf leicht hängen; beenden Sie die Übung durch langsames Herabsinken des Beckens auf den Boden.

**Tipp:** Nehmen Sie dann die Rückenlage ein; beide Knie gehen in Richtung Brust, und Sie umfassen die Beine mit den Armen; nun alles wirken lassen durch Verweilen. Nach etwa 1 Minute dehnen Sie beide Beine nach oben heraus und strampeln mit Armen und Beinen wie ein umgeworfener Käfer; dann setzen Sie sich lachend wieder auf.

**Übungsdauer:** mindestens 30 Sekunden, höchstens 2 Minuten

**Wirkung:** Mit diesem Asana erreichen Sie eine Kräftigung der Skelettmuskulatur und des Schultergürtels.

## Übung 19 E

*Uttana mayurasana – Schiefe Ebene (im Liegen)*

1_ Sie legen sich auf den Rücken und stellen die Beine auf, sodass die Unterschenkel senkrecht stehen; die Schultern sind am Boden, der Hinterkopf liegt auf der Matte, die Arme sind parallel zum Rumpf.

2_ Nun stemmen Sie den Körper hoch und spannen Ihre Gesäßmuskeln kraftvoll an; halten Sie bitte 1 Minute aus; in dieser Zeit stemmen Sie einmal das rechte Bein, einmal das linke Bein in die Senkrechte empor. Das steigert die Energie Ihrer Oberschenkelmuskeln.

3_ Dann langsam herabgehen und in der Rückenlage nachspüren.

**Übungsdauer:** mindestens 20 Sekunden, höchstens 1 Minute

**Wirkung:** Die Schiefe Ebene entlastet den Kreislauf sowie die Organe und kräftigt gleichzeitig die Oberschenkel.

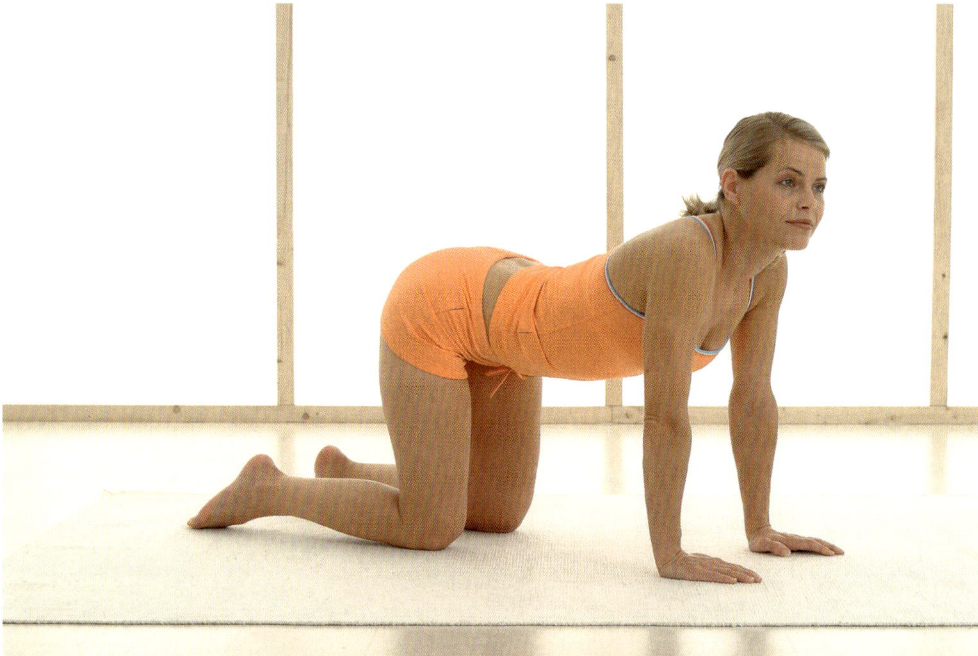

Übung 20 E
*Ardha makarasana – Vierfüßlerstand*

## Übung 20 E
*Ardha makarasana – Vierfüßlerstand*

1_ Sie knien sich auf Ihre Übungsmatte und stützen sich mit beiden Händen in einem Abstand von 40 bis 50 Zentimetern vor den Knien auf dem Boden auf. Die Hände sind dabei schulterbreit voneinander entfernt.

2_ Nun nehmen Sie den Kopf langsam hoch und lassen den Rücken entlastend durchhängen.

**Übungsdauer:** mindestens 1 Minute, höchstens 2 Minuten

**Wirkung:** Dieses Asana ist eine hervorragende Entlastung für die Bauchorgane und die Wirbelsäule. Es stellt die beste Haltung für eine heilsame Flankenatmung (Entstressungsatmung) dar. Durch die waagrechte Haltung der Wirbelsäule wird die Sauersoff-Aufnahemfähigkeit des Blutes deutlich erhöht; zudem werden die Organfunktionen verbessert.

## Übung 21 E

*Ardha dandasana –*
*Kleiner Katzenbuckel*

1_ Sie gehen in den Kniestand und stützen sich mit beiden Händen vor den Knien am Boden auf; die Arme sind dabei gestreckt, das Kinn ist am Brustbein.
2_ Sie ziehen die Bauchdecke ein und halten diese kurz fest.
3_ Spüren Sie, wie die Rückenbänder dabei kräftig gedehnt werden.

**Übungsdauer:** mindestens 30 Sekunden, höchstens 1 Minute

**Wirkung:** Gesundheitsfördernd sind hier die gute Dehnung der Wirbelsäule und die Verbesserung der Leberfunktion.

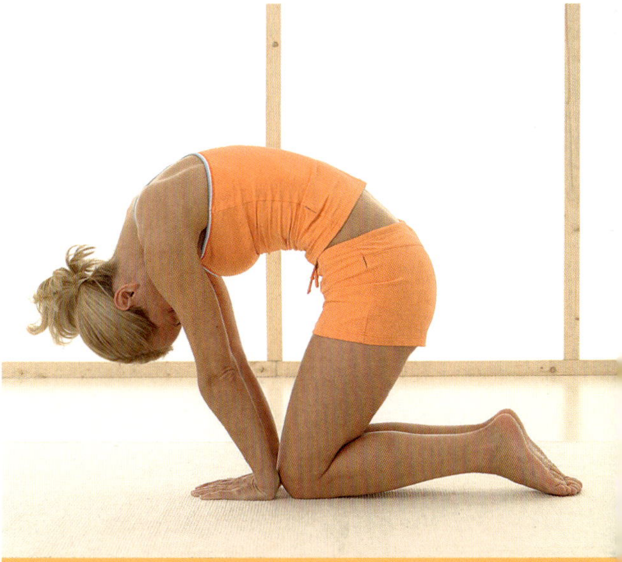

Übung 21 E
*Ardha dandasana –*
*Kleiner Katzenbuckel*

## Übung 22 E

*Bhujangendrasana – Gestreckte Katze*

1_ Sie knien auf der Matte und lassen den Rumpf nach vorne hängen.
2_ Legen Sie die Arme gestreckt nach vorne.
3_ Der Kopf befindet sich in Kinn- oder Stirnlage auf der Matte.

**Übungsdauer:** mindestens 30 Sekunden, höchstens 2 Minuten

**Wirkung:** Dieses Asana bringt die beste Entlastung des Kreislaufs und der Organfunktionen. Es verbessert stark die allgemeine Vitalkapazität. Ein weiterer Nutzen ist die Lockerung des Schultergürtels.

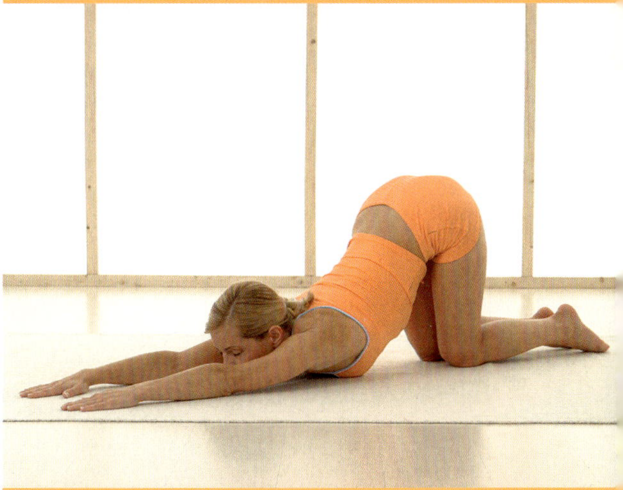

Übung 22 E
*Bhujangendrasana –*
*Gestreckte Katze*

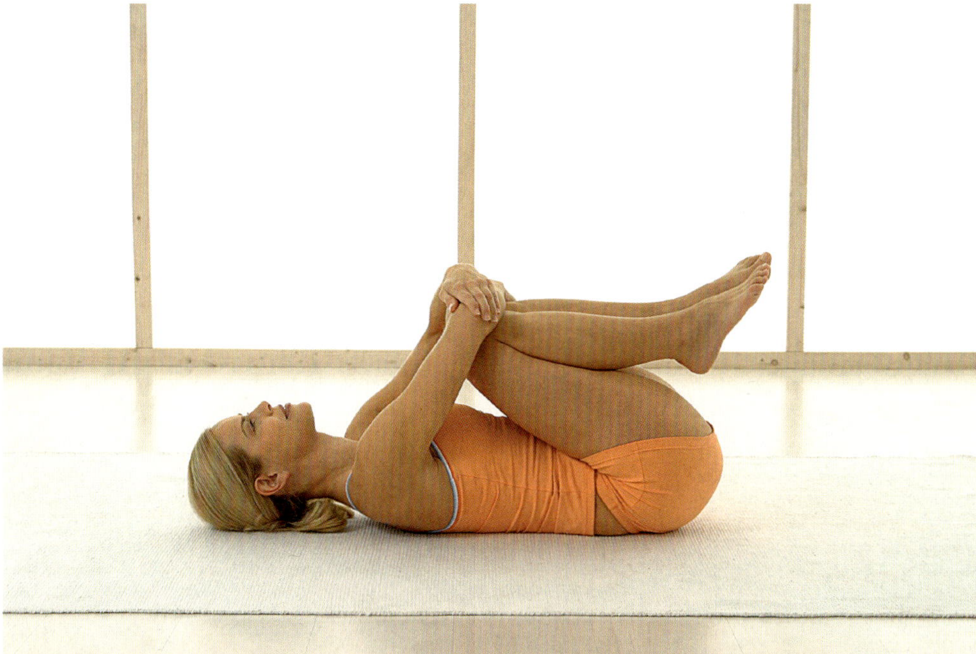

Übung 23 E

*Pavanamuktasana II – Embryo*

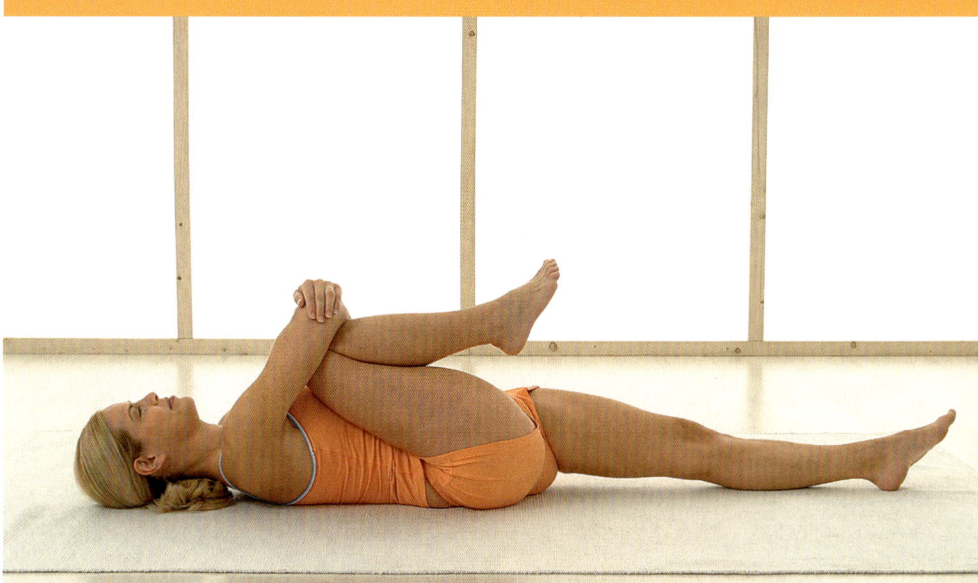

Übung 24 E

*Pavanamuktasana I – Klammer*

## Übung 23 E

*Pavanamuktasana II – Embryo*

1_ Sie begeben sich in Rückenlage auf Ihre Matte und ziehen beide Knie hoch zur Brust. Umfassen Sie die Beine mit beiden Armen, und ziehen Sie das Kinn in Richtung Brustbein.
2_ Die Wirbelsäule liegt hier in angenehmster Weise auf dem Boden. Schwanken Sie nun einige Male leicht nach links und rechts, wie ein Schiff auf den Wogen des Meeres. Das wirkt beruhigend auf die Spinalnerven ein und heilt gleichzeitig eine möglicherweise verletzte Wirbelsäule.

**Tipp:** Lassen Sie sich von einfachen Übungen wie dieser überzeugen, denn sie besitzt eine große Heilwirkung. Wenn Sie sie täglich durchführen, werden Sie nach einigen Wochen erfreut sein, welch positive Wirkung sie hat.

**Übungsdauer:** mindestens 30 Sekunden, höchstens 2 Minuten

**Wirkung:** Mit dieser Haltung erreichen Sie eine gute Lymphdrainage im Leistenbereich. Die gasentfernende Stellung mit beiden Beinen kurbelt die Funktion der unteren Bauchorgane, insbesondere die Harn- und Stuhlausscheidung, an. Sie lädt die Wirbelsäule energetisch auf. Außerdem befreit sie von Nervosität, und Sie können in Zukunft viel besser und tiefer schlafen. Das zahlt sich aus; denn erholsamer Schlaf gehört mit zu den wichtigsten allgemeinen Heilmitteln, ja er kann sogar Wunder bewirken.

## Übung 24 E

*Pavanamuktasana I – Klammer*

1_ Wie bei der vorhergehenden Übung befinden Sie sich in Rückenlage auf Ihrer Matte.
2_ Diesmal aber bleibt ein Bein gestreckt am Boden liegen, während das andere von beiden Armen umklammert wird. Lassen Sie das begradigte Bein ganz entspannt liegen, um das Hauptaugenmerk auf das eingelegte Bein zu richten. Dies bewirkt, dass die Lymphgefäße gepresst werden.
3_ Wiederholen Sie diese Übung einige Male mit jedem Bein.

**Tipp:** Wenn Sie Pavanamuktasana beenden, halten Sie beide Beine in die Senkrechte empor, um den Beinkreislauf wieder zu normalisieren. Gleichzeitig ist das eine gute Entlastung der Beinvenen.

**Übungsdauer:** mindestens 20 Sekunden, höchstens 1,5 Minuten

**Wirkung:** Auch hiermit erreichen Sie eine sehr gute Lymphdrainage im Leistenbereich. Gleichsam wird die Hüftgelenkselastizität verbessert. Blähungen können Sie mit dieser Haltung ebenfalls entgegenwirken.

# Das sollten Sie wissen

Sicher haben Sie bereits einige der Übungen ausprobiert. Aber denken Sie daran, dass Sie erst nach geduldigem Üben einen positiven Effekt spüren werden. Nun möchte ich Ihnen weitere Säulen der Gesundheit präsentieren, die eine hervorragende Ergänzung zu Ihren regelmäßigen Trainingszeiten darstellen.

## S.A.T. – die Natürliche Entspannung

Das Selbstaktive Training ist die Voraussetzung dafür, dass Sie in den Asanas richtig entspannen können. Das S.A.T. ist aus dem Wissen entstanden, dass der Mensch eine Einheit aus Leib, Seele, Geist und Wille darstellt und dass er sich nach dem gleichen ewigen Gesetz gestaltet wie das All. Mensch und Kosmos bilden darüber hinaus eine Einheit. Anspannen, sich regen und wirken, entspannen, ruhen und sich erholen sind nur die Verwirklichung einer Urseinsweise: des Rhythmus. Für die Wirklichkeit der Welt ist der Rhythmus ein Urverhalten. Beim S.A.T. muss das Üben aus sich heraus erfolgen. Es besteht aus der Entspannung, dem tierischen Durch-hindurch-Dehnen und der Introversion der (Sinnes-)Energie, dem Zurückziehen der Sinne. Dies bringt Gesundheit für Leib, Seele und Geist. Normalerweise sind Verspannungen psychischen Ursprungs. Umgekehrt beeinflussen muskuläre Verkrampfungen und organische Störfelder aber auch die Psyche.

## Entspanntes Gesicht

Dem ausgewogenen Verhältnis zwischen Entspannung und Anspannung der Muskulatur sowie der Organe ist die Aufgabe zugeteilt, die Aufnahme von Reizen aus der Innen- und Außenwelt

lebensfördernd und nicht gestört weiterzuleiten. Dieser Zustand wird nicht von den Spinalnerven, sondern von den Hirnnerven beeinflusst, grundsätzlich vom Gesicht ausgehend. So ist das Gesicht notwendiger Mittelpunkt aller Entspannung. Jede Teilentspannung ist intellektuell gesteuert.
Entspannung ist für das klare, ungestörte Denken und Empfinden unerlässlich. Wiederholtes Üben der Natürlichen Entspannung steigert Ihr Energiepotenzial gewaltig und verbessert die Immunabwehr. Die Gedankenleere ist ein Mittel des S.A.T., um aus Befangenheiten herauszukommen. Auch Stress lässt sich damit behandeln. Wollen Sie noch besser über diese wunderbare Entspannungsmethode Bescheid wissen, empfehle ich Ihnen mein Buch über das Selbstaktive Training S.A.T. (siehe Seite 189).

_ *Das Dehnen beim S.A.T. muss stets durch den ganzen Körper hindurchgehen, und die Urentspannungslage, die Rückenlage, muss übertragbar sein, nämlich sowohl in die Senkrechte als auch in das Sitzen.* _

## Gesunde Vollwertkost

Ein Großteil der Bevölkerung ernährt sich fehlerhaft, einseitig und damit krankmachend. Zwar geben uns die Medien reichlich Tipps für alle möglichen Diäten oder sogar Wunderkuren. Aber diese werden nicht begründet. Dass unser Charakter, unser Gesundheitszustand und sogar unsere Weltanschauung neben vielen anderen Störfaktoren von der Ernährung abhängen, möchte ich hier betonen. Gefährlich in Ernährungsfragen ist die Verallgemeinerung. Was für den einen gut ist, mag nicht unbedingt für jeden empfehlenswert sein.
Einer unserer Haupternährungsfehler besteht in zu großer Energiezufuhr mit zu hohen Anteilen an raffinierten Kohlehydraten, aber zu wenigen Rohfaserstoffen. Wir verbrauchen Unmengen an Kochsalz und leiden obendrein unter chronischem Bewegungsmangel. Der notwendige Rohfaserstoffbedarf von 25 Gramm am Tag wird auf fünf Gramm herabgedrosselt. Dadurch ist die Darmpassage der Nahrung um das Doppelte bis Dreifache länger. Dies bewirkt zu starke Fäulnis- und Gärungsprozesse. Der Mastdarmkrebs ist deshalb im Vormarsch. Der Eiweißanteil sollte pro Kilogramm Körpergewicht ein Gramm nicht überschreiten. Die unterste Grenze ist eine Eiweißzufuhr von nur etwa 30 Gramm am Tag. Hält man dies 14 Tage lang durch, lösen sich Entzündungsherde im Körper weitgehend auf.

### Info: Grundsätzlich mehr trinken und weniger essen!

An Flüssigkeit wird leider sehr gespart. Vor allem ältere Menschen brauchen viel davon. Pro 30 Kilogramm Körpergewicht sollte jeder täglich einen Liter **reines Wasser**, also kalorien- und schadstofffreie Flüssigkeit trinken.

Und essen Sie vor allem nicht zu große Mengen! Mehrere kleine Mischkostmahlzeiten am Tag mit wenig oder ganz ohne Fleisch, ballaststoffreichem Getreide, Obst und Gemüse sind die Lösung des Problems. Übrigens: Mischen Sie eine Portion Heiterkeit unters Essen. Genießen Sie lieber einen Diätfehler mit Lachen als die beste Diät mit Angst und Schrecken.

## Yogis: drei Nahrungsarten

Vergessen wir vor lauter Vollkost die Polarität unserer Nahrung nicht, die Yin-Yang-Haltigkeit (Ionenhaltigkeit). In einer der Hauptquellen des Yoga, der Bhagavadgita, lesen wir im XVII. Gesang folgenden Hinweis auf die gesunde Ernährung: »Und auch die Nahrung, welche jeder liebt, ist von dreifacher Art: Der *Sattva-Artige* liebt Speisen, die saftig, mild, fest und angenehm sind und Lebenskraft, geistige Energie, Stärke, Gesundheit, Freude und Liebe steigern. Der *Rajas-Artige* verlangt nach Speisen, die bitter, sauer, salzig, erhitzend, scharf, herb und feurig sind; sie verursachen Leiden, Kummer und Krankheit. Was abgestanden, geschmacklos, faul und verdorben ist, Überreste und Unreines, diese Speisen liebt der *Tamas-Artige*.«
Mein Kommentar: Zu allgemein, detaillierte Angaben fehlen. Über die sattva- und tamasartige Speise bedarf es keiner Worte, wohl aber über die rajasartige. Man sollte es nicht so verstehen, dass alles, was bitter, sauer oder salzig ist, krank macht. Es ist nur dann schlecht für die Gesundheit, wenn man es als Hauptspeise genießt, nicht jedoch als wohldosiertes Gewürz. Der Körper, die Leber beispielsweise, verlangt nach Bitterem; Milchsäure, in geringen Mengen genossen, ist sehr heilsam, und ohne Salz kann der Körper nicht leben.

## Kräuter aus der Natur

In Zeiten des Zweifelns hilft es manchmal, im Yoga-Sutra nachzulesen. Da wird uns z. B. in der These IV/85 eine unerwartete Hilfe zuteil, die Mut macht, den Yoga nicht zu engstirnig oder zu

### Info: Keine Zurückhaltung bei Zwiebeln und Knoblauch

Alles, was als Gewürz Verwendung findet, soll in Maßen genossen und vorübergehend sogar auch einmal vom Speiseplan gestrichen werden. Ein Fehler aber ist es, wenn zu den Rajas-Speisen, die Leid und Kummer bringen, auch die Zwiebel und der Knoblauch gezählt werden. Diese **Fehlauslegung** geistert seit Jahrzehnten durch die Literatur. Eine Unzahl großartiger Leute aus der Weltgeschichte aßen täglich Knoblauch und Zwiebeln!

einseitig zu praktizieren. Dort steht geschrieben: »...es mag sicher Suchende geben, die durch Magie, Mystik, heilige Kräuter oder Gebet an ein ähnliches Ziel (wie den Yoga) gelangen.« Heilige Kräuter! In den letzten Jahren finden Kräuter in der Literatur wieder mehr Beachtung. Der Geist der Hildegard von Bingen wird in uns wieder wach.

## Die Apotheke Gottes

Das Einfache einer Heilung wie im Yoga ist genauso segenbringend wie ein Kraut aus der Apotheke Gottes. Selbst bei unheilbar scheinenden Leiden kann es helfen. Das wendet unseren Blick wieder in die Vergangenheit, die wir bereits vergessen haben. Hildegard von Bingen offenbart uns Weisheiten, die schon 800 Jahre vor jeder Psychotherapie oder Psychosomatik diese zum Plagiat absinken lassen. Längst hat diese Frau alles in Einfachheit vorweggenommen.
Für das Sammeln von Heilkräutern braucht man freilich umfangreiche Kenntnisse. Viel einfacher ist es, in die Apotheke zu gehen und alles fertig zu kaufen. Aber gerade das Sammeln ist bereits ein Teil der Therapie; denn die seelische Bereitschaft zur Heilung ist so viel größer.

### Pflanzensammeln als Meditation

Das Suchen von Kräutern schafft wieder ein fruchtbares Verhältnis zwischen uns und der Gott-Natur. Das ist von unschätzbarer Bedeutung für unsere Gesundheit. Bei den Heilkräutern muss man in der Praxis zwischen Blüten, Blättern, Wurzeln und Früchten unterscheiden. Man sollte den Boden begutachten, man muss wissen, wo und wie das Kraut wächst, ob es von Ungeziefer befallen ist oder ob es gesund aussieht. Ganz von selbst erweckt das Sammeln den Sinn für die heile Natur, für die heile Welt. Denn unsere nichtheile Welt hängt ursächlich mit dem kranken Menschen zusammen. Dass ein Kräutersucher behutsam, nicht schädigend, die Natur durchstreift, darf man voraussetzen. Ein solcher Mensch geht mit Ehrfurcht (Yama) an die Gebilde der Natur heran. Und sind die Kräuter gesammelt, folgt das Zubereiten. Die Pflanzen müssen gereinigt und getrocknet werden. Sie verbreiten dabei einen ätherischen Duft, der zum Meditieren heilsam anregt und uns innerlich umstellt und vorbereitet für die Heilung. Freude wird in uns wach, Sinn zieht in unsere Seele ein.

**Info: Die schonende Zubereitung von Heilkräutern**

- Lagern Sie die Pflanzen nie über 35 Grad Celsius.
- Schneiden Sie die Wurzeln vor dem Trocknen.
- Nur wenn das Heilkraut salztrocken ist, kann es überwintern.
- Schützen Sie es vor Lichteinfall.
- Als Behälter hat sich Glas am besten bewährt.
- Jahrelang aufbewahrte Kräuter verlieren ihre Heilkraft.
- Sammeln Sie jedes Jahr frische Heilpflanzen, das hält Sie jung.

Um bei diesem Tun nicht gestört zu werden, ist davon abzuraten, mit einer großen Gruppe Kräuter sammeln zu gehen. Allein oder zu zweit ist es am heilsamsten. Da kann man verweilen und wird nicht durch andere in seiner inneren Bereitschaft zum Göttlichen gestört. Da ist die Erde ganz nah. Kräutersammeln ist Tatmeditation. Nach solchem Tun schmeckt uns das Kraut ganz anders. Dann ist der gewonnene Saft ein Labsal und schafft eine einmalige Chance für die Heilung.

## Die fünf Heilebenen

Nach Altmeister Sigmund Feuerabendt gibt es fünf Heilebenen. Ihre Rangfolge ist mathematisch begründet und somit unbestreitbar. Was benötigt ein Mensch, um leben zu können?
Da ist zunächst einmal die Atmung. Jede Atemwelle erzeugt eine Bewegung im Körper. Wird das Atmen unterbrochen, so können wir nur noch wenige Minuten leben. Die Atmung ist somit das Wichtigste. Die Bewegung kann zwar für längere Zeit eingestellt werden – zumindest die äußere Bewegung – aber die innere, beispielsweise der Herzschlag, arbeitet ununterbrochen und hält uns lebendig. Atmung und Bewegung stehen also für jede Heilung an der Spitze. Die zweite Heilebene: Wir brauchen unbedingt Schlaf. Auch Schlafentzug kann tödlich enden.
An dritter Stelle folgt die Flüssigkeitszufuhr. Trinken wir gar nichts mehr, so fallen wir nach peinigendem Durst schließlich ins Koma, aus dem es kaum mehr ein Erwachen gibt. Dann brauchen wir viertens feste Nahrung, ohne die wir immerhin einige Wochen überleben können. Erst nach beginnendem Abbau von Gehirn und Hoden stirbt der Mensch.

*_ Diesen vier Heilebenen geht aber noch die nullte voraus, nämlich unser Bewusstsein. Sie ist nicht materiell und hebt sich dadurch von den anderen ab. Entzöge sich uns das Bewusstsein nur für einen Augenblick, wären wir sofort tot. _*

### Info: Leben heißt Atmung und Bewegung

Entspannung ist mit der Atmung untrennbar verbunden. Atmung ist Welle, ist Rhythmus. Die Atmung ist die Entdeckung der Bewegung für den Körper. Diese hebt **sofort mit der Geburt sichtbar** an. Der Mensch atmet zum ersten Mal, wenn er den Mutterleib verlässt. Und er fängt damit auch an, sich zu bewegen.
**Pranayama**, die Atemdisziplin des Yoga (siehe Seite 117), ist die Entdeckung der Urbewegung des Lebens im Atem. Das Wissen um die Aufnahme und Abgabe der Energie gestaltet sich so zur Grundlage aller Erkenntnis.

## Fördernde Gedanken

Ihre Gedanken bestimmen Ihr Dasein. Setzen Sie immer voraus, Ihr Feind oder der, den Sie fürchten, hassen, beneiden, beschimpfen oder bekämpfen, will das Gute. Helfen Sie ihm! Lassen Sie alles Besserwissen, alles Schadende, alles Unedle, seien Sie Diener! Versetzen Sie sich in seine Seele! Grollen Sie nicht, wenn Sie eine Niederlage erleiden, vielleicht geht es um höhere Siege als um den kleinen Ihrer Hoffnungen.
Bleiben Sie dem unbekannten Höchsten vertrauend zugetan. Schmieden Sie keine Rache; am Ende sind Sie ihr Opfer. Schmieden Sie das Gute überall, bis auch das Böse es erkennt – und liebt. Dem Sieg geht das Verzichten voraus. Verletzen Sie nie die Andacht einer anderen Seele. Es gibt ein Weltgericht, alte Weise nannten es Karma. Jeden Erfolg verschenkt Gott; aber hüten Sie sich – er ist eine Gnade, nicht Ihr Verdienst. Ihre Pflicht heißt Arbeit! Ihr Lohn ist Ihr Tun; was darüber hinausgeht, ist metaphysisch.
Suchen Sie zuerst in Ihrem Herzen, dann bei Ihrem Nächsten, nicht beim Fernsten; aber umfangen Sie mit Ihrem Geiste die ganze Welt. Über den Sternen wohnt die Unendlichkeit, Sie finden einen Anteil in Ihrem Bewusstsein. So können Ihnen weder Geburt noch Tod eine Grenze setzen. Eine Grenze setzt Ihnen nur die Pflicht.

## Rhythmische Atmung

Funktioniert unser Energiehaushalt im Körper, so fragen wir nicht, was wir tun sollen. Ist er jedoch gestört, dann denken wir reumütig an die Gesundheit zurück. Endlich beginnen wir mit der Yogatherapie, aber dabei geht uns alles zu langsam. Wir vergessen den Zeitfaktor. Und was ist mit der Energie? Ein gesunder Mensch würgt seine Energie nicht ab; er blockiert sie nicht. Wie blockiert man seine Energie überhaupt? Durch den Körper und die Haltung.
Beginnen Sie gleich jetzt, leicht und tief durchzuatmen. Ihre Atmung setzt nämlich Energie frei; diese verpufft jedoch nicht einfach, sondern der Atem schenkt Ihnen immer wieder neue Energie zur weiteren Verwertung. Atemblockaden hingegen entwerten Ihre Kräfte. Der Unwissende lacht zuerst, wenn er hört, er atme nicht oder nicht richtig. Seine Antwort: »Selbstverständlich atme ich, andernfalls wäre ich ja längst schon tot.« Fordert man dann aber den Spötter auf, laut zu schreien, dann erlebt man in der Regel zum ersten Mal die Blockade in seiner individuellen Not, denn Schreien drückt unter anderem das Atmen aus.

## Der Atem als Brücke zum Selbst

Legen Sie beim Üben im Yoga die Betonung immer wieder bewusst auf den Atem, das Fühlen des Selbst und die Gestaltwahrnehmung bei den Asanas. Denn das Spüren aller Bewegungen im rhythmischen Wechsel wird hoch eingeschätzt. Bewegung und Krafteinsatz müssen in einem synergetischen (zusammenwirkenden) Wechselverhältnis zueinander stehen. Darauf kommt es an, wenn Sie sich, Ihre Muskulatur und

Ihren Herzmuskel eingeschlossen, gesund erhalten und pflegen wollen. Durch das Gleichgewicht von Ansatz und Krafteinsatz legen sich die inneren Kräfte frei. Der Fließkreis wird angeregt, das heißt, Kräfte und Organfunktionen, Psyche und Logos werden aufeinander bezogen oder polarisiert. Dadurch eint sich die Peripherie mit der Tiefe des Gesetzes in uns. Blut und Erregung stimmen sich heilsam aufeinander ab. Nicht mehr die Erregungen beherrschen uns nun, sondern wir beherrschen die Erregungen. Jede Aufregung wird biopositiv geleitet. Regungen, Gefühle und Emotionen sind Wellen der Wahrnehmung in uns.

### Angst nicht verdrängen

Sicher kennen Sie das: Ihnen klopft das Herz in einer bestimmten Situation bis zum Hals, Sie haben Angst. Aber Sie lassen sich nichts anmerken, denn Sie wollen sich keine Blöße geben. Es passiert oft, dass Menschen ihre Furcht unterdrücken und dadurch gehemmt sind. Viel besser aber ist es, wenn Sie Ihre Angst akzeptieren und mittels Atmung mit ihr fertig werden. Dies kann nämlich ein echtes Geheimrezept gegen eine Welle quälender Emotionen sein. Lassen Sie Ihre Angst zu, so möge sie sich schließlich in Heiterkeit auflösen. Verdrängen Sie sie jedoch oder fürchten Sie sie – was auf das Gleiche herauskommt –, erledigt sie die Heiterkeit rasch.

*_ Je besser Sie die Kunst des Pranayama, der Atemdisziplin des Yoga, beherrschen, desto besser können Sie Ängste zulassen, sodass diese Ihnen nichts mehr anhaben können. _*

## Tiefe Atmung – gute Haltung

Beim Yoga sollte immer der Atem im Mittelpunkt stehen. Ihre Atmung bestimmt nämlich auch mit über Ihre Haltung, Ihre Körperhaltung. Folglich muss Körperhaltung auch Geistes- und Seelenhaltung sein. Ist Ihnen das erst einmal klar, so sehen Sie sich vollkommen neu. Gelingt es Ihnen dann auch noch, Ihren Atem wieder rhythmisch zu erleben, finden Sie glücklicherweise bald zu einem heilsamen Schlaf zurück, falls Sie vorher Probleme mit dem Ein- und Durchschlafen hatten. Der Grund für Ihre Schwierigkeiten ist darin begründet, dass Sie aus dem Rhyhthmus gekommen waren.

## Runen-Asanas für Anfänger

Wer die »Herrschaft« des Yoga erreichen will, muss die sogenannte Durchlässigkeit (siehe Seite 80) üben, die auch für die Meditation benötigt wird. Anfänger trainieren diese am besten durch Symbolhaltungen wie die uralten Runen-Asanas, die Sie bereits auf den Seiten 24 und 25 kennengelernt haben. Denn diese weisen weitaus mehr Bewusstseinsnähe auf als die herkömmlichen, oft zu verschlungenen Asanas des Sanskrit, der alten indischen Gelehrtensprache.

Wenn Sie die Runen-Asanas nach einiger Zeit richtig gut beherrschen, können Sie auf Ihrem Yogaweg weiter voranschreiten und beispielsweise die herkömmlichen Mudras und die Bandhas üben, von denen später noch ausführlich die Rede sein wird (siehe Seite 122). So gelangen Sie dann ganz langsam, Schritt für Schritt zum endgültigen Ziel der Durchlässigkeit.

## Neue Lebenskraft dank Yoga

»Ich war gesundheitlich völlig angeschlagen, ich dachte, mir könne keiner mehr helfen. Aber inzwischen geht es mir wieder so richtig gut – dank Yoga.« So lautet die Aussage von Elfriede R., 63, Hausfrau aus Ingolstadt. Die Mutter zweier erwachsener Söhne war körperlich und seelisch am Ende, als sie 1982 auf Anraten ihres Mannes mit dem Üben von Yoga begann. »Mich plagten ständig Kopfschmerzen, ich konnte schlecht einschlafen und wachte nachts oft auf, außerdem war meine Verdauung miserabel. Der Stuhlgang war oft nur noch mit Hilfe von Medikamenten in Schwung zu bringen. Meine Konzentrationkraft lag vollkommen darnieder. Im Grunde hatte ich schon als 41-Jährige mit dem Leben abgeschlossen.« Beim Treppensteigen geriet Elfriede R. in große Atemnot, ihre Lendenwirbelsäule schmerzte ununterbrochen, sie konnte sich nur noch mühsam bewegen. Schon bei der geringsten Arbeit taten ihr die Hände weh.

## Die rettende Therapie

»Ich hatte überhaupt keinen Lebensmut mehr, als ich, fast ungläubig, vor 25 Jahren zum ersten Mal eine Yoga-Übungsstunde in der Ersten Deutschen Yogaschule (E.D.Y.) unter der Leitung von Sigmund Feuerabendt mitmachte. Ich erinnere mich noch ganz genau daran: Ich spürte sofort, dass es jetzt mit meinem Leben endlich wieder bergauf gehen würde.« Von diesem Tag an übte Elfriede R. regelmäßig Yoga. Sie besucht bis heute immer wieder den Yoga-Gruppenunterricht und will auf Seminare nicht verzichten.

Inzwischen sind alle ihre Leiden längst verschwunden, und sie erzählt überglücklich: »Ich kann wirklich sagen, mit der Yogatherapie begann für mich ein neues Leben. Ich fühle mich heute kerngesund und wie neugeboren. Ich kann wieder lachen und habe einen neuen Lebenssinn gefunden. Dies haben vor allem die Forsthaller Seminare bewirkt, die Sigmund Feuerabendt leitet. Ich danke hiermit meinem Meister von ganzem Herzen.«

### Info: Krisen und Krankheiten durch Yoga überwinden

Yoga wirkt tatsächlich Wunder! Unter anderem rücken Sie diesen körperlichen und seelischen Beschwerden zu Leibe:

- Depressionen und Ängsten
- Essstörungen, Über- und Untergewicht
- Gelenkbeschwerden wie Rheuma
- Menstruationsstörungen und Wechseljahrsbeschwerden
- Verdauungsproblemen und Kopfschmerzen
- Ein- und Durchschlafstörungen
- Rücken- und Nackenbeschwerden
- Asthma sowie Herz-Kreislauf-Problemen
- Nervosität, Reizbarkeit, Hyperaktivität und vielen mehr.

## Ein Tag mit dem Meister

Wie Sie bereits gelesen haben, erzielen Sie den größten Effekt für Ihre Gesundheit, wenn Sie Yoga in Ihren gesamten Tagesablauf einbauen. Yoga, das sind nicht nur die regelmäßigen Übungen auf der Matte, sondern das ist eine Lebenseinstellung. Im Folgenden berichtet Altmeister Sigmund Feuerabendt, auf welche Weise er Yogaübungen in seinen Alltag einbaut.

### Früh am Morgen

Heute ist ein Tag wie jeder andere. Ich bin heiter und wie immer zum Schaffen aufgelegt. Es ist früh am Morgen; die meisten Menschen schlafen noch. Da bin ich wach und stehe auf, auch wenn ich ausnahmsweise einmal spät zu Bett ging. Ich halte mich hier an den alten Griechen Sokrates, der selbst nach einer durchzechten Nacht in die Arena ging, Sport trieb und sich nicht noch einmal schlafen legte. Der Leib braucht die tägliche Härte am Morgen, um jugendlich, leistungsfähig und gesund zu bleiben. Allzu viel Schlaf erweist sich nämlich am Ende krankmachender als zu wenig. Ehe ich allerdings mein Bett verlasse, dehne ich mich durch-hindurch und halte die Arme wie einen Rahmen über meinen Kopf; das wirkt auf Herz und Kreislauf heilsam ein. Meine Gedanken sind noch ganz ruhig, mein Bewusstsein ist vom unendlichen Geist erfüllt. Ich empfinde Freude auf den vor mir liegenden Tag.

Ich kreise die Augen. Dann dehne ich mich genüsslich wie eine Katze (Yastikasana) nach allen Seiten, durch-hindurch. Dieses Dehnen senkt übrigens den hohen Blutdruck und erhöht den niedrigen. Ich lasse dabei nichts aus, gähne und stöhne nach Herzenslust. All das sind Geschenke des Himmels, eine Art Uryoga, eigentlich das ursprünglichste Heilmittel der Welt.

#### Aufstehen und bewegen

Frohgemut erhebe ich mich und mache jetzt ein paar den Herzmuskel anstrengende Bewegungen, beispielsweise Kniebeugen, das Sonnengebet oder den Feuerabendtschen Treppenlauf oder ich hüpfe etwa fünf Minuten lang durch

#### Info: Positives Denken und heitere Gedanken bestimmen den Tag

Wichtig während des ganzen Tags ist mein lebensbejahendes Denken, Fühlen und Empfinden. Ich bin gelöst und wach. **Ich pflege wohlwollende Gedanken**, schätze die Arbeit anderer und lasse meine Freude andere fühlen. Ich weiß, mein Denken überträgt sich auf andere; und **so ist die Heiterkeit bei mir König**. Ich handle entsprechend dem Grundsatz: Tun ist Yoga. In der Chandogya Upanisad heißt es: »Der Entschluss ist größer als das Denken.«

den Garten. Dann übergieße ich mich draußen, heiter lachend, manchmal auch laut mantral schreiend, von Kopf bis Fuß mit kaltem Wasser aus dem Gartenschlauch – nach den weisen Vorschriften unseres bekannten Pfarrers Sebastian Kneipp.
Ohne mich abzutrocknen, gehe ich nun – auch im Winter und bei jedem Wetter – ein paar Schritte hin und her, trockne mich dann erst ab, nehme eine Runengebärde, ein Runenasana, ein und intoniere so kräftig wie möglich das dazugehörige Runen-Mantram. Bevor ich mit dem Asana- und Pranaya-Üben beginne, bürste ich meinen Körper noch kräftig ab. Ich übe dann unbekleidet. Eine halbe Stunde später begebe ich mich schließlich frisch und sehr gut erholt zum Frühstück.

### Faulenzerüben im Alltag

Ich baue einzelne Übungen in das Tagesgeschehen ein, ganz der Situation angepasst, rein zufällig. Ich nenne solches Tun »Faulenzerüben«, weil es zwischendurch und überall, beim Rasieren, beim Zähneputzen, beim Haarekämmen, im Büro sowie auf der Straße, unauffällig und ohne irgendwelches Aufsehen zu erregen, problemlos durchgeführt werden kann.
Auch lasse ich kaum eine Möglichkeit aus, um mich sportlich anzustrengen. Beispielsweise bewältige ich acht oder sogar mehr Etagen nicht mit dem Fahrstuhl, sondern grundsätzlich stets zu Fuß; unnötige Verspannungen hingegen vermeide ich tunlichst. Deshalb kontrolliere ich meinen Muskelspannungszustand zwischendurch immer wieder einmal.

### Heiterkeit als Brotaufstrich

Was meinen Speiseplan betrifft, so erhält mein Körper Vollwertkost, gut ausgewählt und in angemessener Menge. Die Polarität von Yin und Yang wird dabei berücksichtigt. Ich vergesse das Trinken nicht, für 30 Kilogramm Körpergewicht etwa einen Liter Wasser am Tag. Das Viele-Male-Kauen ist so viel wert wie die beste Diät. Und überall wird Heiterkeit mit aufs Brot gestrichen; denn besser einen Fehler mit Heiterkeit schlukken als die Wahrheit mit griesgrämiger Miene.

_ *Optimismus und das »heilsame Gelächter« helfen, die günstigsten Voraussetzungen für Heilung und langfristige Gesundheit zu schaffen.* _

### Beschaulicher Tagesausklang

Der Tag vergeht. Der Abend gehört mehr der Innerlichkeit: Meditation, Entspannung, Lesen, das Hören von guter Musik. Auch die Bandha übe ich jetzt. Jeder Tag wird wie bei einer ordentlichen Buchhaltung abgeschlossen. »Störkonten« werden storniert, »Überträge« sind auf Ausgleich angelegt. Ich schlafe gut, denn mein Bett steht richtig. Es ist ohne Metall gebaut. Keine schädlichen Erdstrahlen können mich stören. Nicht ein einziger übler Gedanke hat Zutritt. So schlafe ich froh ein. Ich liege richtig und schlafe entspannt; deshalb bin ich morgens genauso locker wie am Abend. Erwache ich am Morgen, dann werden die letzten Tagesschwingungen zuerst lebendig.
Ich schaffe am Tag wie an einem Kunstwerk, an dem jeder Tag Gnade ist; und so sollte es auch sein.

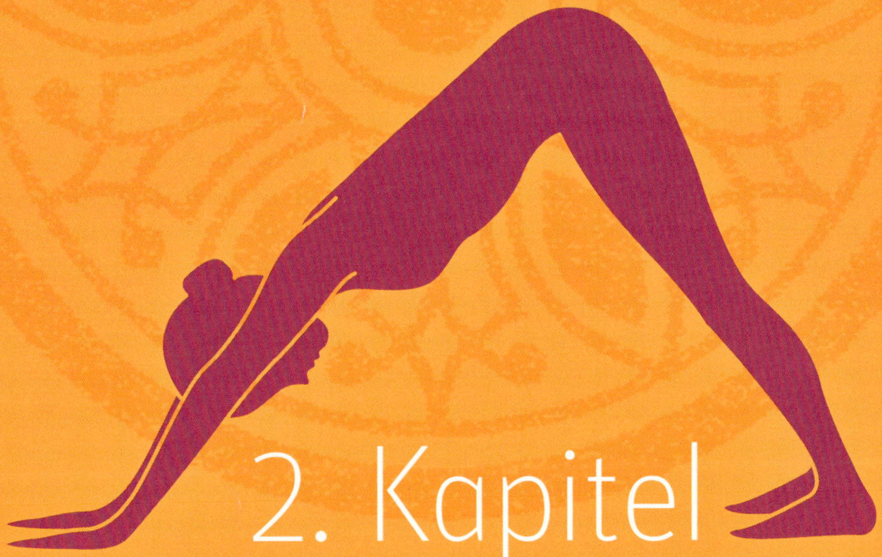

# 2. Kapitel

# Asanas für Übende

Herzlich willkommen bei den Yoga-Übenden! Sie sind bereits einen entscheidenden Schritt weitergekommen, entweder weil Ihnen die Asanas für Einsteiger (siehe Seite 13) mittlerweile in Fleisch und Blut übergegangen sind oder weil Sie schon vertraut sind mit den Basis-Yogaübungen.

## So üben Sie richtig

Halten Sie sich bitte stets an die Zeitangaben, auch wenn Sie meinen, Sie seien schon so erfahren, dass Sie länger in den Positionen ausharren können. Seien Sie nicht zu ungeduldig, geben Sie Ihrem Körper und Ihrem Nervensystem genügend Zeit, sich behutsam an die maximale Übungsdauer anzunähern. Alle Übungen werden mit 15 Sekunden begonnen und höchstens zwei Minuten (bis auf kleine Ausnahmen) ausgehalten.

Führen Sie während einer Übungsstunde etwa sechs bis zwölf Asanas durch, nicht mehr. Denn sonst erzielen Sie keinen therapeutischen Effekt. Sie werden merken, wie Sie sich allmählich immer wohler fühlen.

## Yoga nur mit leerem Magen

Die beste Trainingszeit ist auch für Übende morgens, aus Hygienegründen nüchtern; dann nochmals abends vor dem Abendessen oder Schlafengehen. Beachten Sie, dass Sie einen leeren Magen haben. Sollen die Asanas vertieft therapeutisch wirken, dann wählen Sie diese im Einklang mit der Chinesischen Organuhr (siehe Seite 167) aus. Die Uhr zeigt auf, welche Organe während der ausgewählten Tageszeit überdurchblutet werden. Bevor ich Ihnen nun noch viele weitere Übungstipps an die Hand gebe, möchte ich Sie daran erinnern, dass Sie

**Info:** Die fünf Prinzipien der Asanas

Sie heißen Entspannung, Dehnung (mit Drehung), Pressung, Isometrik und Schwerkraft. In allen Asanas ist die Gestalt der wirkende Faktor. Yogatherapie ist also eine **Gestalt-Therapie**. Jede Pressung bewirkt eine Energiesteigerung der betroffenen Körperregion.

vor und nach jeder Übungseinheit für maximal zehn Minuten Savasana in der S.A.T.-Weise einnehmen (siehe Seite 32) damit sich die therapeutischen Effekte der einzelnen Übungen voll entfalten können.

## Die optimale Wirkung erzielen

Ihr Übungsraum sollte gut gelüftet sein, die Bodentemperatur zwischen 22 und 24 °C betragen. Wenn Sie nackt trainieren, erzielen Sie sowohl einen psychohygienischen als auch einen pranischen Effekt. Bitte nach dem Üben nicht baden, weil sonst der wichtige Nachhalleffekt, der normalerweise vier bis fünf Stunden andauert, schlagartig abgebrochen würde.
Achten Sie außerdem auf die Ganzheit bei den Asanas; dann verursacht nämlich jedes von ihnen Wirkungen in allen Organ- und Seelenbereichen, auf grobstofflich anatomischer wie auch auf feinstofflich subtiler Ebene. Dazu gibt es Passstellen vom Grobstofflichen zum Feinstofflichen, die sogenannten Chakras (siehe Seite 79).

## Stoffwechselgifte abbauen

Die Biegsamkeit des Körpers ist auch eine Funktion des Stoffwechsels, wie umgekehrt die Biegsamkeit auf den Stoffwechsel einwirkt. In der Ansatz- und Ursprungssehne lagern sich Stoffwechselgifte ab. Durch Dehnen werden sie mobilisiert und abgebaut.
Die Schwerpunkte Ihres Übens bilden die beiden Wendepunkte oder Grenzmarken Ihres Körpers, nämlich der Kopf und die Füße. Der Fuß ist der negative Pol, sein körperlicher Gegenspieler ist der Kopf als geistiger Pol. Das Wurzel-(Muladhara-)Chakra (siehe Seite 80) in der Steißbeingegend vertritt den Fuß, das Stirn-(Ajna-)Chakra im Thalamus den Kopf.

> _ *Reihen Sie nicht einfach nur eine Übung an die andere. Denn es kommt darauf an, wie eine Haltung durch ihre vorausgehende und durch die nachfolgende zu höherer therapeutischer Wirkung gebracht werden kann.* _

Wichtig ist außerdem das Wissen um die Tonisierungspunkte (Pressen) und die Sedativpunkte (Dehnen) bei den Asanas. Die Tonisierung durch Pressen bewirkt eine Energiesteigerung betreffender Körperteile; die Sedierung durch Dehnen bewirkt einen Energieausgleich; dieser beweist, dass die Asanas eine sogenannte Akutherapie (siehe Seite 179) von innen sind.
Jedes Asana besitzt genaue Stellungselemente wie die Winkelstellung der Füße zueinander, die Haltung des Rumpfs zu sich selbst in bestimmten Ebenen, Drehungen, Dehnen und Pressen, die Stel-

lung der Beine und die Lage des Körpers zur Erde, den Rhythmus des Atems. Zum einwandfreien Einstudieren benötigen Sie einen Meister.

## Üben Sie sinnvoll

Betreten Sie einen Übungsraum, so erleben Sie vielleicht Folgendes: Der Übende liegt auf seiner dreifach gefalteten Decke mit dem Kopf nach Norden. Seine Wirbelsäule berührt in natürlicher Form ganz den Boden. Die Handflächen sind nach oben geöffnet, die Arme liegen in der Gekreuzigthaltung, die Ellenbogen am Boden. Die Augen sind geschlossen; leichtes Stirnschielen der Augen, der Mund ist unmerklich (drei Millimeter) geöffnet. Ausgang und Mittelpunkt der Entspannung ist das Gesicht.
Der Übende macht sich die Atmung bewusst. Einatmung »ichhaft«, Ausatmung passiv »eshaft«, keine atemrhythmische Beeinflussung! Die Ausatmung wird leicht verlängert, ihr folgt ein unteres Kumbhaka, das heißt, die Atembewegung steht still. Das lässt zum Beispiel Asthma verschwinden. Bei der Ausatmung sinken alle beteiligten Atemmuskeln entspannend in den Bauchraum. Der Übende erlebt seinen Körper angenehm entlastet.
Durch Rütteln wird der Körper des Übenden vorentspannt. Dann kann er nach Savasana (siehe Seite 14) mit Malasana, dem Negersitz (21 Ü), beginnen, seine Wirbelsäule zu dehnen. Diese Übung ist geeignet, rasch gelenkig zu machen.

### Bessere Wirkung durch Übungsreihen

Für die Praxis benötigen Sie Asana-Übungsreihen. Diese fördern durch ihren therapeutischen Zusammenhang die Gesundheit. Noch in diesem Kapitel lernen Sie das Sonnengebet, Surya namaskar, kennen (siehe Seite 75), das sehr gut geeignet ist für Menschen, die wenig Zeit haben, aber dennoch ihren Körper gesund und fit erhalten wollen. Auch die Chakrasana-Reihe (siehe Seite 78) ist für den zweiten Schwierigkeitsgrad, also die Übenden, geeignet. Bekannt sind außerdem »Die 7 Besten« von Feuerabendt, die Rishikesh-Reihe (siehe Seite 112) sowie die Reihenfolgen von Sacharow und Lindenberg. Bei den Reihen von Sacharow und Lindenberg

### Info: Veranstalten Sie kein Marathon-Üben!

Trainieren Sie nie zu lange am Stück. Wenn Sie viel üben wollen, verteilen Sie Ihre Yogaeinheiten besser über den ganzen Tag (fraktionierte Übungsmethode). Das Gleiche gilt für die einzelnen Asanas. Statt zu lang in einer Haltung zu verweilen, wiederholen Sie diese lieber **kürzer und öfter**. Bei dreifacher Wiederholung eines Asanas ergibt sich: erst Einstimmung, dann Vertiefung und schließlich Festigung (Konditionierung) der heilsamen Asana-Wirkungen.

fehlt allerdings der therapeutische Zusammenhang, es sind Kunterbunt-Reihen.

## Technik und Heilwirkungen der Asanas

Auf diesen zwei Seiten beschreibe ich Ihnen die Asana-Gestalten, ihre einzelnen Gebärden und Heilwirkungen:
Jedes Asana besteht aus drei Teilen, aus zwei dynamisch-gymnastischen, aus dem Hinein- und dem Herausgehen sowie aus dem Mittelstück, dem eigentlichen Asana, der Gestalt-, Ruhe-, Entspannungs-, Konzentrationslenkungs-, Imaginations- und Atemphase.
Sinken Sie ausatmend in jedes Asana hinein. Beim Herausgehen, bei der Auflösung des Asanas, atmen Sie ein. Die dynamisch-gymnastischen Phasen werden grundsätzlich behutsam dehnend, nicht mechanisch vollführt. Beachten Sie beim Verweilen im Mittelstück immer die Übungsdauer, die in der Beschreibung jedes Asanas angegeben ist. Ein Überschreiten vermindert oder zerstört die heilsame Nachwirkung eines Asanas. Flüchtiges Üben hingegen bringt zu wenig.

## Steigerung der Heilkraft

Die Körpergestalt eines Asanas wirkt durch sich selbst. Wird es vom Empfinden ausgefüllt, steigert sich sein Heilwert. Außerdem ist die Gestalt des Asanas wie eine Antenne, die aus dem Kosmos unendlicher Organmöglichkeiten und äußerer Kräfte die eine Potenz herausfiltert, die für das Asana als Heilkraft zutrifft. Jede Haltung soll möglichst vollkommen regungslos in der S.A.T-Weise (siehe Seite 32) eingehalten werden, ohne deshalb zu erstarren. Aus dieser Regungslosigkeit resultiert die Introversion (Zurücknahme) der Energie. Zu ihr gehört das leichte Hineinschielen der Augen in die Stirnmitte, um Gedankenruhe zu erreichen.

_ *Außer bei einigen Gleichgewichtsübungen werden die Augen immer geschlossen gehalten. So spüren Sie Ihren Körper und können ein heilsames Wohlgefühl bewusst an alle Stellen bringen.* _

In der Beherrschung von Anspannung und Entspannung zur Auflösung aller Verspannungsfelder findet sich einer der Hauptbestandteile des Asanas. Die Auflösung jeglicher Verspannung wirkt auch in die seelisch-geistigen Einstellungen hinein. Das Entspannen im Asana führt zum schöpferischen Erleben der Polarität von Anspannung/Entspannung bei Überwindung der chronischen Verspannungen des Alltags. Technisch wird die Entspannung durch das Hinabsinken in die Ausatmung begonnen und dann verstärkt.

### Den Atem gezielt lenken

Im Asana ist es erforderlich, dass neben der allgemeinen Gestalterfassung noch eine besondere Hinlenkung der Aufmerksamkeit mit Heilvorstellungen an bestimmte Körperstellen erfolgt. Sie lenken über geistige Atemführung rhythmisch Ihre Aufmerksamkeit in

bestimmte Körperteile (Organe, Muskeln, Knochen, Gelenke). Dies wird durch die körperliche, muskuläre Atembewegung unterstützt. So können Sie leicht in Körperblockaden hineinwirken. Sie »durchatmen« die Körperteile geistig, beispielsweise die Nieren in der Kobra (siehe Seite 77).
Atmen Sie stets Kraft ein und das Wohlgefühl der Ruhe aus. Glauben Sie nicht, einen inneren Vorrat an Schmerzen und Sorgen heraus- und wegatmen zu können. Das ist ein imaginativer Irrtum. Sie müssen Ihre bisherige Vorstellung umkehren und Schmerz sowie Sorgen durch Wohlgefühl ersetzen. Legen Sie in den dynamischen Phasen auf das tierische Hindurchdehnen wie auf das Pressen ein besonderes Augenmerk.
Neben der geistigen Atemführung wird jedes Asana von einer körperlichen Atembewegung bestimmt. Man nennt diese Rundum-Atmung (siehe Seite 121) bei leicht kontrollierter Bauchwand mit sanfter Druckführung auf den After. Sie wird in Körperblockaden hineingeatmet.

## Heilsame Imaginationen

Um ein Asana erfolgreich therapeutisch auszuschöpfen, bedarf es heilsamer Vorstellungen: Asanas besitzen einen umfassenden Gesundheitswert; außerdem bringt jedes noch einen besonderen therapeutischen Nutzen, beispielsweise eine positive Beeinflussung des Blutdrucks oder der Atemfunktion und anderes.
Jedes Asana setzt sich durch seine Gestalthaltung den Alltags-Fehlhaltungen wirksam entgegen. Dabei kommt es nicht auf krankengymnastische Perfektion an.
Die Gestaltbausteine eines Asanas werden auch beim einfachsten Üben beachtet, zum Beispiel die Stellung der Füße zueinander und zum Körper.
Das Schwierigste aller Asanas ist die Ausdauer, das heißt täglich zu üben. Es ist die große Schule der Selbsterziehung zum Menschen. Aber nun genug der Theorie, schreiten Sie zur Tat, begeben Sie sich auf Ihre Matte und genießen Sie täglich die folgenden Übungen des zweiten Schwierigkeitsgrads.

### Info: Suchen Sie die Schuld für Ihre Beschwerden bei sich selbst

Jedes Asana besitzt doppelte Heilwirkung: eine spezielle, vordergründige und eine allgemeine, ganzheitliche. Diese zielt nicht auf eine bestimmte, diagnostisch scharf abgrenzbare oder erfassbare Krankheit hin, sondern auf **die »eine« Gesundheit**. Darauf kommt es bei einer richtig angewandten Yogatherapie an.
Das Asana-Üben ist Ihr Beitrag zur **Selbstverantwortung für Ihre eigene Persönlichkeit**, Ihr eigenes Schicksal. Das heißt, Sie als Patient erziehen sich zur Heilmündigkeit. Sie suchen dann die Schuld für Ihre Leiden zuerst bei sich selbst, und Sie tragen durch die Yogatherapie von nun an Ihren Teil dazu bei, sich von Ihren Schattenseiten zu befreien.

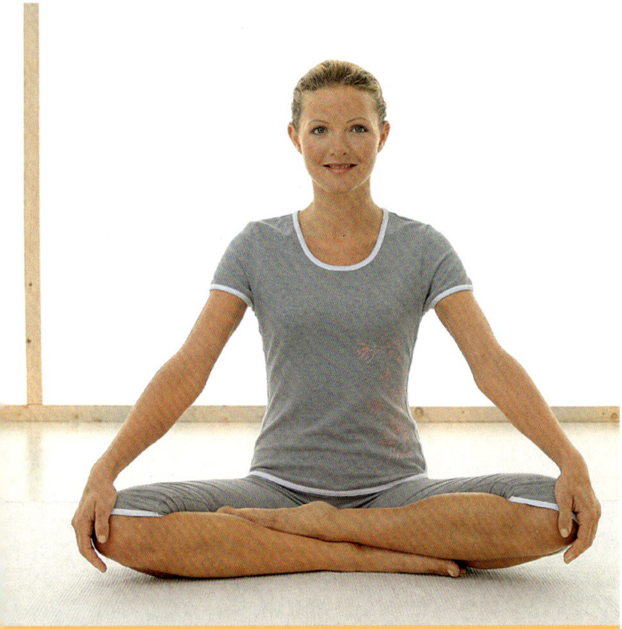

Übung 1 Ü
*Samasana – Gleichehaltung*

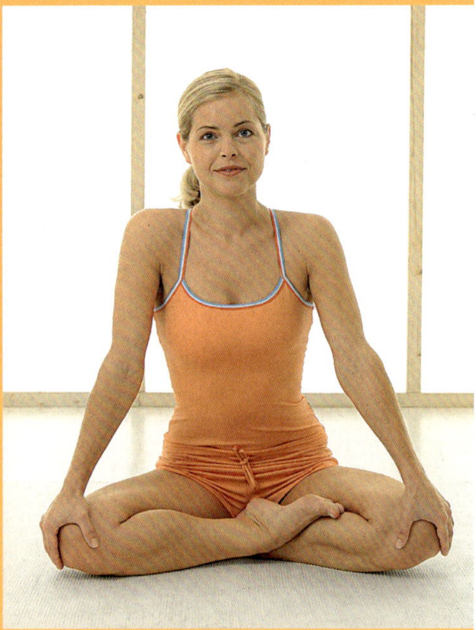

Übung 2 Ü
*Swastikasana – Hakenkreuzsitz*

## Übung 1 Ü

*Samasana – Gleichehaltung*

1_ Sie sitzen auf Ihrer Matte; ähnlich wie im Schneidersitz (die Beine eingelegt), befindet sich ein Fuß über dem anderen.
2_ Ihre Wirbelsäule ist aufgerichtet, die Arme sind gerade, die Hände liegen an den Knien. Ihr Endziel ist, dass die Knie am Boden sind.

**Übungsdauer:** mindestens 30 Sekunden, höchstens 3 Minuten

**Wirkung:** Eine heilsame Stellung für Frauen. Sie bewirkt eine Entspannung der Beckenbodenmuskulatur und eine Lockerung der Knie- und Hüftgelenke; wichtig für die pranische Tiefatmung.

## Übung 2 Ü

*Swastikasana – Hakenkreuzsitz*

1_ Sie sitzen wie im Schneidersitz, jedoch liegt nur ein Fuß über der unteren Wade des anderen Beins.
2_ Wie bei der vorhergehenden Übung ist Ihre Wirbelsäule aufgerichtet, die Arme sind gerade, die Hände liegen an den Knien. Auch hier ist das Endziel, dass die Knie am Boden sind.

**Übungsdauer:** mindestens 30 Sekunden, höchstens 3 Minuten

**Wirkung:** Auch diese Haltung entspannt die Beckenbodenmuskulatur und lockert die Knie- und Hüftgelenke. Zudem verbessert sie den Fußkreislauf; wichtig für die pranische Tiefatmung.

## Übung 3 Ü

*Sukhasana – Schneidersitz*

1_ Sie setzen sich im Schneidersitz auf Ihre Übungsmatte, die Beine sind eingelegt, die Füße liegen am Boden.
2_ Sie legen die Knie so tief wie möglich herab und richten Ihre Wirbelsäule auf; Ihre Arme sind gerade, die Hände um die Knie gelegt.

**Übungsdauer:** mindestens 1 Minute, höchstens 3 Minuten

**Wirkung:** Wirkt wie Samasana (1 Ü) und Swastikasana (2 Ü).

## Übung 4 Ü

*Ardha padmasana – Halber Lotossitz*

1_ Sie sitzen wieder im Schneidersitz; nun liegt ein Fuß in der Leiste des anderen Beins und umgekehrt.
2_ Die Arme sind angewinkelt, die Ellenbogen zeigen dabei nach außen; die Unterarme bilden eine Waagrechte, die Handflächen sind aneinandergelegt, die Zeigefinger befinden sich am Brustbein.

**Übungsdauer:** mindestens 15 Sekunden, höchstens 3 Minuten

**Wirkung:** Genauso wie beim Lotossitz (4 F). Aber auch der Halbe Lotossitz ist als Meditationssitz geeignet, weil eine verstärkte Blutzufuhr zum Gehirn stattfindet. Zudem wird die Wirbelsäule senkrecht im schwebenden Gleichgewicht gehalten, was für die Meditation sehr günstig ist.

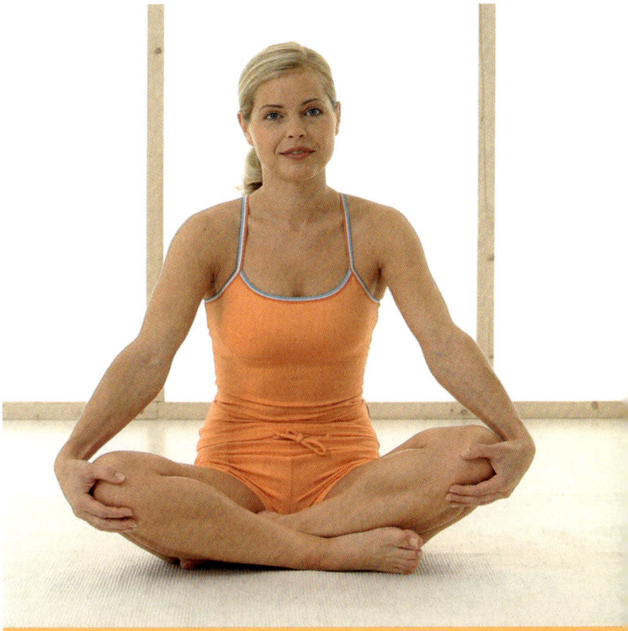

Übung 3 Ü
*Sukhasana – Schneidersitz*

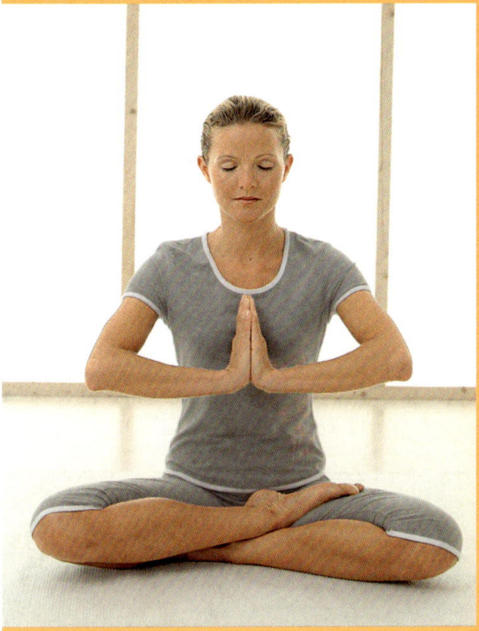

Übung 4 Ü
*Ardha padmasana – Halber Lotossitz*

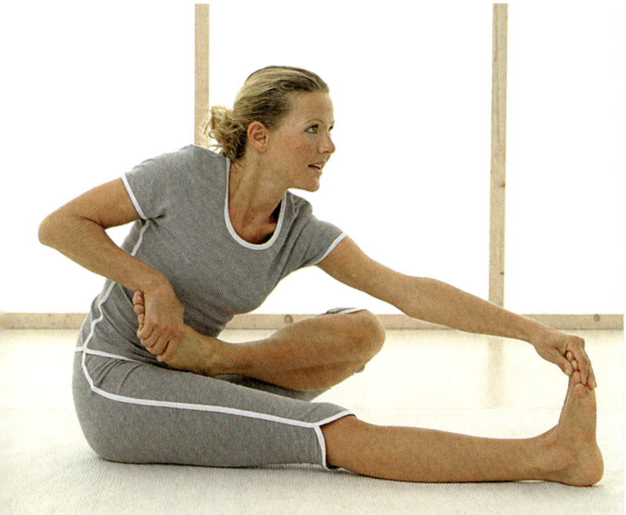

Übung 5 Ü
*Akarna dhanurasana – Sitzender Bogenschütze*

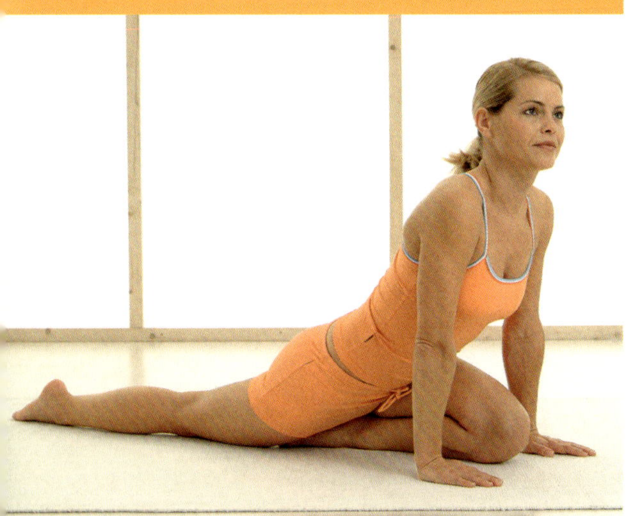

Übung 6 Ü
*Ardha hanumanasana – Halbspagat*

## Übung 5 Ü

*Akarna dhanurasana – Sitzender Bogenschütze*

1_ Sie sitzen auf Ihrer Matte, das linke Bein ist ausgelegt, die rechte Hand fasst die linke Fußspitze.
2_ Das rechte Bein ist eingelegt, die linke Hand fasst die rechte Fußspitze, der linke Arm zieht den rechten Fuß in Richtung der linken Achselhöhle.
3_ Ihr Blick ist nach vorne gerichtet.

**Übungsdauer:** mindestens 10 Sekunden, höchstens 30 Sekunden

**Wirkung:** Kräftigung der Arm- und Schultermuskulatur, Dehnung der Hüftgelenke; Akarna dhanurasana festigt zudem die Rückenmuskulatur.

## Übung 6 Ü

*Ardha hanumanasana – Halbspagat*

1_ Sie gehen in den Kniestand auf Ihre Übungsmatte; schieben Sie das rechte Knie nach vorne, das Becken ist tief, und legen Sie das linke Bein nach hinten heraus.
2_ Die Füße liegen jeweils mit dem Fußrücken auf dem Boden, die Hände links und rechts neben dem rechten Knie; Ihre Arme sind gerade, der Rumpf ist aufgerichtet.

**Übungsdauer:** 1 Minute

**Wirkung:** Dieses Asana heilt Beinschäden und stärkt alle beteiligten Muskeln. Es entspannt die Hüftgelenke; auch Darm und Wirbelsäule erfahren eine Anregung.

## Übung 7 Ü

*Ustrasana – Kamel*

1_ Sie befinden sich zunächst im Kniestand auf Ihrer Übungsmatte.
2_ Geben Sie beide Hände auf die Fersen, drücken Sie das Becken nach vorne, und lassen Sie den Kopf nicht hängen.

**Tipp:** Gehören Sie zu den weniger Geübten, können Sie die Füße auf die Zehenspitzen hochstellen.

**Übungsdauer:** mindestens 10 Sekunden, höchstens 30 Sekunden

**Wirkung:** Mit dieser Übung wird die Wirbelsäule gelockert und gekräftigt. Brustkorb und Beinmuskulatur werden gedehnt, die Brustorgane gestärkt. Es kommt zu einer Verbesserung der Herzdurchblutung und des Kreislaufs. Außerdem kurbeln Sie Ihre Verdauung an.

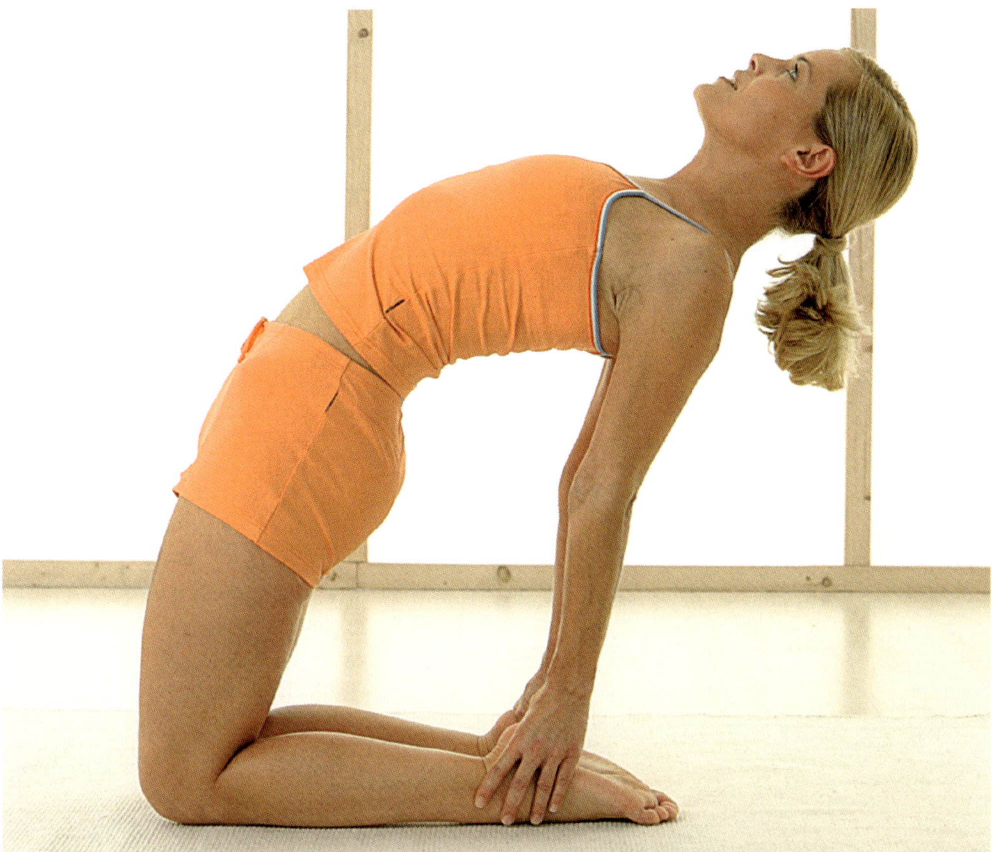

Übung 7 Ü
*Ustrasana – Kamel*

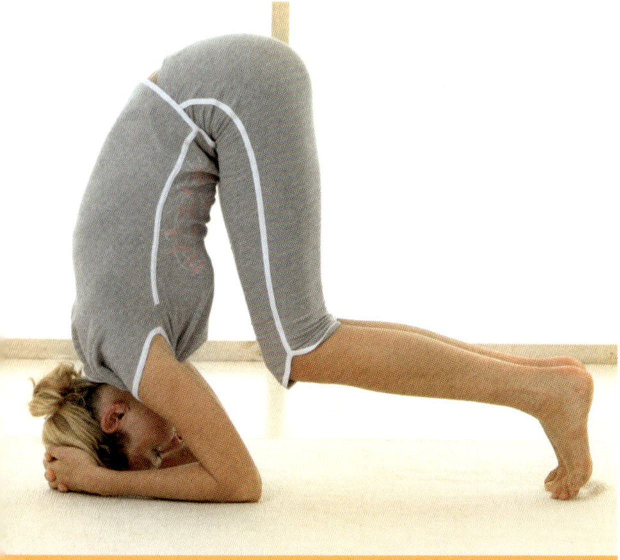

Übung 8 Ü

*Ardha sirsasana – Kopfstand-Vorstufe 1*

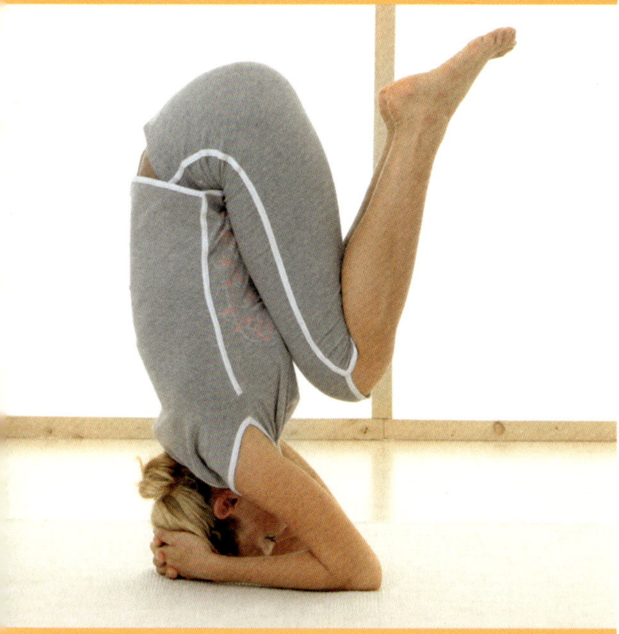

Übung 9 Ü

*Ardha sirsasana – Kopfstand-Vorstufe 2 – Halber Kopfstand*

## Übung 8 Ü

*Ardha sirsasana – Kopfstand-Vorstufe I*

1_ Begeben Sie sich in den Vierfüßlerstand auf Ihre Matte; die Unterarme liegen parallel zueinander am Boden, die Hände sind in der Gebetshaltung verbunden.

2_ Sie legen den Hinterkopf an die Hände an, die Füße tippeln langsam an den Körper heran, bis dieser fast senkrecht steht. Achten Sie darauf, dass Sie dabei die Ellenbogen nicht auseinanderspreizen.

**Übungsdauer:** mindestens 5 Sekunden, höchstens 15 Sekunden

## Übung 9 Ü

*Ardha sirsasana – Kopfstand-Vorstufe II – Halber Kopfstand*

1_ Sie beginnen wie bei Übung 8 Ü.

2_ Dann heben Sie beide Beine vom Boden ab und gehen nur so weit hoch, bis die Unterschenkel fast senkrecht stehen.

**Tipp:** Trainieren Sie 8 Ü und 9 Ü sechs Wochen lang, bis Sie sie perfekt beherrschen. Der Grund: Sie stärken die Nackenmuskulatur auf hervorragende Weise. Achten Sie darauf, dass Sie sich nicht früher hochziehen oder gar springen!

**Übungsdauer:** mindestens 5 Sekunden, höchstens 15 Sekunden

**Wirkung:** Entlastet den Kreislauf und verbessert die Gehirndurchblutung; ist auch bei Verstopfung angezeigt.

## Übung 10 Ü

*Sirsasana – Kopfstand*

1_ Sie beginnen wie bei 8 Ü und 9 Ü; ziehen Sie sich langsam hoch, springen Sie nicht! Üben Sie vorher den Purzelbaum. Verwenden Sie keine Wand.

2_ Gehen Sie zum Beenden der Haltung nur sehr langsam herab, und verweilen Sie dann in der Kleinen Schildkröte (3 E) oder im Panther (28 Ü) eine Minute. Drehen Sie sich von hier aus in die Rückenlage und entspannen Sie eine weitere Minute.

3_ Dann erst erheben Sie sich dehnend.

**Tipp:** Sirsasana bitte nur mit Stoppuhr und nie länger als 2 bis maximal 5 Minuten üben. Sonst ist Ihre Netzhaut in Gefahr! Lieber an einem Tag dreimal je 2 Minuten lang den Kopfstand machen als 5 Minuten ununterbrochen. In der Hauptsache wirkt er auf die Hirnrinde. Durch die sofortige Verengung der Gehirnarterien fließt nicht mehr Blut in der Zeiteinheit ins Gehirn als bei normaler Haltung. Aufgrund des durch die Schwerkraft bewirkten Drucks strömt das Blut jedoch gleichmäßiger in alle Gehirnpartien. Dadurch werden Zentren angeregt, die sonst abseits liegen.

**Übungsdauer:** Halten Sie die Beine zunächst sechs Wochen lang nur für 30 Sekunden senkrecht oben.

**Wirkung:** Der Kopfstand gilt als »König aller Asanas« vor Uddiyana (37 F). Er ist die wichtigste Gehirn-Kreislauf-Übung und gleichsam eine Konservierungshaltung für die Gehirnzellen.

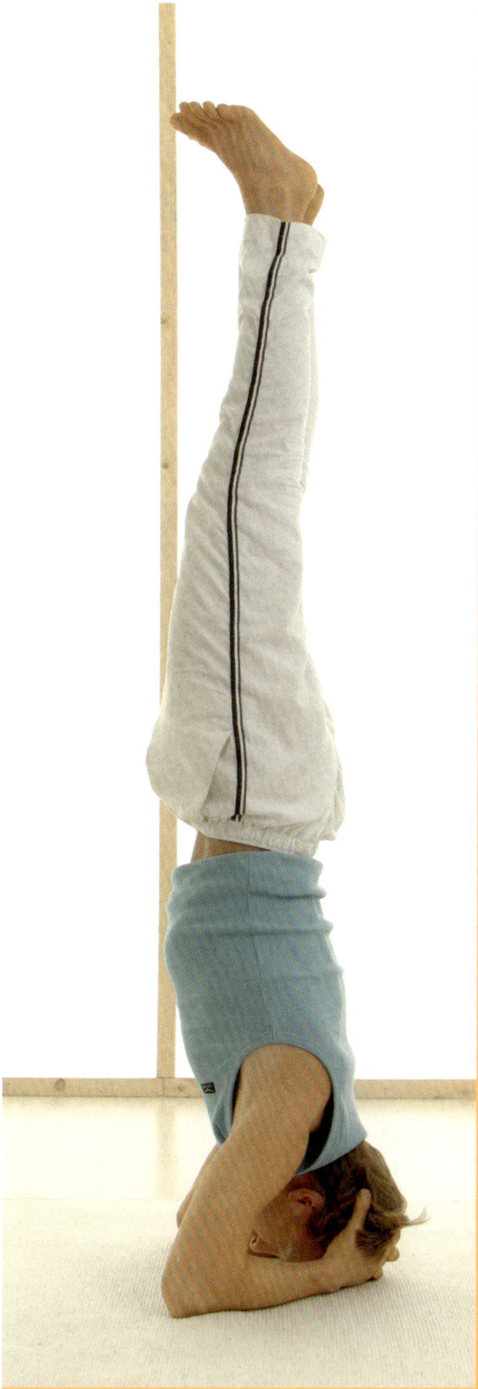

Übung 10 Ü
*Sirsasana – Kopfstand*

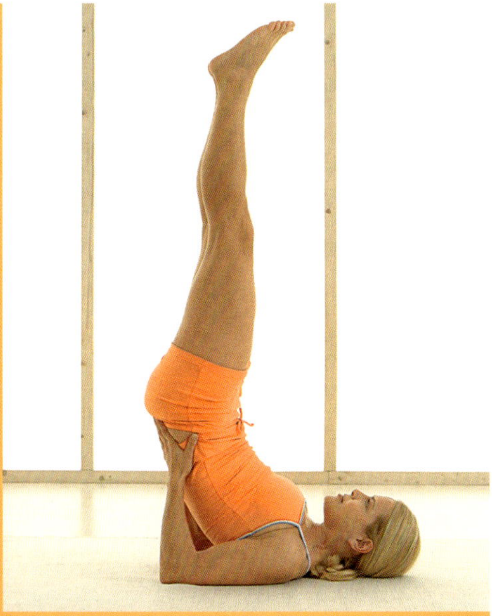

Übung 11 Ü
*Viparita karani – Halbkerze/ Offene Kerze*

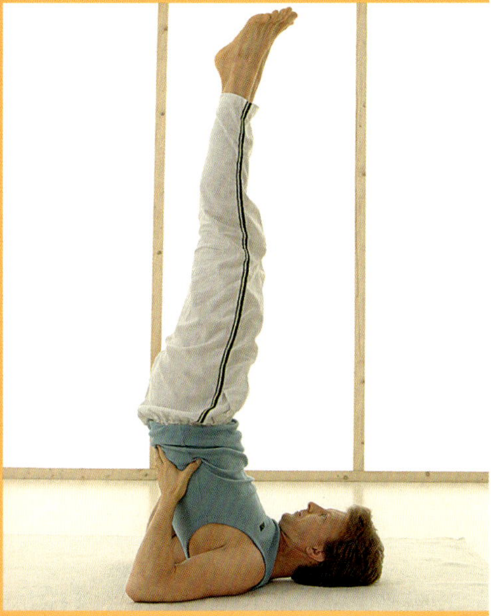

Übung 12 Ü
*Salamba sarvangasana – Geschlossene Kerze*

## Übung 11 Ü

*Viparita karani – Halbkerze/Offene Kerze*

1_ In Rückenlage ziehen Sie die Beine langsam an und lassen diese zur Senkrechten emporwandern; stemmen Sie dabei den Rumpf mit den Armen hoch, stützen Sie sich mit den Händen ab.
2_ Die Ellenbogen sind am Boden, der Rumpf ist schräg vom Kopf weg. Gehen Sie langsam zurück und spüren Sie 1 Minute nach.

**Übungsdauer:** mindestens 10 Sekunden, höchstens 1,5 Minuten

**Wirkung:** Die Halbe Kerze kann auch bei hohem Blutdruck geübt werden.

## Übung 12 Ü

*Salamba sarvangasana – Geschlossene Kerze*

1_ Sie nehmen das Asana wie 11 Ü in vier Phasen ein; halten Sie jedoch den Rumpf senkrecht, das Kinn liegt am Brustbein.
2_ Sie atmen in den Bauch- und Beckenraum. Die Rückführung in die Ausgangsposition muss sehr langsam vorgenommen werden.

**Tipp:** Nicht bei Schilddrüsenüberfunktion!

**Übungsdauer:** mindestens 10 Sekunden, höchstens 2 Minuten

**Wirkung:** Verstärkt die Wirkung der Halbkerze (11 Ü). Achtung! Befindet sich das Kinn am Brustbein, steigt der Blutdruck.

## Übung 13 Ü

*Halasana – Pflug*

1_ Nehmen Sie den Pflug von Übung 12 Ü ausgehend ein; Sie heben die Beine gerade über den Kopf bis hinunter zum Boden, die Zehenspitzen berühren die Unterlage, das Kinn ist am Brustbein.

2_ Beide Arme liegen gerade in der Gegenrichtung auf der Matte.

3_ Gleiten Sie dann sanft zurück und spüren Sie, am Boden liegend, 1 Minute nach.

**Tipp:** Führen Sie die Rückführung sehr langsam durch!

**Übungsdauer:** mindestens 10 Sekunden, höchstens 1 Minute

**Wirkung:** Halasana hat die gleichen Heilwirkungen wie Salamba sarvangasana (12 Ü). Bei Schilddrüsenproblemen besser nicht üben. Der Blutdruck steigt. Das Asana ist gut geeignet gegen Krampfadern, da es eine Entleerung der Beinvenen bewirkt. Außerdem ist es eine wichtige Herz-Kreislauf-Übung. Darüber hinaus trägt der Pflug zur Verjüngung der Bauchorgane bei und fördert die Durchblutung des Rückens und der Nervenstränge; er sorgt für die größte Dehnung der Wirbelsäule. Mitunter wird auch eine Besserung von Diabetes festgestellt.

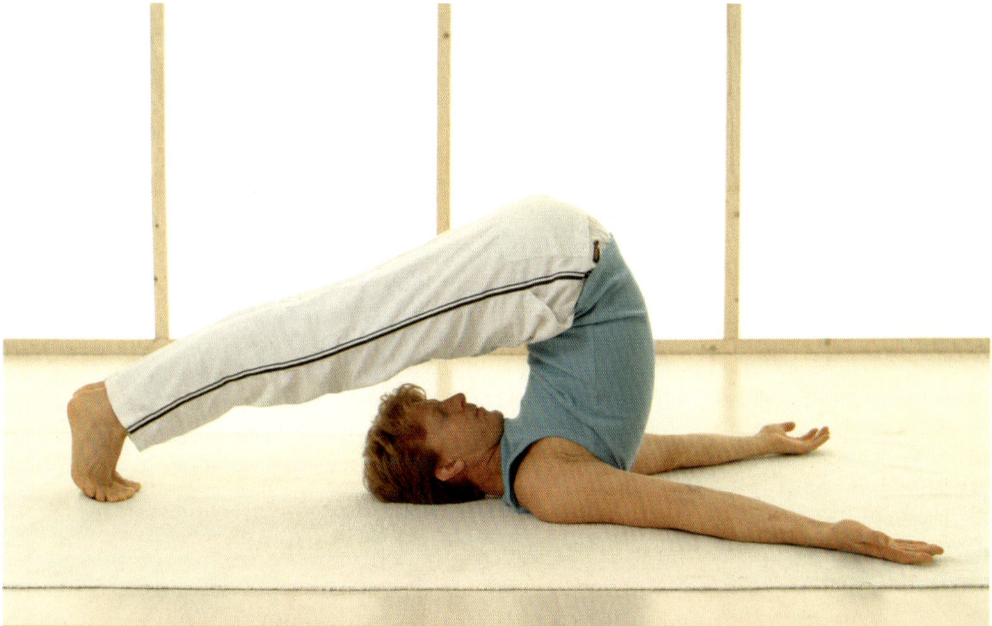

Übung 13 Ü

*Halasana – Pflug*

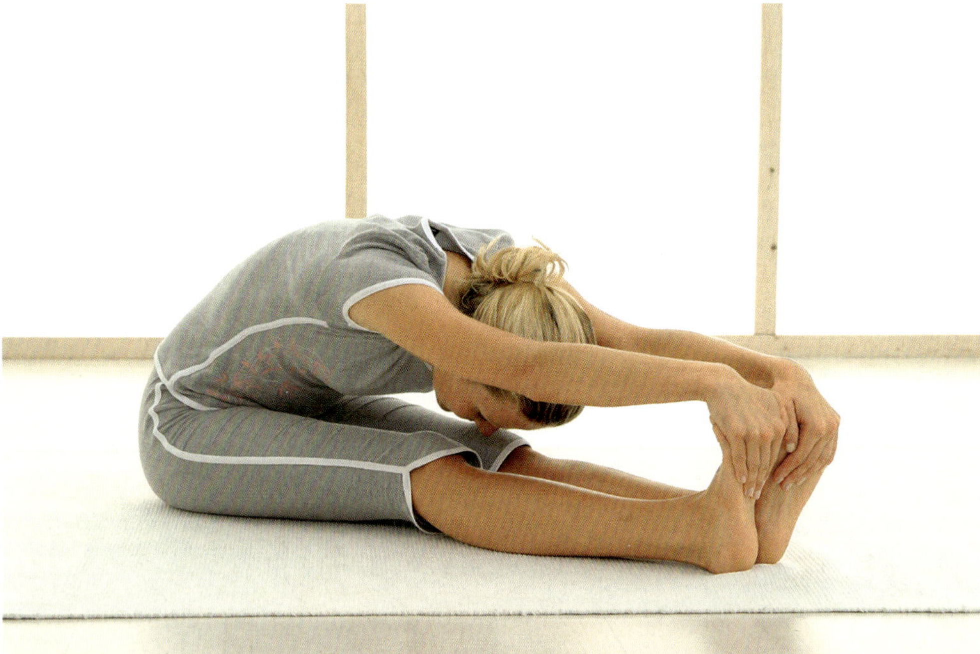

Übung 14 Ü
*Urdhva mukha paschimottasana – Hoher Sitzkniekuss*

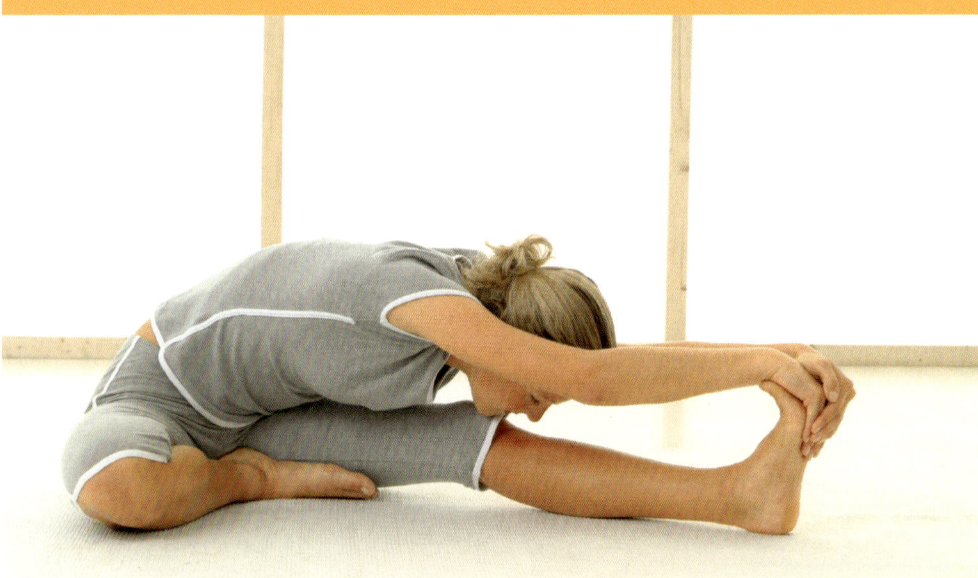

Übung 15 Ü
*Janusirsasana – Sitzender Einbeinkniekuss*

## Übung 14 Ü

*Urdhva mukha paschimottasana – Hoher Sitzkniekuss*

1_ Sie sitzen auf Ihrer Matte, heben beide Arme in die Senkrechte und ziehen sich kräftig hoch.
2_ Dann lassen Sie die Hände auf die Fußspitzen hinabgleiten, die Arme sind dabei gerade, die Wirbelsäule ist möglichst begradigt; bringen Sie den Mund in Richtung Knie.

**Übungsdauer:** mindestens 10 Sekunden, höchstens 30 Sekunden

**Wirkung:** Diese Konzentrationsübung kräftigt die Eingeweide und regt die Peristaltik (Verdauung) an. Sie verbessert die Blutzirkulation in den Organen bis hin zum Gehirn. Daher ist der Hohe Sitzkniekuss empfehlenswert für Menschen mit zu niedrigem Blutdruck (Hypotonie). Die Dehnung der Wirbelsäulenligamente steht hier ebenfalls mit im Vordergrund. Dadurch hält diese Übung auch Menschen in höherem Alter geschmeidig und lässt sie jugendlich erscheinen. Durch die Anregung des Kreislaufs wirkt sie darüber hinaus wie ein Antidepressivum.

## Übung 15 Ü

*Janusirsasana – Sitzender Einbeinkniekuss*

1_ Sie sitzen auf Ihrer Übungsmatte und legen das rechte Bein ein; die rechte Fußsohle legen Sie an die Innenseite des linken Oberschenkels; das linke Bein ist gestreckt auf dem Boden.
2_ Heben Sie die Arme wieder in die Senkrechte hoch, und bringen Sie die Hände langsam bis zur Fußspitze des linken Beins; die Arme sind dabei gerade.
3_ Bringen Sie den Mund in Richtung linkes Knie, wobei Ihr Rumpf gerade und gedehnt ist.

**Tipp:** Hetzen Sie nicht von einer Übung zur nächsten. Auch hier gilt die Formel des Feuerabendt-Yoga: »Wirken lassen durch Verweilen«; denn gerade das Verweilen macht die richtige Technik aus. Jedes Eilen von Übung zu Übung ist Gymnastik, aber kein Yoga. Yoga verlangt das Verweilen, weil sich dadurch die Nerven an die heilsamen Gegebenheiten gründlicher anzupassen vermögen. Beim Eilen tritt diese Wirkung nicht ein, Sie würden lediglich Akrobatik betreiben.

**Übungsdauer:** mindestens 15 Sekunden, höchstens 1 Minute

**Wirkung:** Die Übung ist etwas einfacher als der Hohe Sitzkniekuss (14 Ü) und nicht so anspruchsvoll, aber die Wirkungen sind ganz ähnlich. Der Unterschied zum Hohen Sitzkniekuss ist die starke Betonung der Flanken, die durch den Wechsel von links nach rechts oder umgekehrt zum Ausdruck kommt.

## Übung 16 Ü

*Sasangasana – Kaninchen*

1_ Sie gehen in den Vierfüßlerstand, bringen beide Hände an die Fersen, ziehen die Stirn bis an die Knie heran und drücken den Rücken kräftig hoch.

2_ Sinken Sie dann nach vorne in die Bauchlage, und bleiben Sie dort so lange, wie es Ihnen beliebt.

**Tipp:** Bei diesem Asana wurden sozialpsychologische Auswirkungen beobachtet. Wem die Ausführung der Übung Schwierigkeiten bereitet, der hat im Allgemeinen auch Probleme mit anderen Gruppenteilnehmern. Häufiges Wiederholen der Haltung baut soziale Hemmungen langsam ab.

**Übungsdauer:** mindestens 10 Sekunden, höchstens 30 Sekunden

**Wirkung:** Sasangasana hat eine starke Schädeldachbeeinflussung und wirkt auf die Halsorgane. Es macht die Wirbelsäule, vor allem die Halswirbelsäule und die Bandscheiben beweglich. Die Haltung dient zur Nackenstärkung und hat einen Einfluss auf das sogenannte Todes-Chakra (3., 4. und 5. Halsnerv). Sie fördert außerdem die Funktionen von Schilddrüse und Verdauung. Darüber hinaus stellt das Kaninchen eine der besten Übungen gegen Migräne dar.

## Übung 17 Ü

*Dhanurasana – Bogen*

1_ Sie befinden sich in der Bauchlage und fassen beide Füße mit beiden Händen.

2_ Nun spannen Sie die Beine an, strecken diese und ziehen sich dabei hoch; nehmen Sie auch den Kopf mit nach oben.

3_ Zum Beenden lösen Sie die Haltung langsam auf und gehen in die Bauchlage; nach 1 Minute nehmen Sie die Kleine Schildkröte (3 E) als Gegenhaltung ein.

**Tipp:** 1 oder 2 Minuten der Übung nachspüren.

**Übungsdauer:** mindestens 10 Sekunden, höchstens 1 Minute

**Wirkung:** Ebenso wie bei der Heuschrecke (5 E) werden auch hier die Kreuzbeinsegmente belebt und die Bauchorgane, vor allem die Leber, angeregt. Beim Bogen wird der Rücken noch mehr gedehnt und die gesamte Rückenmuskulatur gekräftigt. Dhanurasana hilft gegen Verdauungsstörungen wie beispielsweise Verstopfung.

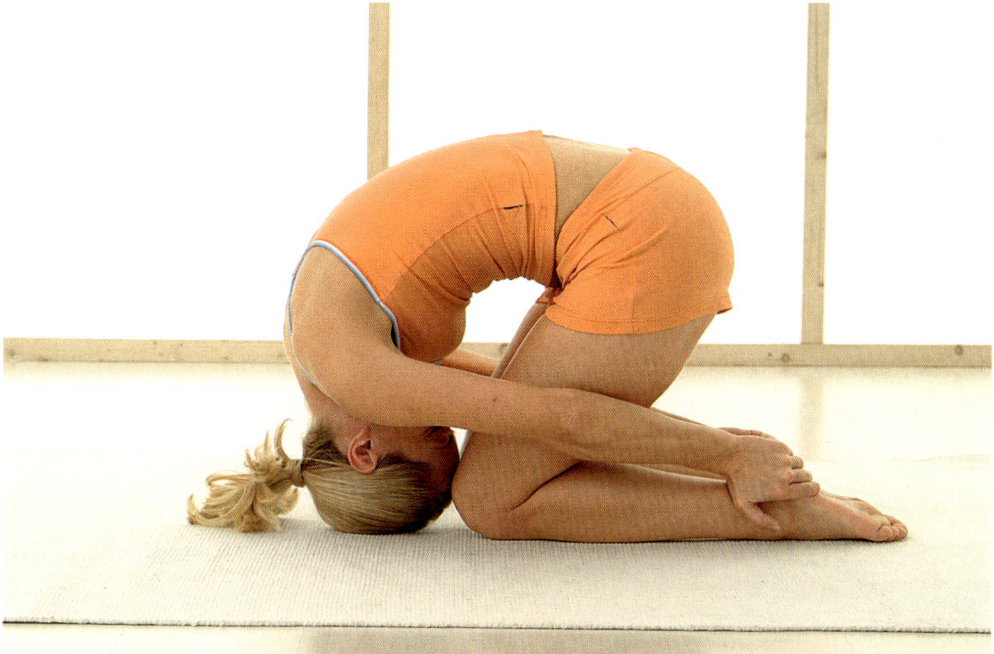

Übung 16 Ü

*Sasangasana – Kaninchen*

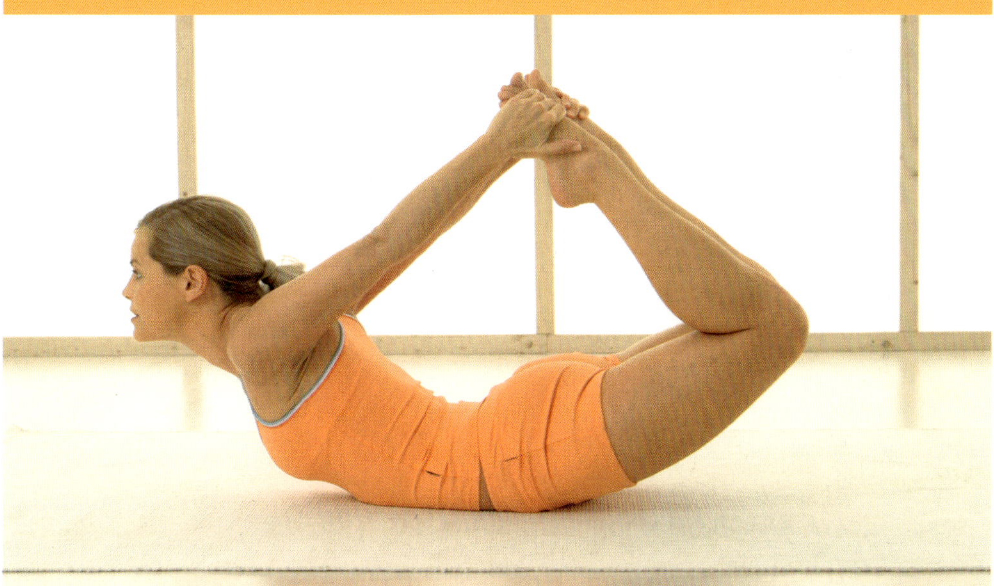

Übung 17 Ü

*Dhanurasana – Bogen*

## Übung 18 Ü

*Triang mukhottanasana – Halbes Rad*

1_ Sie sitzen auf dem Boden und heben beide Hände in Schulterhöhe gut einen halben Meter hinter die Füße; die Fingerspitzen zeigen zu den Füßen.
2_ Drücken Sie sich hoch, bis die Arme gerade sind, und lassen Sie den Kopf hängen.
3_ Vorsicht! Gehen Sie ganz langsam zurück und spüren Sie in Rückenlage nach.

**Übungsdauer:** mindestens 10 Sekunden, höchstens 1 Minute

**Wirkung:** Mit dieser Übung erreichen Sie eine hervorragende Dehnung des Brustraums. Daher beseitigt sie Asthma bronchiale. Außerdem hilft das Rad gegen Verstopfung, es kräftigt fast die gesamte Muskulatur und verbessert die Gehirndurchblutung.

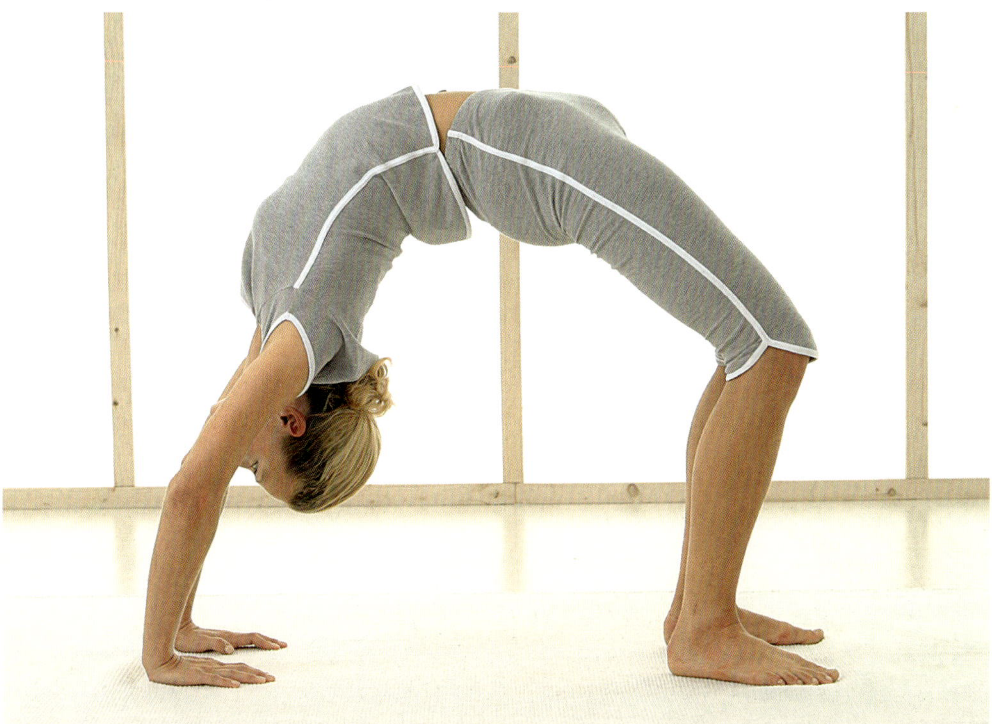

Übung 18 Ü

*Triang mukhottanasana – Halbes Rad*

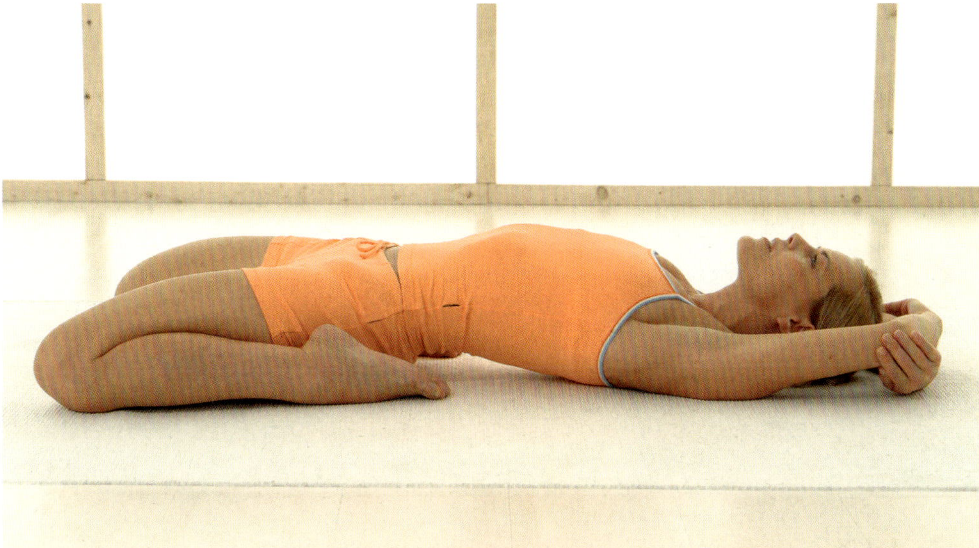

Übung 19 Ü
*Supta virasana – Flacher Diamantenschlaf*

## Übung 19 Ü

*Supta virasana – Flacher Diamantenschlaf*

1_ Im Kniestand gabeln Sie beide Unterschenkel etwa 30 Zentimeter auseinander und setzen sich dazwischen auf den Boden.

2_ Nun lassen Sie sich behutsam nach hinten absinken; die Arme liegen in der Rahmenhaltung hinter dem Kopf am Boden, die Hände umfassen die Ellenbogen.

3_ Um aus der Haltung herauszugehen, heben Sie die rechte oder linke Beckenseite schräg hoch, damit Sie das rechte oder linke Bein leichter in die Gerade auf den Boden legen können; dann machen Sie das Gleiche auf der anderen Seite.

**Tipp:** Das Nachspüren sollte wegen der starken Nachdurchblutung im Kniebereich auf 2 Minuten erhöht werden. Zu empfehlen wäre auch, beide Beine hochzunehmen, sie rechts und links an beiden Zehen zu greifen und alles 0,5 Minuten nachwirken zu lassen.

**Übungsdauer:** mindestens 15 Sekunden, höchstens 1,5 Minuten

**Wirkung:** Das Asana erzeugt eine starke Dehnung der Oberschenkel sowie eine Entlastung der Wirbelsäule. Es wirkt auf den Solarplexus ein und beruhigt dadurch das Nervensystem.

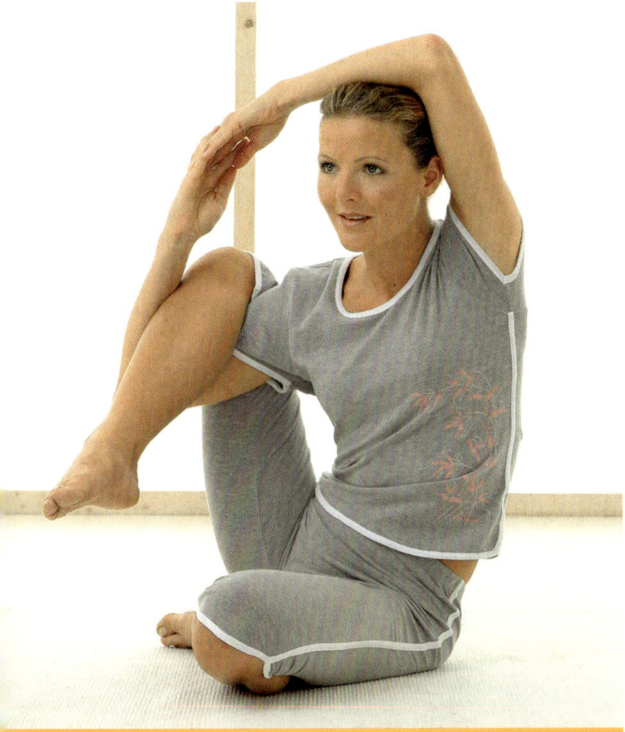

Übung 20 Ü
*Jatuskonasana – Viereck*

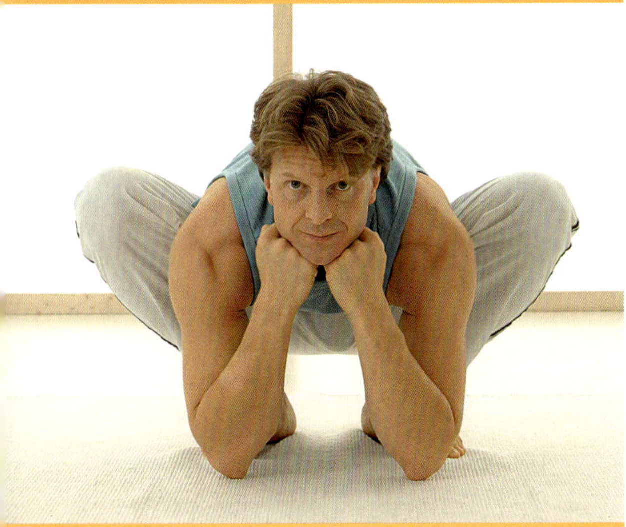

Übung 21 Ü
*Malasana – Negersitz*

## Übung 20 Ü
*Jatuskonasana – Viereck*

1_ Sie sitzen auf Ihrer Matte und legen das linke Bein ein.
2_ Das rechte Bein unterschaufeln Sie von innen nach außen mit dem rechten Arm; den linken Arm führen Sie über den Kopf, bis sich beide Hände in Gebetshaltung vereinigen; richten Sie die Wirbelsäule auf.

**Tipp:** Trainieren Sie stets beide Seiten, die schlechtere sogar verstärkt!

**Übungsdauer:** mindestens 10 Sekunden, höchstens 1 Minute

**Wirkung:** Die Haltung dehnt die Wirbelsäule kräftig lateral (seitlich). Sie stärkt außerdem die Halswirbelsäule und lockert das Hüftgelenk.

## Übung 21 Ü
*Malasana – Negersitz*

1_ Beide Füße stehen mit ganzer Fläche auf dem Boden, in einem Abstand von etwa 20 Zentimetern.
2_ Gehen Sie mit dem Becken tief herab, die Ellenbogen stützen Sie auf dem Boden auf und unterfausten das Kinn.

**Übungsdauer:** mindestens 15 Sekunden, höchstens 2 Minuten

**Wirkung:** Malasana dehnt die Wirbelsäule wohltuend, mobilisiert die Hüftgelenke und stärkt die Nackenmuskulatur. Das Asana ist bewährt bei Infektionskrankheiten und stärkt den Kreislauf.

## Übung 22 Ü

*Garudasana – Adler*

1_ Sie stehen aufrecht und winkeln das linke Bein leicht ab; schlingen Sie das rechte Bein um das linke herum.
2_ Die Arme halten Sie nach Belieben; Sie können sie auch als Armlotos darstellen (siehe Foto).

**Übungsdauer:** mindestens 10 Sekunden, höchstens 1 Minute

**Wirkung:** Diese Konzentrationsübung verbessert den Beinkreislauf und dehnt die unteren Extremitäten. Sie ist ein Schlankmacher für Arme und Beine. Zudem übt sie eine positive Wirkung auf die Zeugungsorgane aus und steigert die Herzmuskeldurchblutung.

## Übung 23 Ü

*Trikonasana – Dreieck*

1_ Sie stehen aufrecht auf der Matte, gabeln die Beine und drehen den rechten Fuß nach rechts.
2_ Die rechte Hand umfasst die rechte Fessel, der linke Arm geht senkrecht nach oben; beide Arme bilden eine Gerade, und der Blick wandert zur oberen Hand.

**Übungsdauer:** mindestens 15 Sekunden, höchstens 1 Minute

**Wirkung:** Die starke Flankendehnung tut den Bandscheiben gut. Jede Dehnung macht schlank, daher erreichen Sie hiermit einen Abbau von überflüssigem Fettgewebe.

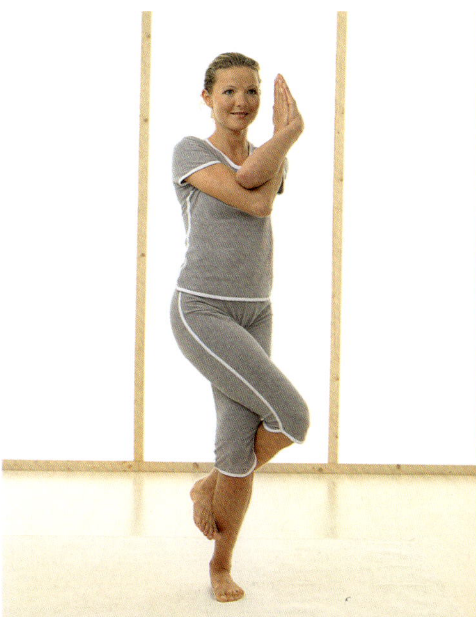

Übung 22 Ü
*Garudasana – Adler*

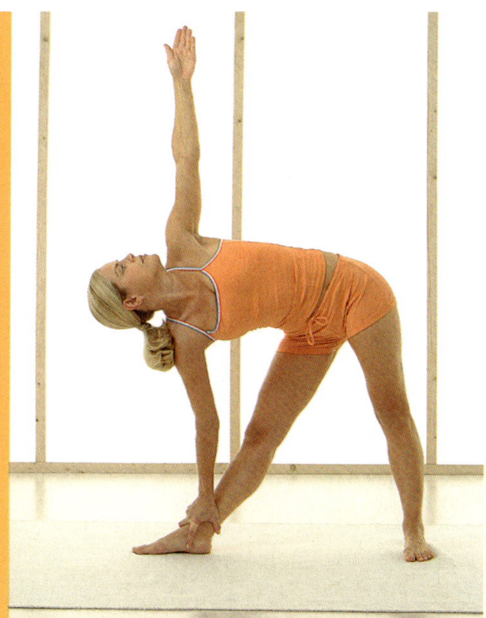

Übung 23 Ü
*Trikonasana – Dreieck*

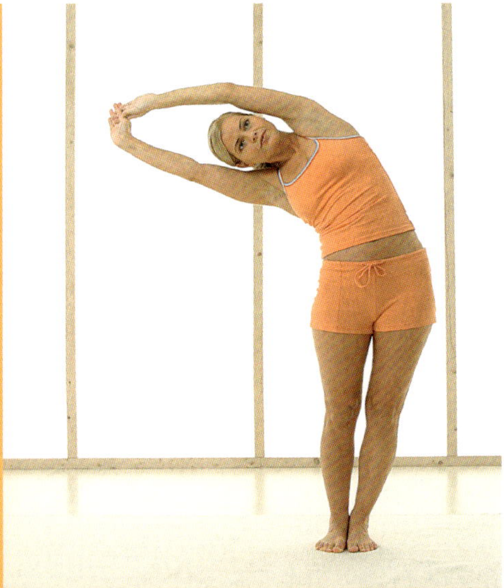

Übung 24 Ü
*Parsa ardha jandrasana – Seitlicher Halbmond*

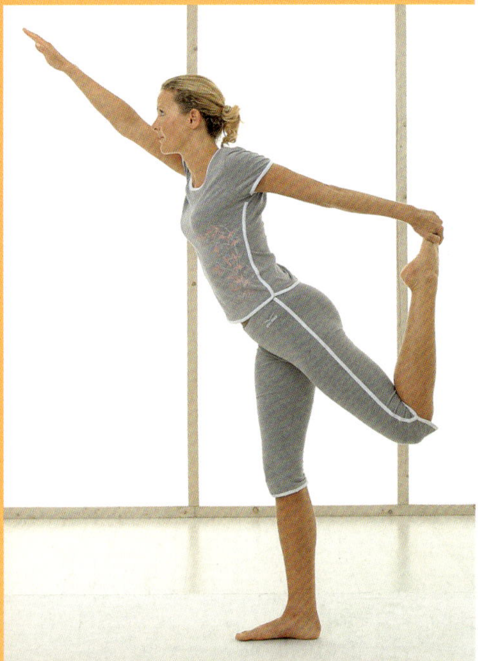

Übung 25 Ü
*Natarajasana – Tänzer*

## Übung 24 Ü

*Parsa ardha jandrasana – Seitlicher Halbmond*

1_ Sie stehen aufrecht auf der Matte, die Füße sind parallel nebeneinander.
2_ Sie heben die Arme nach oben, die Hände fassen sich gegenseitig; der Rumpf bleibt in der Körperebene, während Sie ihn nach rechts biegen, dann behutsam nach links.

**Übungsdauer:** mindestens 10 Sekunden, höchstens 30 Sekunden

**Wirkung:** Mit diesem Asana erreichen Sie eine hervorragende laterale (seitliche) Beeinflussung der Bandscheiben. Es ist eine gute Koordinationsübung, die auch auf Leber und Milz positiv wirkt.

## Übung 25 Ü

*Natarajasana - Tänzer*

1_ Ausgangsposition ist der aufrechte Stand. Sie nehmen das linke Bein nach hinten hoch, und die linke Hand fasst die linke Fußspitze; der rechte Arm geht gerade schräg nach oben.
2_ Dann führen Sie alles mit der anderen Seite durch.

**Übungsdauer:** mindestens 10 Sekunden, höchstens 30 Sekunden

**Wirkung:** Natarajasana verlangt einen guten Gleichgewichtssinn. Das Asana streckt die Wirbelsäule heilsam nach oben, die Oberschenkel werden gedehnt. Sie bekommen insgesamt eine bessere Ausdauer.

## Übung 26 Ü

*Vrksasana – Baum*

1_ Sie stehen aufrecht und verlagern das Gewicht auf das linke Bein.

2_ Die rechte Hand fasst den rechten Fuß und zieht ihn zur Schenkelinnenseite, die Fußsohle wird angepresst. Legen Sie die Hände in Gebetshaltung, die Zeigefinger am Brustbein.

**Tipp:** Die Haltung soll mit der UR-Rune (14 E) beendet werden.

**Übungsdauer:** mindestens 15 Sekunden, höchstens 1,5 Minuten

**Wirkung:** Bei korrekter Haltung der Hände können Sie mit dieser Konzentrationsübung die Koronardurchblutung beeinflussen. Die Daumen üben einen Druck auf den Herzalarmpunkt des Brustbeins aus.

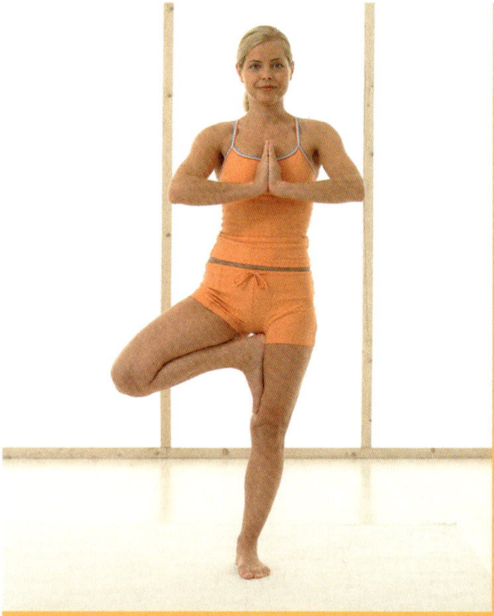

Übung 26 Ü

*Vrksasana – Baum*

## Übung 27 Ü

*Makaramatsyendrasana – Startdrehung*

1_ Begeben Sie sich in den Vierfüßlerstand und stellen Sie den rechten Fuß nach vorne; die rechte Hand liegt außen am rechten Fuß, Unter- und Oberschenkel stehen jeweils senkrecht zueinander.

2_ Führen Sie den linken Arm senkrecht nach oben und blicken Sie in die geöffnete linke Hand.

**Übungsdauer:** mindestens 20 Sekunden, höchstens 1 Minute

**Wirkung:** Das Asana ist ein gutes Schulter-Nacken-Training.

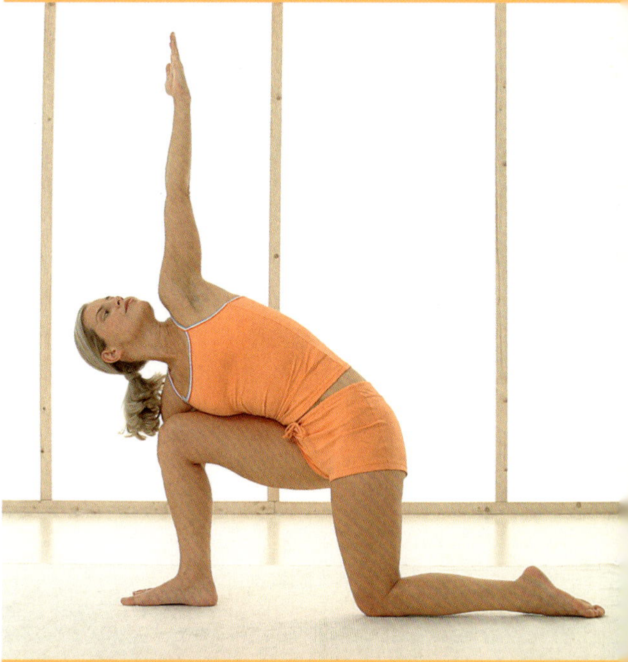

Übung 27 Ü

*Makaramatsyendrasana – Startdrehung*

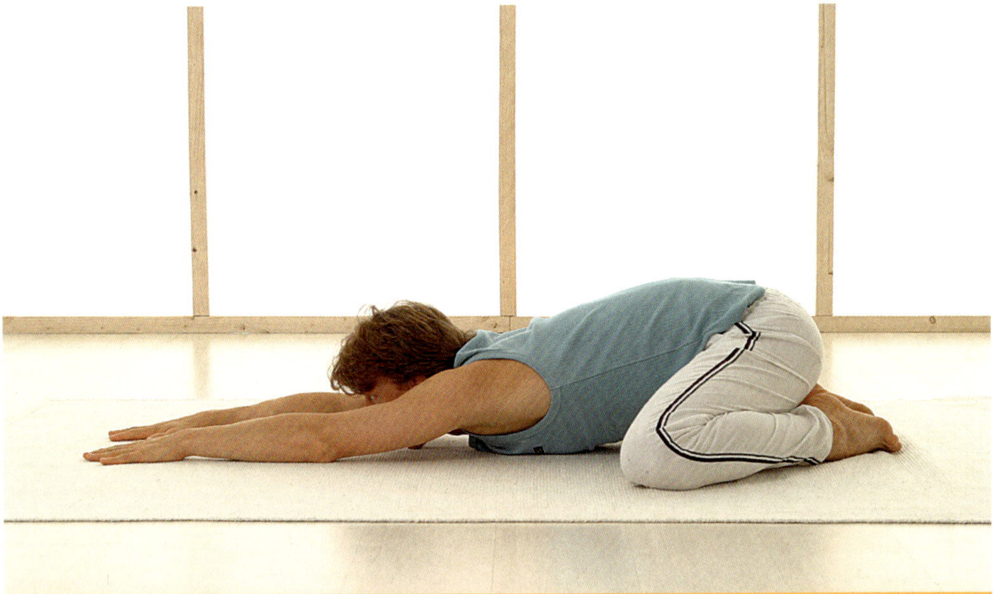

Übung 28 Ü

*Supta virasana – Panther*

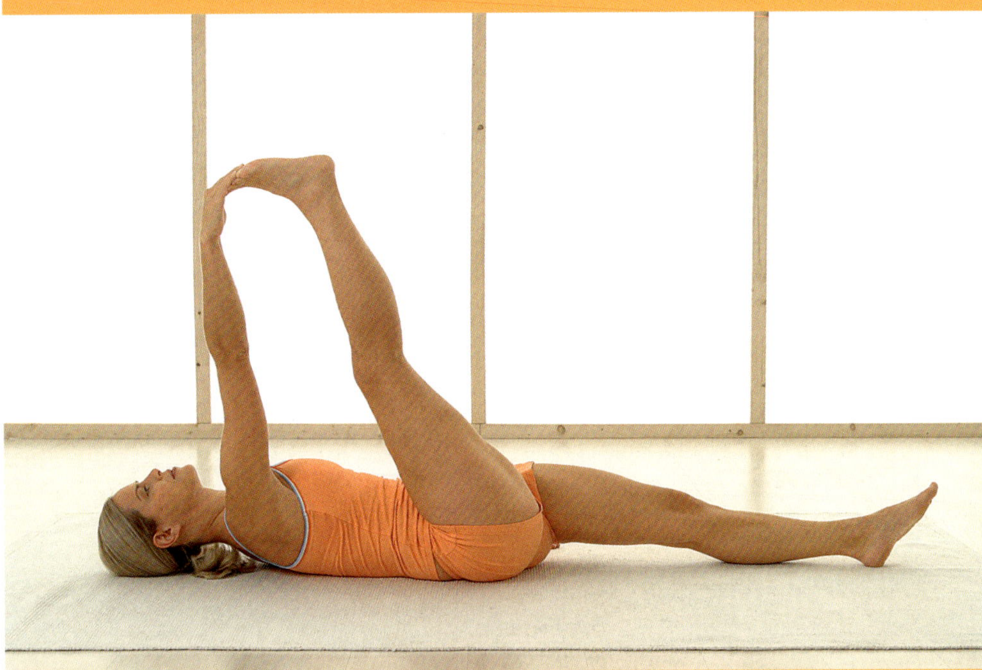

Übung 29 Ü

*Ardha supta padangustasana – Liegendes Dreieck*

## Übung 28 Ü

*Supta virasana – Panther*

1_ Setzen Sie sich auf Ihre Fersen; gabeln Sie die Knie maximal, Bauch und Brust berühren den Boden. Legen Sie die Arme nach vorne, der Kopf befindet sich in Stirn- oder Kinnlage.
2_ Als Atembewegung wird die Bauch-Flankenatmung empfohlen.
3_ Das Herausgehen beginnt dann schrittweise mit dem rechten oder linken Bein. Sie befinden sich schließlich in der Bauchlage; das Asana endet mit einer tierischen Durch-hindurch-Dehnung.

**Tipp:** Der Panther kann nach Bauchoperationen als Erstes vorsichtig geübt werden; er entlastet die Wirbelsäule wohltuend. Die Nähe mit dem Boden löst frühkindliche Empfindungen aus, die Eigenschaften wie Hochmut und dergleichen abbauen. Man kann sich dann besser in eine Gruppe eingliedern. Ich möchte hier auch an die Nacktheit beim Üben erinnern, die große Entspannungseffekte mit sich bringt.

**Übungsdauer:** mindestens 20 Sekunden, höchstens 3 Minuten

**Wirkung:** Die Haltung hilft gegen Rheuma in den Kniegelenken sowie gegen Plattfüße. Sie bewirkt außerdem eine Dehnung der Oberschenkel-Innenseiten und gilt als eine der besten Hüftgelenksübungen. Auch der Blasenbereich wird wohltuend beeinflusst, Blähungen werden abgebaut.

## Übung 29 Ü

*Ardha supta padangustasana – Liegendes Dreieck*

1_ Sie liegen mit dem Rücken auf Ihrer Übungsmatte; die rechte Hand fasst die rechte Fußspitze, Sie nehmen das rechte Bein nach oben und begradigen es.
2_ Das linke Bein liegt entspannt auf dem Boden; achten Sie darauf, dass Sie den Kopf nicht nach hinten verkanten.

**Tipp:** Bitte denken Sie daran, dass Sie stets beide Seiten üben, die schlechtere Seite sogar noch verstärkt! Beachten Sie außerdem – wie bei allen Asanas – die totale Regungslosigkeit des Körpers.

**Übungsdauer:** mindestens 20 Sekunden, höchstens 1,5 Minuten

**Wirkung:** In diesem Asana erfahren Sie eine angenehme Dehnung der Beinmuskulatur. Ihr Beinkreislauf wird entlastet, Rückenschmerzen vorgebeugt oder entgegengewirkt. Der Schultergürtel wird, ähnlich wie beim Bogen (17 Ü), biopositiv beeinflusst. Außerdem geschieht eine Beeinflussung der Beckenorgane. Blutentstauung gehört hier mit ins Programm. Die Übung trägt auch zur allgemeinen Geschmeidigkeit des Körpers bei, sie steigert das Raumempfinden und somit die Intelligenz.

## Übung 30 Ü

*Pavipurna navasana – Nabeleinrenkung*

1_ Sie liegen auf dem Rücken und heben die Beine sowie die Schultern etwas vom Boden ab; halten Sie die Arme schwebend über dem Rumpf waagrecht.
2_ Das Herausgehen aus der Übung erfolgt einfach durch Nachlassen der Anspannung.

**Tipp:** Empfehlenswert ist auch hier eine erfrischende Nachdehnung des ganzen Körpers, bei der die Energie organgerecht verteilt wird.

**Übungsdauer:** mindestens 10 Sekunden, höchstens 30 Sekunden

**Wirkung:** Mit dieser Übung wird eine sogenannte Symmetrisierung des Sonnengeflechts erreicht, das nachweislich besser durchblutet und mit Sauerstoff versorgt wird. Dadurch wird der gesamte Darmbereich belebt und die Peristaltik lebendiger. Die geraden Bauchmuskeln werden gut trainiert. Ihre seelische Widerstandskraft sowie Ihr Durchhaltevermögen steigen, denn es kommt zu einer Polarisierung von Yin und Yang. Das sind Gegensatzpaare aus der Traditionellen Chinesischen Medizin, wie beispielsweise das Männliche und das Weibliche oder Freude und Trauer, die sich auszuschließen scheinen und dennoch einander bedingen.

## Übung 31 Ü

*Parivrtta janusirsasana – Sitzendes Dreieck*

1_ Sie sitzen auf Ihrer Übungsmatte und ziehen den Rumpf und die Beine im rechten Winkel zueinander hoch.
2_ Halten Sie die Arme waagrecht nach vorne, lassen Sie den Kopf nicht hängen.
3_ Sie beenden die Übung durch langsames Absinken in die Rückenlage, wobei ein Stöhnen nicht unterdrückt werden sollte.

**Tipp:** Die Kunst bei dieser Übung ist, dass Sie trotz der Anspannung der Bauchmuskulatur die Atmung fließen lassen, wobei als Atembewegung nur die Flankenbewegung möglich ist; achten Sie auch darauf, dass Ihr Gesicht entspannt ist, denn in diesem Asana zeigen die meisten Übenden den Ausdruck höchster Verspannung an. Diese sollte möglichst durch ein sanftes Lächeln abgelöst werden.

**Übungsdauer:** mindestens 15 Sekunden, höchstens 30 Sekunden

**Wirkung:** Eine einfache Haltung, die Knie und Schultern geschmeidiger werden lässt. Sie ist außerdem heilsam bei Arthritis und bringt eine Besserung der Funktion der Bauchorgane sowie eine Kräftigung des gesamten Körpers.

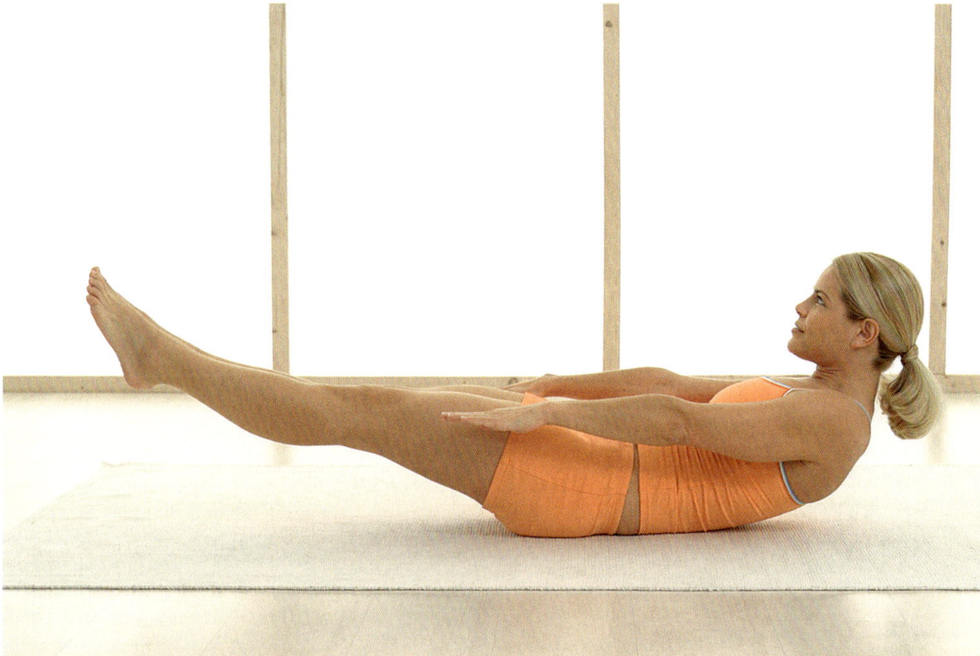

Übung 30 Ü

*Pavipurna navasana – Nabeleinrenkung*

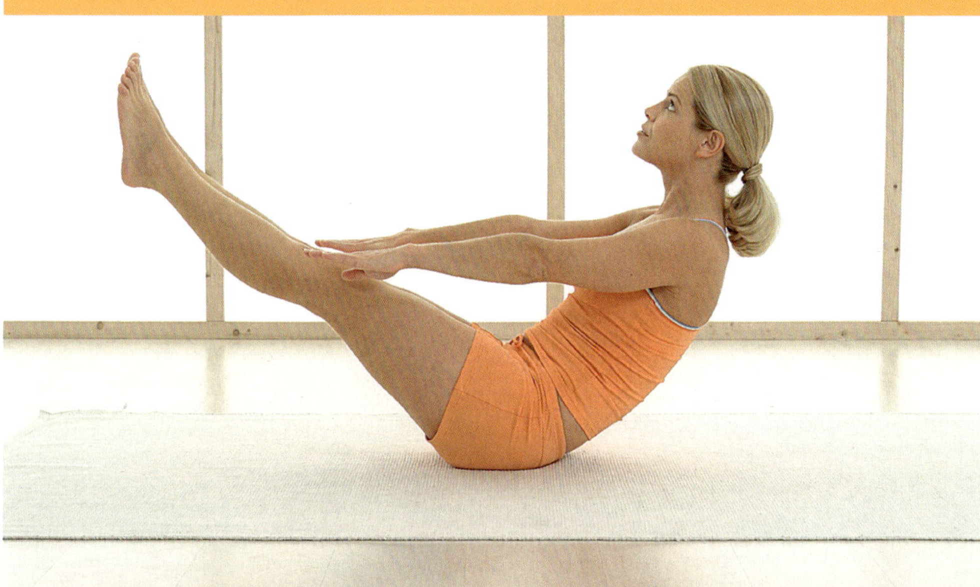

Übung 31 Ü

*Parivrtta janusirsasana – Sitzendes Dreieck*

## Übung 32 Ü

*Ardha matsyendrasana II –*
*Liegender König der Fische*

1_ Sie liegen auf dem Rücken und bringen den linken Fuß über das rechte Knie; die rechte Hand legen Sie auf das linke Knie, das in Richtung Boden geht.
2_ Die linke Hand umfasst die rechte Fußspitze, der Hinterkopf liegt auf der Matte; dabei geht die linke Schulter leicht hoch; lassen Sie diese einfach hängen.
3_ Dann dehnen Sie sich aus der Übung ganz langsam heraus und lassen sich Zeit für die Gegenseite.

**Tipp:** »Schmiegen« Sie sich sanft in jede Übung, und »dehnen« Sie sich dann wieder heraus. Alle Drehübungen sind von hervorragender Heilwirkung; denn eine gesunde Wirbelsäule bürgt für gute Gesundheit. Dieses Asana kann auch bei Bandscheibenschäden unter Anleitung vorsichtig geübt werden. Denn geschmeidig verbundene Wirbelsegmente sind vor Bandscheibenschäden gefeit.

**Übungsdauer:** mindestens 30 Sekunden, höchstens 2 Minuten

**Wirkung:** Das Asana stärkt die Wirbelsäule durch innere Geschmeidigkeit der einzelnen Wirbelsegmente und lockert die Schultern. Durch die Pressung des Bauchraums werden die Eingeweide sehr gut durchblutet. Sie atmen außerdem vertieft.

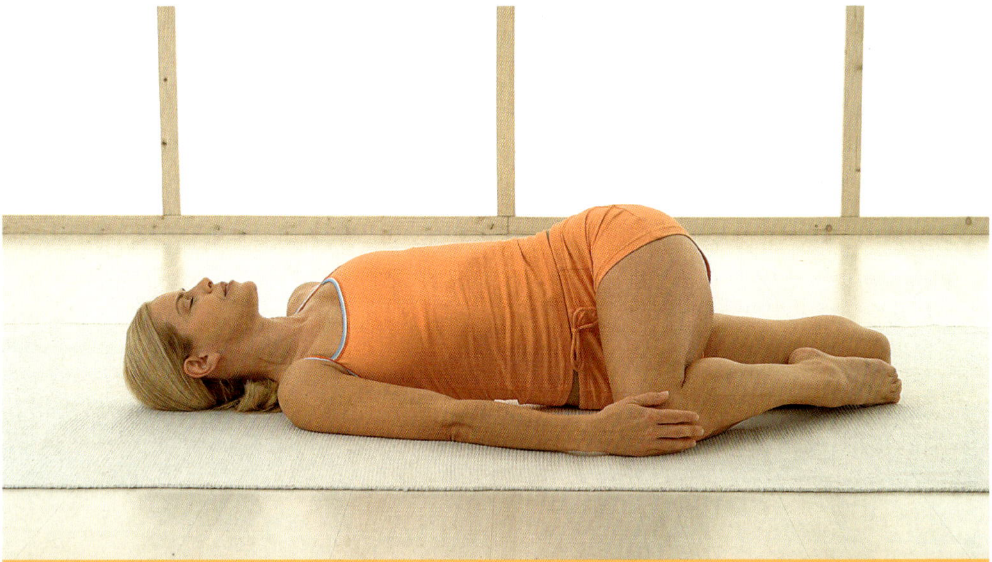

Übung 32 Ü

*Ardha matsyendrasana II – Liegender König der Fische*

## Übung 33 Ü

*Nadisodhana – Wechselatem*

1_ Sie sitzen aufrecht und legen den zweiten und dritten Finger ein zur Faust; der Ringfinger, der kleine Finger und der Daumen stehen nach oben.
2_ Sie setzen abwechselnd den Daumen und den kleinen Finger unter das rechte und linke Nasenloch, so dass dieses verschlossen ist.
3_ Sie atmen links ein und rechts aus; dann atmen Sie rechts ein und links aus und so weiter.

**Tipp:** Das Nasenloch bitte nur von unten mit dem Finger vorsichtig abdichten.

**Übungsdauer:** nach Belieben, maximal 6 Sekunden pro Seite

**Wirkung:** Nadisodhana ist eine Reinigung der feinstofflichen Energiekanäle.

## Übung 34 Ü

*Ardha makarasana III – Vierfüßlerstand mit seitlichem Beinheben*

1_ Sie begeben sich in den Vierfüßlerstand und stemmen das rechte Bein seitlich waagrecht heraus; dann stellen Sie das Bein langsam zurück.
2_ Nun führen Sie das Gleiche mit dem linken Bein durch und bringen es behutsam zurück.

**Übungsdauer:** mindestens 10 Sekunden, höchstens 30 Sekunden

**Wirkung:** Beugt Hüftarthrose vor.

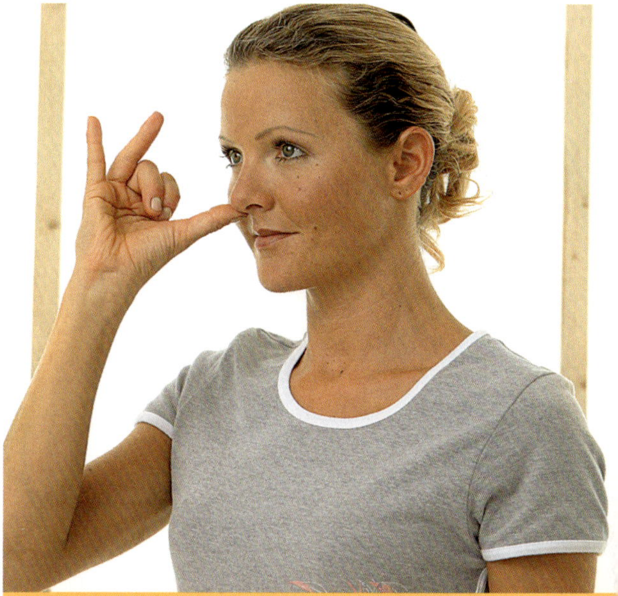

Übung 33 Ü

*Nadisodhana – Wechselatem*

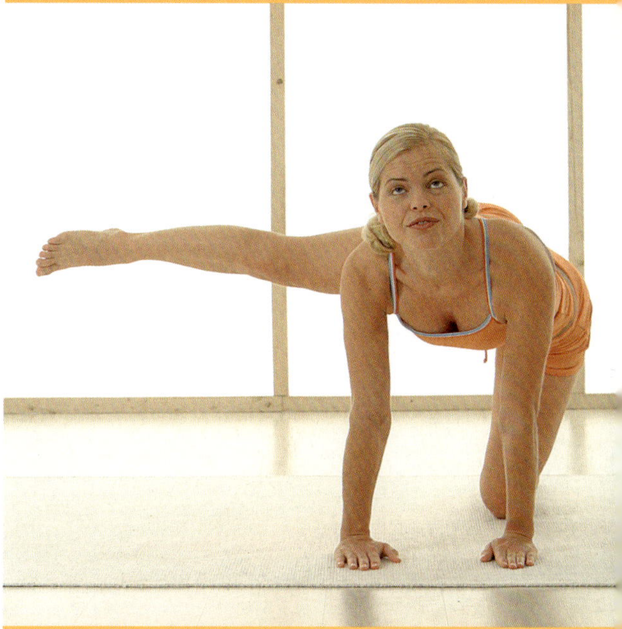

Übung 34 Ü

*Ardha makarasana III – Vierfüßlerstand mit seitlichem Beinheben*

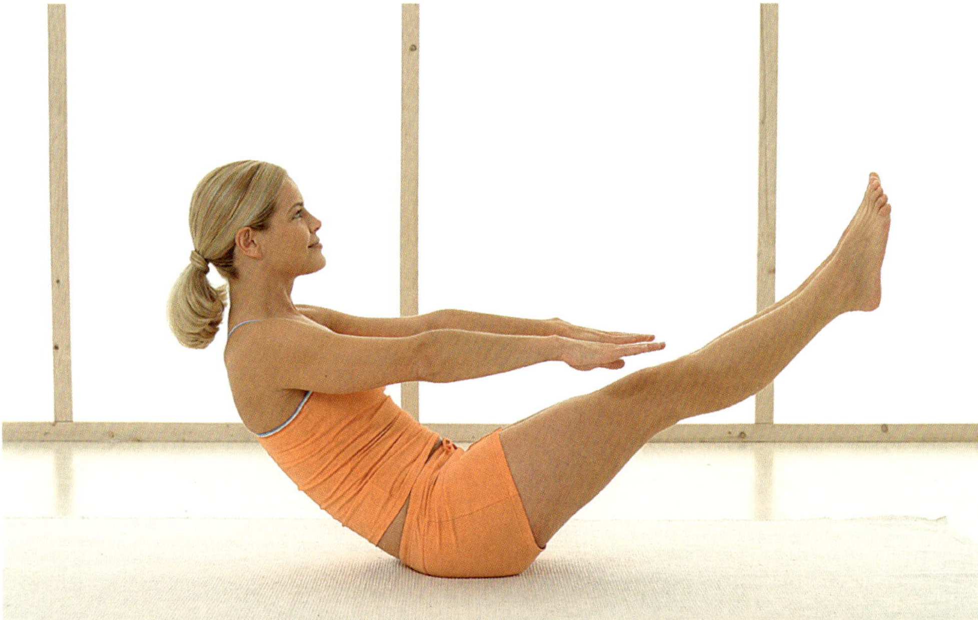

Übung 35 Ü
*Stambhasana – Winkel*

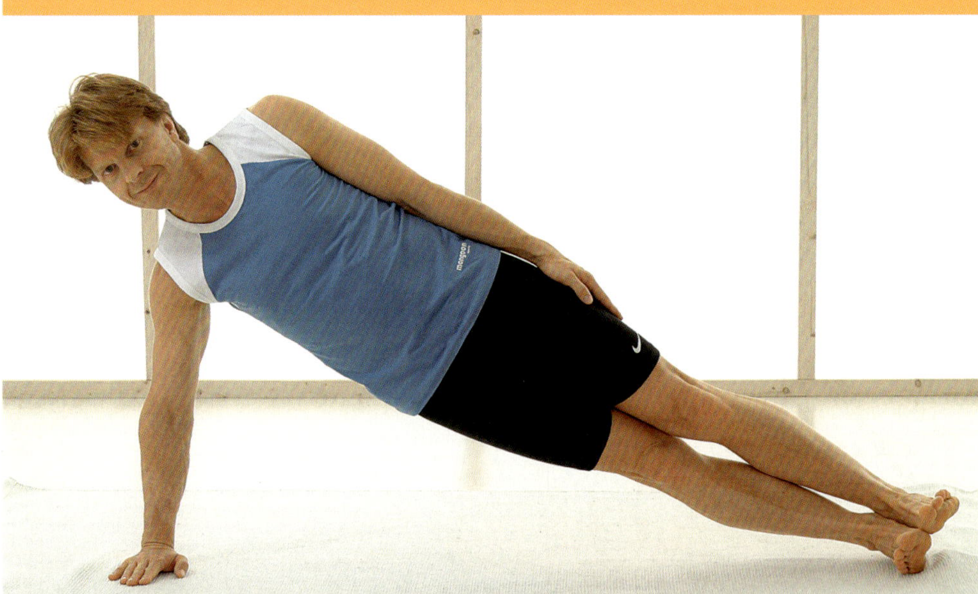

Übung 36 Ü
*Vasisthasana – Seitliche schiefe Ebene*

## Übung 35 Ü

*Stambhasana – Winkel*

1_ Sie setzen sich auf den Boden und ziehen die Beine langsam an den Körper heran; Sie begradigen die Beine und heben sie hoch, sodass Rumpf und Beine ungefähr einen rechten Winkel bilden.
2_ Beide Arme sind in der Waagrechten nach vorne gestreckt, der Kopf ist hochgehoben; es entsteht der Eindruck des Schwebens.
3_ Sie gehen aus der Haltung heraus, indem Sie Rumpf und Beine behutsam in Richtung Boden sinken lassen, wobei die Beine etwas angezogen stehen bleiben sollten.
4_ Es folgt eine Ganzkörperdehnung und das Nachspüren von 0,5 bis 1 Minute.

**Tipp:** Das Asana bewirkt eine besondere Beherrschung der Atembewegung; die Bauchatmung ist hier nicht gut möglich, so dass Sie auf die Flankenatmung ausweichen müssen. Das wiederum führt zu einer vertieften Gesamtatmung, die wichtig ist. Sie sollten übrigens bei den meisten Übungen mit der Rundumatmung arbeiten, das heißt mit der Bauch-, Flanken- und Rückenbewegung. Diese Atmung entlastet den Kreislauf und beruhigt den Herzmuskel.

**Übungsdauer:** mindestens 15 Sekunden, höchstens 30 Sekunden

**Wirkung:** Die Übung steigert Ihre Ausdauer, außerdem stärkt sie schwache Bauchmuskeln. Auch die Rücken- und Beinmuskulatur erfahren Kräftigung.

## Übung 36 Ü

*Vasisthasana – Seitliche schiefe Ebene*

1_ Von der Rückenlage aus drehen Sie sich auf die rechte Seite; mit dem rechten gestreckten Arm stemmen Sie Ihren Körper seitlich hoch, die Finger der rechten Hand zeigen dabei nach vorne.
2_ Bleiben Sie in der Körperebene, der linke Arm liegt oben auf.
3_ Dann gehen Sie über die Rückenlage zur anderen Seite und führen den Übungsablauf wie vorher durch.

**Tipp:** Bei Problemen mit dem Handgelenk oder den Schultern legen Sie in der Seitenlage den ganzen Unterarm auf den Boden; die Finger und der Arm zeigen nach vorne.

**Übungsdauer:** mindestens 15 Sekunden, höchstens 30 Sekunden

**Wirkung:** Der sogenannte Beckenheber bewirkt eine gute Stärkung der Skelett- und Schultermuskulatur. Die Übung steigert die Ausdauer.

## Übung 37 Ü

*Makarasana – Fliegender Fisch*

1_ Gehen Sie in die Bauchlage; Ihre Arme liegen vorne.

2_ Nun ziehen Sie Arme und Beine begradigt hoch und nehmen gleichzeitig den Kopf mit nach oben.

**Tipp:** Üben Sie das Asana mit der fraktionierten Methode ein; das heißt, Sie wiederholen das Hochgehen mit Armen, Beinen und Kopf ein paarmal hintereinander in kurzen Abständen. Danach kräftig nachventilieren (atmen).

**Übungsdauer:** mindestens 10 Sekunden, höchstens 20 Sekunden

**Wirkung:** Durch dieses Asana wird Ihre Lebenskraft angeregt. Es stärkt nämlich den Herzmuskel. Auch der Glutaeus maximus, der Gesäßmuskel, wird bestens trainiert, was eine Steigerung der Vitalität bedeutet. Die Ausdauer wird erhöht, die Rückenmuskulatur gekräftigt. Makarasana verlangt eine große Geschmeidigkeit der Wirbelsäule und stimmt Sie heiter.

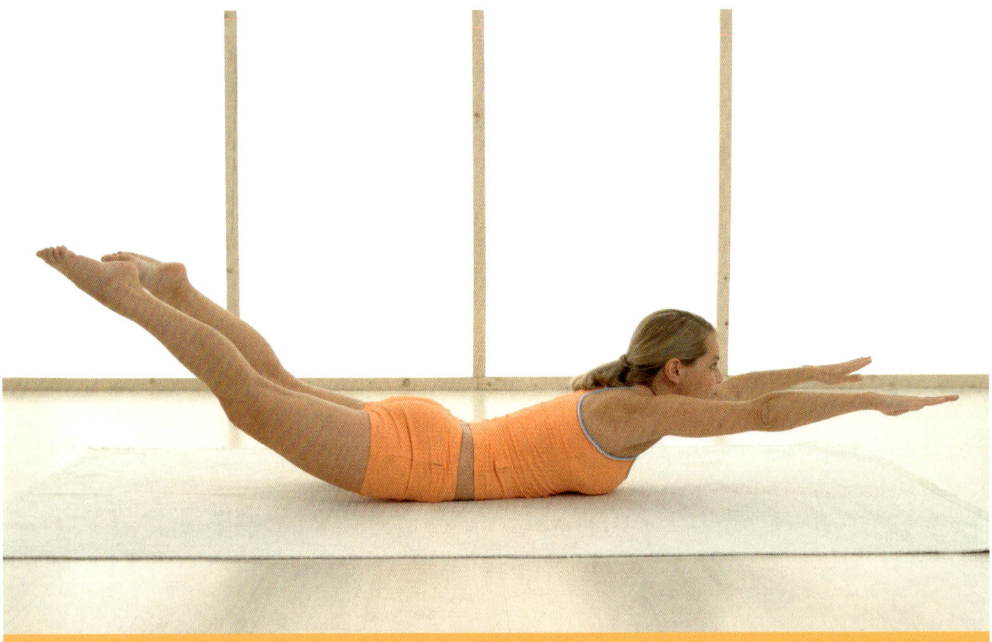

Übung 37 Ü

*Makarasana – Fliegender Fisch*

## Das Sonnengebet

Surya namaskar ist ein sehr wesentlicher Bestandteil der Yogatherapie. Aber dennoch wird es leider von vielen Yoga-Übenden wie ein Stiefkind behandelt und oftmals überhaupt nicht beachtet. Sein Name erinnert übrigens an den Sonnenhymnus des heiligen Franz von Assisi. Für uns bewegungsarme (Büro-) Menschen stellt das Sonnengebet ein wirklich hervorragendes Herz-Kreislauf-Intervall-Training dar, wie es einfacher und wirksamer nirgendwo angeboten wird. Ich empfehle es daher ergänzend zu den Asanas.
Wir verstehen unter dem Sonnengebet eine folgerechte Reihe von Asanas in dynamischer Abfolge, die auf kleinstem Raum größte bewegungstherapeutische Anregung bringt. Der Vorteil des Surya namaskar ist sein dynamischer Charakter, der uns Abendländern außerordentlich sympathisch ist.

> _ *Aufgrund der starken Dynamik und der Geschwindigkeitssteigerung ist es schwierig, beim Sonnengebet auf die Atembewegung einzugehen. Am besten lassen Sie die Atmung im Unbewussten geschehen.* _

Normalerweise wird die Reihenfolge der einzelnen Haltungen im Sonnengebet unrichtig mit elf oder zwölf Positionen wiedergegeben. Die ursprüngliche Fassung aber ist die auf den nächsten beiden Seiten abgedruckte. Sie besteht aus lediglich zehn Haltungen. Diese sind vollkommen ungefährlich, selbst wenn man die verlangte große Geschwindigkeit in der Abfolge der einzelnen Haltungen annimmt. Die Reihenfolge mit zwölf Haltungen jedoch birgt einige Gefahren für die Wirbelsäule in sich.

## Tipps für das richtige Üben

Zu Beginn stehen Sie aufrecht. Vor Ihnen auf dem Boden liegt als Marke ein quadratisches Tüchlein mit etwa 40 Zentimeter Kantenlänge. Die Abfolge der einzelnen Asanas geschieht in der ersten Woche gemächlich, um alles genau einzustudieren. Mit der Zeit schließlich müssen Sie die Reihenfolge ganz automatisch wissen. Eine besondere Atmung ist nicht vorgeschrieben und auch nicht möglich, Sie lassen sich einfach von Ihrem Atehmrhythmus tragen.
Nach und nach nimmt die Geschwindigkeit zu, um später rasant zu werden, ohne dabei jedoch gehetzt zu sein. Anfangs können Sie bis zu zehn Zyklen hintereinander ausführen, der ganz hervorragend Geübte schafft maximal 60 Durchgänge.

### Kobra: vielseitige Heilwirkungen

Die Haltung 6 des Sonnengebets, die Kobra, wird gerne auch in anderen Asana-Reihen geübt, weil sie viele heilsame Wirkungen hat. Sie erzielt den Effekt einer Infusionsernährung für die Bandscheiben, sie bringt einen antirheumatischen und antiasthmatischen Nutzen. Die Funktion der Eierstöcke wird angekurbelt und Prostataleiden entgegengewirkt. Die Kobra öffnet die Lebenstore, die Spinal-(Rückenmarks-)nerven. Sie ist ein Nieren- und Nebennierentraining und verstärkt die Bildung von körpereigenem Kortison.

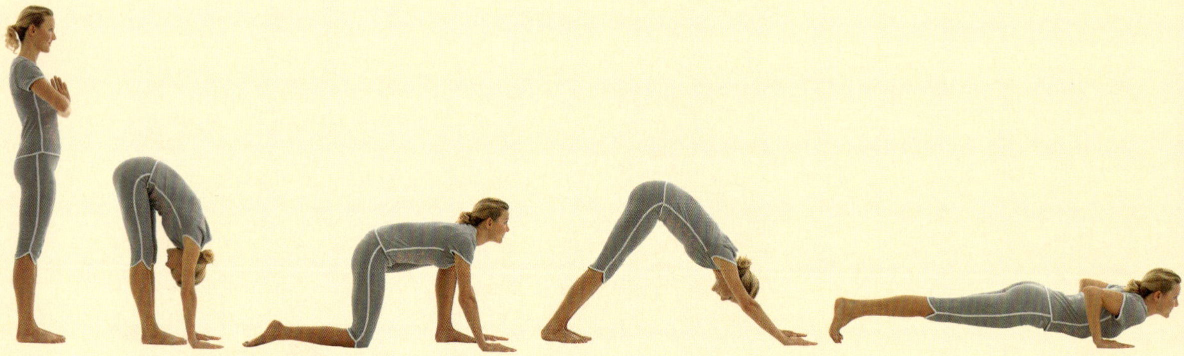

1_ 2_ 3_ 4_ 5_

## Stellung 1
*Standhaltung*

Die Hände ruhen in Gebetshaltung zehn Zentimeter unter der Kinnspitze auf dem Brustbein. Die Unterarme bilden eine Gerade, die Wirbelsäule ist natürlich aufgerichtet.

## Stellung 2
*Kniekuss*

Die Hände liegen links und rechts am Tüchlein und bleiben dort bis zur Haltung 9. Das Kinn wird ans Brustbein genommen.

## Stellung 3
*Startung*

Das ist kein eigentliches Asana. Der rechte Fuß bleibt am Boden stehen, der linke geht nach hinten, so dass das linke Knie mit einer Fußlänge hinter der rechten Ferse aufliegt. Der rechte Unterschenkel und der linke Oberschenkel stehen senkrecht. Der Kopf wird hochgenommen.

## Stellung 4
*Großer Katzenbuckel – Dandasana*

Der rechte Fuß bleibt unverändert am Platz, wie bei Haltung 3, während sich der linke Fuß zu ihm gesellt. Jetzt werden beide Beine gestreckt und beide Fersen an den Boden gedrückt. Die Arme bilden mit dem Rumpf eine Gerade, ohne Schulterknick. Das Kinn zeigt in Richtung Brustbein, das Schädeldach zum Boden.

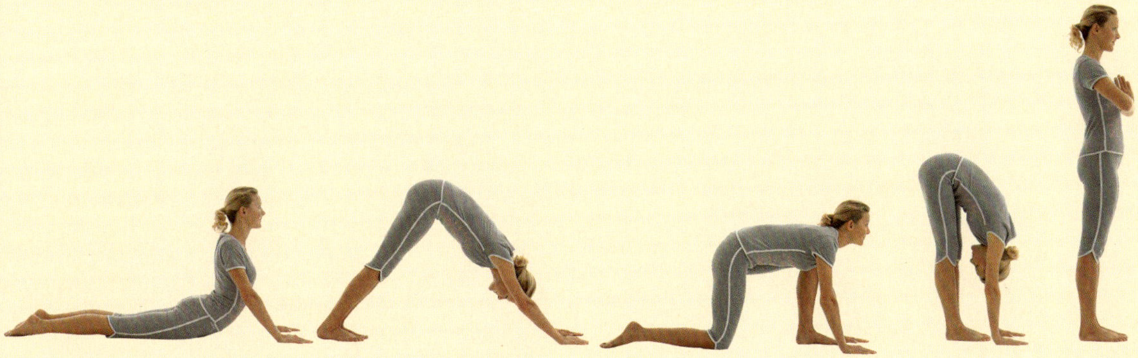
6_ 7_ 8_ 9_ 10_

## Stellung 5
*Krokodil in Bauchlage – Chaturanga dandasana*

Beide Hände liegen unverändert am Tüchlein. Ebenso bleiben beide Füße zusammen am gleichen Platz. Der Körper ruht in Schwebehaltung dicht über dem Boden. Er berührt den Boden, aber er liegt nicht auf. Die Hände befinden sich in Schulterhöhe, die Wirbelsäule bildet eine Gerade.

## Stellung 6
*Kobra – Bhujangasana*

Der Körper ruht auf den Zehenspitzen und den Händen, der Kopf ist nach hinten geneigt.

## Stellung 7
*Großer Katzenbuckel – Dandasana*

Wie Stellung 4

## Stellung 8
*Startung*

Wie Stellung 3, diesmal jedoch steht der linke Fuß am Boden, der rechte geht nach hinten.

## Stellung 9
*Kniekuss*

Wie Stellung 2

## Stellung 10
*Standhaltung*

Wie Stellung 1

## Die Chakrasana-Reihe

Das ist eine leichte bis mittelschwere Asana-Reihe, die ungefähr 90 Minuten dauert. Sie wurde in der Ersten Deutschen Yogaschule (E.D.Y., 1921 durch Boris Sacharow gegründet) von mir entwickelt.

Die Abkürzung »rl.« bedeutet beidseitig. Die Übungen 32, 34, 37 und 38 finden Sie ausführlich erklärt im Kapitel 3 für Fortgeschrittene. Damit Sie Ihrem momentanen Niveau entsprechend üben können, biete ich Ihnen jeweils ein leichteres Asana als Alternative an.

1. Standentspannung *(12 E, S. 23)*
2. Is-Rune *(17 E, S. 25)*
3. Baum *(26 Ü, S. 65)*
4. Ur-Rune *(14 E, S. 24)*
5. Dreieck *(23 Ü, S. 63)*
6. Startdrehung, rl. *(27 Ü, S. 65)*
7. Großer Katzenbuckel *(S. 76)*
8. Bauchlage *(S. 14)*
9. Halbe Heuschrecke, rl. *(4 E, S. 18)*
10. Krokodil
11. Ellbogenkobra
12. Schwebende Kobra
13. Bogenhaltung *(17 Ü, S. 59)*
14. Gestreckte Katze *(22 E, S. 29)*
15. Kleine Schildkröte *(3 E, S. 17)*
16. Yoga Mudra *(2 E, S. 16)*
17. Kaninchen *(16 Ü, S. 59)*
18. Panther *(28 Ü, S. 66)*
19. Offener Sattelsitz
20. Flacher Diamantenschlaf *(19 Ü, S. 61)*
21. Rückenlage *(S. 14)*
22. Schiefe Ebene *(18 E, S. 26)*
23. Liegendes Dreieck, rl. *(29 Ü, S. 66)*
24. Klammer, rl. *(23 E, S. 30)*
25. Liegender König der Fische, rl. *(32 Ü, S. 70)*
26. Savasana als Vorbereitung zur Kerze *(S. 14)*
27. Vorbereitung zur Kerze 2
28. Vorbereitung zur Kerze 3
29. Vorbereitung zur Kerze 4
30. Geschlossene Kerze *(12 Ü, S. 54)*
31. Pflug *(13 Ü, S. 55)*
32. Yogaschlaf *(28 F, Seite 103)*, *(Savasana, S. 14)*
33. Halber Fisch *(5S, S. 139)*
34. Entspannung des Meisters *(39 F, S. 111)*, *(Savasana, S. 14)*
35. Nabeleinrenkung *(30 Ü, S. 69)*
36. Sitzendes Dreieck, rl. *(31 Ü, S. 69)*
37. König der Fische, rl. *(34 F, S. 107)*, *(Liegender König der Fische, rl., 32 Ü, S. 70)*
38. Sitzkniekuss *(17 F, S 98)*, *(Hoher Sitzkniekuss, 14 Ü, S. 56)*
39. Großer Tisch
40. Savasana *(S. 14)*

# Das sollten Sie wissen

Nun gebe ich Ihnen weitere Informationen, die Sie als Übende/r benötigen, um effektiv trainieren zu können. Das Wort Chakra wurde bereits erwähnt (siehe Seite 44). Außerdem haben Sie die Chakrasana-Reihe kennengelernt. Daher ist es höchste Zeit, dass ich Ihnen genauer erkläre, was ein Chakra eigentlich ist. Weiterhin erfahren Sie, wie Sie Blockaden lösen können und was die für den Yogi sehr bedeutende Kundalini-Kraft genau ist.

## Die sieben Energiezentren

Die sieben Hauptchakras liegen entlang der Wirbelsäule, also an der senkrechten Mittelachse des Körpers. Sie bilden die Verbindung zwischen dem Körper und dem Astralleib des Menschen. Jedes Chakra ist für bestimmte Bereiche der körperlichen und seelischen Gesundheit verantwortlich. Blockaden der Chakras können sich sowohl auf der physischen als auch auf der psychischen Ebene zeigen. Diese Blockaden aufzulösen, also »durchlässig« zu werden, ist das Ziel.

## Chakras und Meditation

Der Weg aus dem Unbewussten verläuft über die verschiedenen Chakras (Energiezentren). Vergleichbar mit den Nadi (siehe Seite 119) werden den Chakras konkrete Orte zugeordnet, es wird auch ein mechanisches Öffnen und Schließen beschrieben, wenn die Schlangenkraft Kundalini (siehe Seite 82) die entsprechenden Bereiche an der Wirbelsäule passiert oder verlässt. Die Chakras sind im Körper nicht nachweisbar, aber in der Meditation oder während der Yoga-Praxis erfahrbar. Die Vorstellung von Energiewirbeln, die in unterschiedlicher Intensität schwingen, erleichtert das Erspüren und Wahrnehmen.

### Das Geheimnis der Energiezentren

Die Auseinandersetzung mit den Chakras (siehe Seite 114) lehrt uns, die Dynamik unserer Psyche zu begreifen. Es schenkt uns Leichtigkeit, wenn wir in der Lage sind, Gefühlsschwankungen sowie bestimmte Denk- und Verhaltensmuster aus einer gewissen Distanz zu beobachten, sie aufzudecken und umzuwandeln. Gleichzeitig aber müssen wir gut verwurzelt bleiben. Gelingt es Ihnen durch regelmäßiges Yoga-Üben auch noch die Dinge mit dem Herzen zu sehen und zu fühlen, sind Sie endlich bei sich selbst angekommen.

## Blockaden lösen und »durchlässig« werden

Das Wort »Durchlässigkeit« ist Ihnen bereits im 1. Kapitel auf Seite 38 begegnet, im Zusammenhang mit dem Üben der Runen-Asanas. Wer heute Yoga in einer Gruppe übt, beispielsweise in der VHS oder an einer anerkannten Ausbildungsschule der Deutschen Yogagesellschaft e.V., die nach dem europäischen Mindestprogramm der Europäischen Yoga-Akademie e.V. (EYA) arbeitet, wird selten oder vielleicht nie den Begriff »durchlässig« vernehmen. Dagegen hört er oft Ausdrücke wie Entspannung, Lösung, Ruhe, Meditation, Spüren, Loslassen und andere. Das sind alles Begriffe, die auch bei anderen Übungsweisen zu hören sind. Aber was ist eigentlich »Durchlässigkeit«?
In meiner Übersetzung des Yoga-Sutra finden Sie in den Merksprüchen II/18 bis II/24 etwas von der Durchlässigkeit des Ich-Feldes. Das ist schwer zu verstehen. Zwar bemühen sich manche Yogalehrer und Ausbilder, dem Hatha-Yoga durch Einführung von Techniken aus der Eutonie, dem Tai Chi oder etwa dem Autogenen Training einen moder-

### Info: Die sieben Chakras – wichtig für Ihre Gesundheit

Das **Wurzelchakra**, die Basis aller Chakren; es verbindet uns mit der »Mutter Erde«. Es ist der Ausgangspunkt für die spirituelle Entwicklung. Das zweite Chakra, das **Sakralchakra**, bildet das Zentrum der menschlichen Persönlichkeit. Es ermöglicht uns schöpferische Inspiration und Sinnlichkeit. Das **Nabelchakra** hat die richtige Balance zwischen der bunten Gefühlswelt und der notwendigen Selbstkontrolle zum Thema. Das **Herzchakra** ist eng verbunden mit unserer emotionalen Wahrnehmung, hier entwickeln wir Gefühle der Liebe. Das **Halschakra** versinnbildlicht die Kommunikation des Äußeren mit dem Inneren. Es ist das Zentrum des Hörens sowie der Sprache. Mit der tiefen, inneren Ebene des Seins verbunden ist das **Stirnchakra**, das sich zwischen den Augenbrauen befindet und auch »Drittes Auge« genannt wird. Das siebte Chakra, das **Kronenchakra**, vereint uns mit dem Göttlichen.

nen Anstrich zu geben. Aber warum geschieht das?

> _ *Dank der Durchlässigkeit wird der größte Heileffekt erzielt, der überhaupt erzielt werden kann. Dieser entsteht auf einer anderen Grundlage als der unserer Heilgymnastik.* _

Meist nur, weil man mit den vorhandenen Möglichkeiten des Yoga nicht viel anzufangen weiß. Das gilt auch für die Meditation. Manche meinen, in die yogische Meditation übergehen zu können, weil sie andere, z. B. zenbuddhistische Wege für besser halten. Der Ansatzpunkt findet sich in den leib-seelisch-geistigen Schwingungen, worauf es beim Hatha-Yoga ankommt. Diese sollen vom Bewusstsein her durchdrungen, also »durchlässig« werden. Somit stellt der Hatha-Yoga eine völlig andere Übungsart als etwa unsere Heilgymnastik dar.

## Leichtigkeit statt Verspannungen

Im Yoga-Sutra lesen wir im Merkspruch IV/19: »Ein Asana sollte leicht und gleichzeitig fest sein; fest, dass es im Unendlichen gründet, leicht, dass es befreit von den Irrtümern des Daseins.« Schon diese Aussage genügt, denn dieses Festsein, um im Unendlichen zu gründen, kann mit dem Unendlichen in uns nur das unendliche Bewusstsein meinen, worin wir durch die Körperlichkeit und in der Körperlichkeit gründen sollen. Aber dass wir darin gründen, das geht notwendigerweise auf jene Leichtigkeit zurück, die uns befreit von den Irrtümern des Daseins. Und diese Irrtümer treten in allen Verspannungen des Körpers fühlbar in Erscheinung.
Mit anderen Worten: Dieses Leichtwerden führt zur Möglichkeit des Durchlässigwerdens für die unendliche Kraft, die uns dann von den Irrtümern des Daseins unberührt bleiben lässt.

### Alle Kräfte strömen lassen

Die abendländischen Entspannungs- oder Suggestivmethoden wie beispielsweise das Autogene Training nach J. H. Schultz sind ohne metaphysische Tiefe, weil man irrtümlich glaubt, mit Metaphysik habe eine Heilung nichts zu schaffen. In gelöster Verfassung durch die Asanas den Zustand des *Anantya samapatti*, der Versenkung ins Unendliche, zu erreichen, sich aus der Endlichkeit in die Unendlichkeit fallen zu lassen, das ist Yoga. Die dabei entstehende Durchlässigkeit lässt gleichzeitig alle Kräfte im Leib ohne Blockaden strömen.

# Die mystische Schlangenkraft Kundalini

Durch Yoga gewinnen Sie immer mehr an Gesundheit, vor allem aufgrund Ihrer wachsenden Durchlässigkeit. Bei der Yogatherapie kann keine einzige Sphäre ausgeschlossen werden. Stehen Sie beispielsweise in der MAN-Rune (16 E), der symbolischen Geisthaltung, dann entsteht ein Kraftfeld, dessen Fließrichtung von oben nach unten, von den Handflächen angefangen, über den Brustraum, Bauchraum, Beckenraum bis zu den Fußsohlen geht.

### Info: So wird die Schlangenkraft aktiviert

Die **Kundalini-Kraft** wird in bestimmten Asanas (Körperhaltungen), Mudras (Handgesten) und im Pranayama (Atemübungen) im Hatha- und Tantra-Yoga belebt. Ihr Erwachen ist mit einer Durchdringung der einzelnen Chakras verbunden.

Leider aber findet sich meist schon im oberen Brustraum die erste Blockade, die der weiteren Durchlässigkeit Einhalt gebietet. Erst nach längerem Üben löst sich diese Blockade auf, der Strom fließt weiter in den Bauchraum, Beckenraum und endlich in die Füße. Der Fluss von ganz oben nach ganz unten ist erreicht. Dieses Durchlässigsein ist ausschlaggebend für die Heilwirkungen der Asanas ganz allgemein. Die Durchlässigkeit bildet nebenbei gleichsam die technische Vorstufe für das Aufsteigen der Kundalini, der mystischen Schlangenkraft.

## Übersinnliche Fähigkeiten

Dass das Aktivieren der Kundalini-Kraft gleichzeitig mit dem Erwachen verschiedener Fähigkeiten verbunden ist, stellt für den Eingeweihten nichts Neues dar. Die Durchlässigkeit des Leibes ermöglicht jetzt durch Kundalini die Durchlässigkeit der Bewusstseinsweisen ins Ich-Feld. Dadurch erscheint nichts mehr unmöglich. Legt jedoch der Yogi keinen Wert auf diese Siddhis, diese übernatürlichen Fähigkeiten, dann entsteht Kaivalya, das höchste Seins- und Wesens-Sosein. Beachten wir also in Zukunft die Durchlässigkeit genauer. Diese allein schon offenbart uns das höchste Wesen. Ganz gleich, wo wir sie anwenden, immer führt sie im Yoga zum rechten Weg.

> _ *Ziel des alltäglichen Yoga ist es, den Menschen mit seiner Urnatur wiederzuvereinen. Das heißt, dass er zu den Werten an sich, den Urphänomenen, gelangt. So gesehen, führt Yoga zur Selbstentdeckung.* _

## Meditation: die Mitte finden

Meditation ist nichts anderes, als die Gesamtheit des Kosmos zu erleben. Im Zustand der Meditation spüren Sie die Unendlichkeit in sich selbst. Losgelöst, für sich allein, gibt es Meditation nicht. Sie ist schlicht die Vollendung zur Ganzheit. Meditieren heißt in die Mitte gehen. Samadhi (Sa[t] = Sein und Madhi = Mitte), das Ziel der yogischen Meditation, bedeutet also, die vollendete Polarität erreicht zu haben. Meditation lässt Sie das Umfassende der Schöpfung in einem unmittelbaren Erleben erkennen und die Ganzheit spüren. Dieses Erleben kann auch in den Alltag mit hinausgenommen werden (»Tat-Meditation«).
Es ist empfehlenswert, dass Sie beim Meditieren nicht auf dem Rücken liegen, weil Sie so einschlafen könnten. Nehmen Sie besser einen angenehmen, die Wir-

belsäule senkrecht im schwebenden Gleichgewicht haltenden Sitz ein, beispielsweise den Diamantsitz (1 E), den Hakenkreuzsitz (2 Ü) oder den Halben Lotossitz (4 Ü). Auch das Sitzen auf einem Stuhl ist in Ordnung. Fortgeschrittene können sich im Lotossitz (4 F) versenken.

## Wie meditiert man richtig?

Es gibt feste Regeln fürs Meditieren. Die erste Stufe ist die der Gedankenruhe, wie sie beim S.A.T. beschrieben ist. Von der Gedankenruhe ausgehend, wird das Bewusstsein mit der Zeit gedankenleer und frei. Dieser Leere folgt bald das Austreten in die Raumfreiheit oder Raumlosigkeit. Damit ist diese Stufe inhaltlich abgeschlossen – wobei selten ein Meditierender diese Leere und Raumlosigkeit in Meisterschaft erreicht. Hinter der Meditation steckt ein psychohygienischer Sinn. Er lässt unsere Aufmerksamkeit radikal von allen Beziehungen zur alltäglichen Umwelt loskommen, äußerlich wie auch innerlich. Dadurch wird der Körper frei von beeinflussenden Gedankenmächten, die ihn durch und durch in seinem organischen Streben bestimmen und binden (siehe Seite 182).

### Selbstfindung durch Yoga

Was ist das Ziel allen Übens? Die »Große Gesundheit«. Sie schenkt uns die Kraft für die Öffnung zu höheren Ebenen, für den geistigen Kontakt mit dem Unendlichen. Bei der herkömmlichen Gymnastik wird äußere Bewegung zur inneren, quantitativen Organtätigkeit; bei den Asanas wird die Gestalt derselben zur inneren, qualitativen Art und Weise der Organtätigkeit.
Die Asanas verbinden unser äußeres Körperbild mit dem inneren Körpergeschehen. Habituelle Tonusfixierungen (gewohnte Verspannungen) werden über die Asanas aufgelöst. Durch den harmonisierenden Fluss der Organfunktionen mit der Atmung in den Asanas findet der Übende zur Homöostase, das heißt zum inneren Gleichgewicht, zurück.

### Info: Meditieren heißt die Gedanken ausschalten

Meditation lässt Abstand nehmen von den subjektiven Zuständen des Denkens. Dadurch arbeitet der Körper endlich **ohne Beeinflussung durch gedankliche Fehlsteuerungen**. Mein Leitsatz lautet: »Der Körper weiß, was er will«. Er treibt nun zur größten Gesundheit. Dem gesunden Machtstreben der Körperzelle tritt durch das Meditieren kein blockierendes Denken mehr entgegen, wie es beim Alltagsmenschen pausenlos geschieht. Angst, Depression, Fehlhandlungen, Komplexe, Körperverfremdung und andere Störungen verschwinden und lassen Intelligenz, Aufmerksamkeit und Umsicht Raum.

# 3. Kapitel

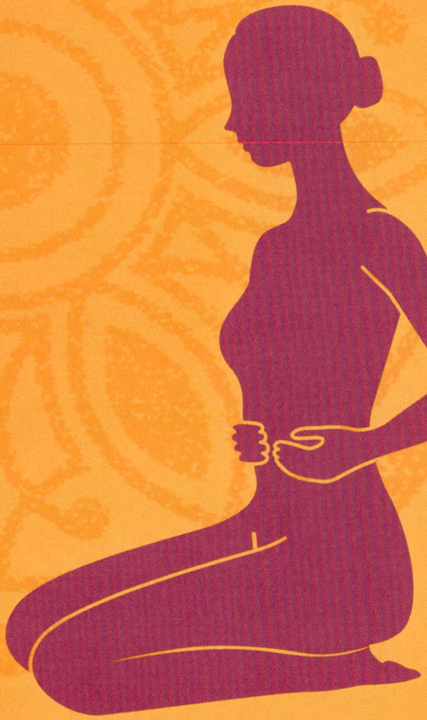

# Asanas für Fortgeschrittene

Wenn Sie sich im Hatha-Yoga als Fortgeschrittene/r bezeichnen können, dürfen Sie sich richtig freuen. Denn Sie sind bestens vertraut mit einer Kunst, die Ihnen hervorragende Gesundheit beschert. Ich habe für Sie aus dem Fundus meiner jahrzehntelangen Erfahrung 39 Übungen ausgewählt, die Ihnen guttun. Langjährige Beobachtungen haben ergeben, dass Menschen, die sich ausdauernd mit Yoga befassen, ein ganz natürliches Denken an den Tag legen und dass bei manchen von ihnen sogar eine Art Hellsichtigkeit erwacht. Sie spüren genau, was Sie tun müssen, um gesund zu bleiben oder zu werden.

## So üben Sie richtig

In der Yogatherapie ist der Körper eine Sichtbarwerdung des Geists in der Gestalt. Mit dem Üben der Asanas wird diese Gestalt mit der Zeit zum Gesundsein zurechtgerückt. Auch der Energiefluss im Körper ist von der Gestalt abhängig. Sie üben Yoga mit Herz und Verstand, ohne dabei Rekordflausen im Kopf zu haben. Oberstes Ziel und wichtigste Wirkung beim Yoga für Fortgeschrittene ist die Entspannung im Asana.

## Gute Anleitung notwendig

Ich habe bei den folgenden Asanas bewusst auf eine genaue Übungsanleitung verzichtet, da Sie bereits sehr viele Kenntnisse besitzen und sich auf jeden Fall zusätzlich einem versierten Lehrer oder Meister anvertrauen sollten. Natürlich benötigen auch Sie als Fortgeschrittene/r mindestens einmal im Laufe eines Jahrs ein Seminar (siehe Seite 189); denn neue Impulse und die Vertrautheit mit einer Gruppe und ihrem Lehrer braucht jeder, der sich ernsthaft mit Yoga befasst.

## Tipps für die Yoga-Technik

Es gibt beim Üben der Asanas zwei Zustände: den artistischen, der Gelenkigkeit voraussetzt, sowie den eigentlich asanischen, den entspannten oder yogischen Zustand. Ein Asana besteht aus drei Phasen, wobei der Kern die yogische Phase ist: Während der dynamischen Phase gehen Sie in die Haltung hinein; die entspannende, meditative, yogische Phase ist das Darinnensein im Asana; während der dritten Phase, der Schlussphase, gehen Sie dynamisch aus der Übung heraus.

Ein technisches Problem bereiten die Übergänge von einem zum folgenden Asana. Deshalb brauchen Sie Asana-Reihen. Einige davon haben Sie bereits kennengelernt (siehe Seite 75 und 78). Dabei lautet der Grundsatz: erst die Haltung – dann die Gegenhaltung; oder eine Beugung in eine Dehnung übergehen lassen oder den geringsten Kraftaufwand für das Einnehmen des folgenden Asanas, den sogenannten Fließsatz, anwenden. Außerdem sollte das Heraus- und Hineingehen in die einzelnen Asana-Folgen tierisch-hindurch-dehnend und nicht mechanisch-bewegt sein. Der Übende gelangt also harmonisch-ästhetisch von einem Asana zum nächsten.

## Stets beide Seiten trainieren

Kernstück des Übens ist die Zweiseitigkeit. Trainieren Sie mit Nachdruck Ihre schwächere Seite. Das fördert nicht nur Ihre körperliche Leistungsfähigkeit, sondern es stärkt auch Ihre energetische Aufladung sowie Ihren Charakter. Führen Sie die Asanas und das Pranayama zusammen durch, lediglich das Einstudieren erfolgt hintereinander.

Ein wichtiger Grundsatz lautet: »Der Yogi übt ohne Krücken.« Er braucht keine fremden Hilfen. Halten Sie beim Üben Ihre Wirbelsäule unbedingt senkrecht gerade. Sie ist die zentrale Achse, der »Stab des Meru« (meru-danda), die Erdachse des Körpers.

Zur Erklärung: Das hinduistische Universum wird als Abfolge von konzentrischen Inseln dargestellt, die sich über dem heiligen Berg Meru drehen. Diese

### Info: Atmen Sie immer durch die Nase ein und aus

Vergessen Sie die Atmung in der yogischen Phase des Asanas nicht! Grundsätzlich wird durch die Nase geatmet. Die Regel ist der sogenannte senkrechte Atem mit leicht kontrollierter Bauchwand, damit es zu einer **Rundum-Atmung**, das heißt einer Bauch-, Flanken- und Rückenatmung, kommt (siehe Seite 121). Atmen Sie in haltungsblockierte Körperstellen hinein. Dehnen Sie das Ausatmen stets ein wenig über die natürliche Länge aus. Atmen Sie passiv (eshaft) aus, und lassen Sie sich in die Ausatmung gleichsam hinabsinken.

kosmische Achse wird mit der menschlichen Wirbelsäule verglichen. Steißbein, Wirbelsäule und Nacken bilden beim Üben eine Gerade. Steht die Wirbelsäule im Sitzen senkrecht, befindet sie sich in einem schwebenden Gleichgewicht, der meditativen Ruhehaltung (siehe Seite 83).

## Die rechte Gesundheitspflege

Einmal in der Woche sollten Sie mit dem Üben aussetzen, nach dem Motto »nicht Fanatismus, sondern Rhythmus!«. Der Erfahrene schätzt den Sechs-Tage-Rhythmus des Übens. Ist dies zu viel, dann machen Sie mindestens an jedem dritten Tag die Asanas. Bei einer längeren Unterbrechung lässt die erreichte Wirkung schnell wieder nach. Außerdem verlieren Sie bei einer mehr als drei Tage dauernden Pause etwa ein Fünftel Ihrer maximalen Muskelkraft. Der Schmerz ist Ihr Freund; er muss sich mit der Zeit in ein Wohlgefühl umwandeln. Das ist das verlässliche Zeichen für richtiges Üben. Schränken Sie Geschlechtsverkehr im ersten halben Jahr stark ein (Stausee-Prinzip). Beachten Sie weiterhin das Arndt-Schultz-Gesetz: Leichte Reize fördern die Lebenskraft, stärkere hemmen sie, und stärkste zerstören sie.

### Üben Sie unbekleidet

Oberstes Ziel ist die Entspannung in einem Asana; sie ist die wichtigste Wirkung der Yoga-Haltung. Mittelpunkt jedes Asanas ist das entspannte Gesicht nach den S.A.T.-Grundsätzen (siehe Seite 32). Verzichten Sie auf Zigaretten und Alkohol.

Jede Belastung des Hautfelds mit Scham (Kleidung) als Tabu führt auf die Dauer zu Tonusfixierungen der Muskulatur, zu Arrhythmien (Unregelmäßigkeiten) der Atmung und zu Haltungs- und Bewegungsfehlern, die Ihnen sicher nicht bewusst werden. Diese wirken sich aber vor allem auf die Beckenbodenmuskulatur, den mitmenschlichen Umgang und die Partnerfindung sowie -bindung bionegativ aus. Tabufelder des Körpers werden durch bewusste Entspannung wieder neu sensibilisiert, die Tiefenseele wird geheilt.

> _ *Durch das Üben der Asanas soll neben der Gesundung die Freiheit der Persönlichkeit und des Denkens erreicht werden. Ziel des rein körperlichen Übens ist die Harmonie des animalischen Nervensystems mit dem autonomen.* _

## Die kontemplative Versenkung

Jedes Asana hat seinen besonderen Punkt im Körper, auf den der Übende während der yogischen Phase seine Aufmerksamkeit rhythmisch lenkt. Das ist die Asana-Körpermeditation. Ich verstehe darunter eine wellenhafte Hinführung der Aufmerksamkeit zur betreffenden Stelle des Körpers. Bei der Ausatmung endet jeweils diese meditative Hinführung, um mit der Einatmung erneut zu beginnen. Durch die Entspannung bringt der Übende seine Aufmerksamkeit zuerst in die Muskulatur, dann in das Leibesinnere zu den Organen und zuletzt in die Knochen. Er versinkt durch die räumliche Grenze des Bodens (Entspannungseffekt) und scheint frei im Raum zu schweben, geistig im Akasha. Er weiß nicht mehr, wo er ist. Jetzt wirken genau dosierte Stressoren auf die Organfunktionen ein. Der Übende steigert sich später durch die Entspannung (S.A.T.) geistig in die Sphäre der magischen (imaginativen) Bilder. Das Bewusstsein setzt heilsame Bilder, die sich im Alltag leiblich verwirklichen.

### Nicht zu lang entspannen!

Das S.A.T. soll nicht länger als zehn Minuten dauern, weil sonst die Gefahr besteht, dass der Kreislauf zu sehr absackt. Das Ende des Asana-Übens ist gleich dem des S.A.T. Das Wiedererwachen erfolgt über das Hindurchdehnen und Straffen durch die Atmung. Die Formel für den Wachtonus lautet: »Das Wohlgefühl hält lange an.«
Die Versöhnung mit dem Körper, die vor allem im Savasana (siehe Seite 14) oder im Lotossitz (4 F) erreicht wird, bedeutet auch ein wohlwollendes Sprechen mit den Organen. Beispiel: »Herz schlägt kräftig und gleichmäßig ruhig.«

## Ein Wort zum Schmerz

Er ist immer ein Signal des Ungleichgewichts (siehe Seite 11). Er kann auch dann vorhanden sein, wenn er noch unter der Empfindungsschwelle liegt. Erst im speziellen Asana wird er frühdiagnostisch entdeckt und ist Indikator (Hinweis) einer organischen Asymmetrie oder Fehlpolarisation. Die drei Erlebnisstufen bei den Asanas sind:
1. Der auslösende Schmerz, das heißt der Widerstand zwischen dem Innen und dem Außen als Mangel an Freiheit des Übenden und seiner Verstrickung in Konflikten des Ich mit dem eigenen Leib (Gegen-Ich), samt all ihren Wirkungen im Sozialfeld (Umfeld).
2. Die Versöhnung zwischen dem Innen und dem Außen. Der Konflikt ist beendet. Durch das unendliche Nachgeben beim Hineingehen in die Schmerzbereiche eines Asanas löst sich der Schmerz auf und damit die betreffenden Krankheitsfelder.
3. Die Sättigung im Asana, auch als Ermüdung bemerkbar, bewirkt die zeitliche Begrenzung eines jeden Asanas.

### Info: So können die Übungen sinnvoll eingeteilt werden

Um die Asanas besser verstehen zu können, teile ich sie folgendermaßen ein:
- Nach Kriterien der Schöpfung (Tiere, Pflanzen) und nach Kriterien der Lage und Haltung zur Erde (Raum)
- In die drei Positionen von Stehen, Sitzen und Liegen
- In die reine Gestalt (Runen-Asanas)
- In diese vier Radikale: Dehnung – Streckung (Sedieren), Beugung – Pressung (Tonisieren), Verdrehung (Wirbeltherapie) und Umkehrung (Magnetismus).

## Übung 1 F
*Siddhasana – Schmerzsitz/Erfolgssitz*

**Übungsdauer:** mindestens 10 Sekunden, höchstens 1 Minute

**Wirkung:** Dieses Asana hat eine ähnliche Wirkung wie Samasana (1 Ü) und Swastikasana (2 Ü). Es kommt darüber hinaus zu einer Dehnung der Fußareale, der Reflexzonen. Die Beeinflussung der großen Zehen wirkt heilsam für die Wirbelsäule. Steht dazu die Ferse im After und übt Druck aus, so ist das gut gegen Hämorrhoiden. Sämtliche Organe werden angeregt. Siddhasana ist eine sehr gute Haltung für Mula bandha (siehe Seite 122).

## Übung 2 F
*Bajrasana – Gleichseitiges Dreieck*

**Übungsdauer:** mindestens 30 Sekunden, höchstens 3 Minuten

**Wirkung:** Eine Übung für Frauen; sie stellt eine gute Hilfe bei der monatlichen Blutung dar. Sie bewirkt außerdem eine Spreizung der Hüftgelenke und eine Dehnung der inneren Oberschenkel; gleichzeitig wird der Schultergürtel gelockert und der Beckenraum besser durchblutet.

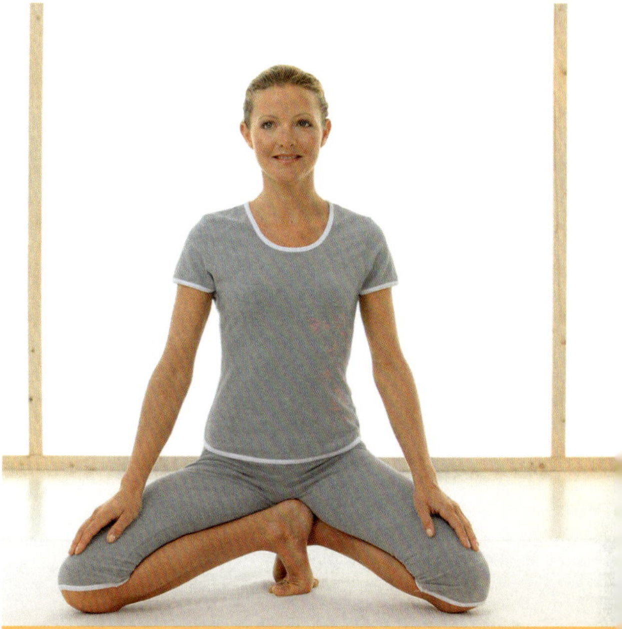

Übung 1 F
*Siddhasana – Schmerzsitz/Erfolgssitz*

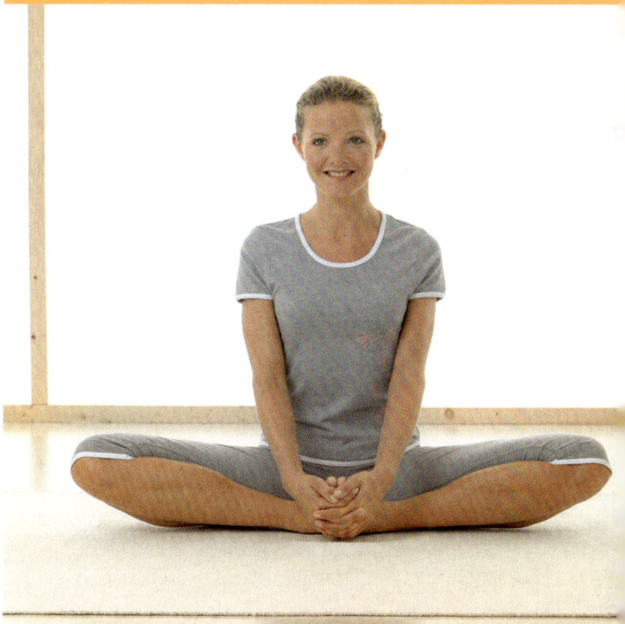

Übung 2 F
*Bajrasana – Gleichseitiges Dreieck*

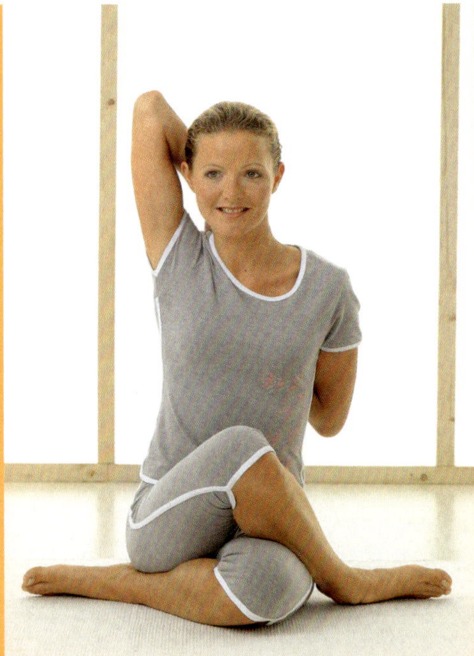

Übung 3 F
*Gomukhasana – Kuhgesicht*

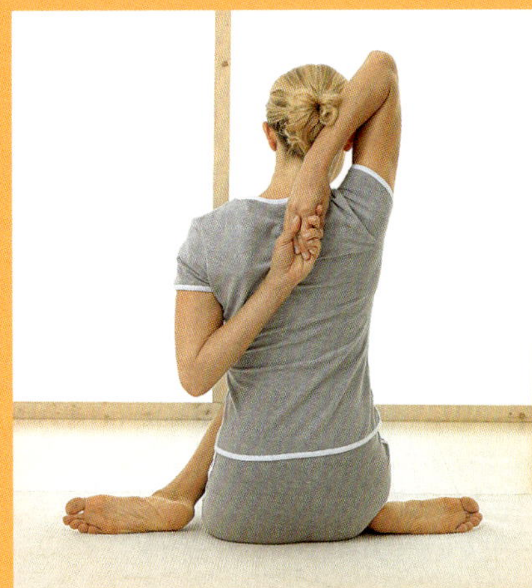

Übung 3 F
*Gomukhasana – Kuhgesicht (Rückansicht)*

## Übung 3 F

*Gomukhasana – Kuhgesicht*

**Tipp:** Machen Sie sich bei jeder Übungsreihe immer wieder zwischendurch bewusst, welches große Glück Sie haben, dass Sie auf diese Weise trainieren dürfen.

**Übungsdauer:** mindestens 15 Sekunden, höchstens 2 Minuten

**Wirkung:** Nur kurz, also eine Minute geübt, regt die Haltung die Sexualität an. Die Heilung von Gliederschmerzen und Rheuma wird angekurbelt. Die Übung lockert den Schultergürtel und macht ihn geschmeidig; die überkreuzte Beinhaltung übt eine positive Wirkung auf die Hüftgelenke aus, der Armumgriff hilft bei Rundrücken; durch den hochgenommenen Arm wird außerdem die Halswirbelsäule gekräftigt.

**Zusammengefasst:** Die Übung beeinflusst die Segmente der Wirbelsäule und verjüngt sie. Das Kuhgesicht zählt zu den heilsamsten Gelenkübungen des Hatha-Yoga überhaupt.

## Übung 4 F
*Padmasana – Lotossitz*

**Übungsdauer:** mindestens 15 Sekunden, höchstens 3 Minuten

**Wirkung:** Der Lotossitz ist für die Meditation bestens geeignet. Es findet eine verstärkte Blutzufuhr zum Gehirn statt. Das Asana ist außerdem gut für die bioelektrische Aufladung und die Polarisierung der Energie. Weiterhin wird die Gelenkigkeit von Beinen und Füßen verbessert, die Wirbelsäule gekräftigt und die Organdurchblutung angeregt. Die Kopfnerven erfahren eine Stärkung. Die Hände sind auf diesem Foto im Jnana mudra.

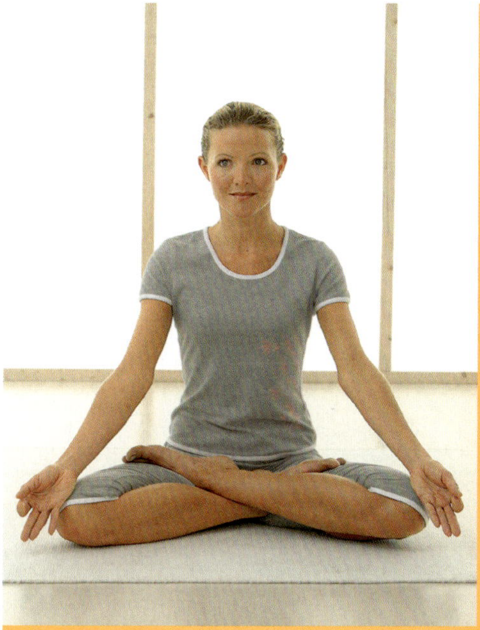

Übung 4 F
*Padmasana – Lotossitz*

## Übung 5 F
*Karmasukasana – Leichtehaltung*

**Übungsdauer:** mindestens 15 Sekunden, höchstens 1 Minute

**Wirkung:** Das Asana hat den gleichen Effekt wie der Lotossitz (oben). Es findet ebenfalls eine verstärkte Blutzufuhr zum Gehirn statt. Die Haltung ist gut für die bioelektrische Aufladung und die Polarisierung der Energie. Zudem verbessert sie die Gelenkigkeit von Beinen und Füßen, sie kräftigt die Wirbelsäule und regt die Organdurchblutung an.

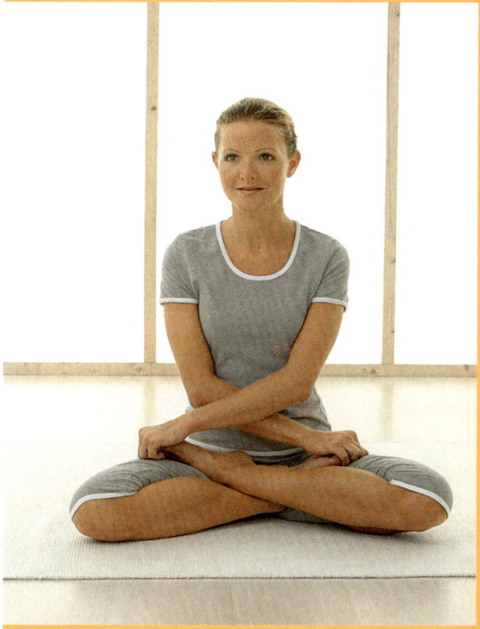

Übung 5 F
*Karmasukasana – Leichtehaltung*

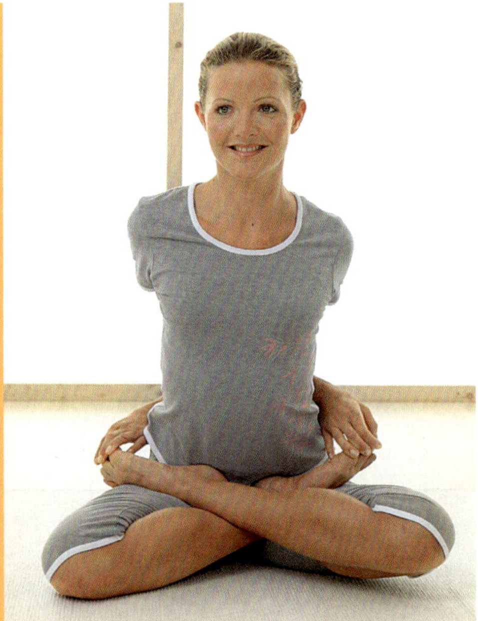

Übung 6 F
*Baddha padmasana – Lotos-Umgriff*

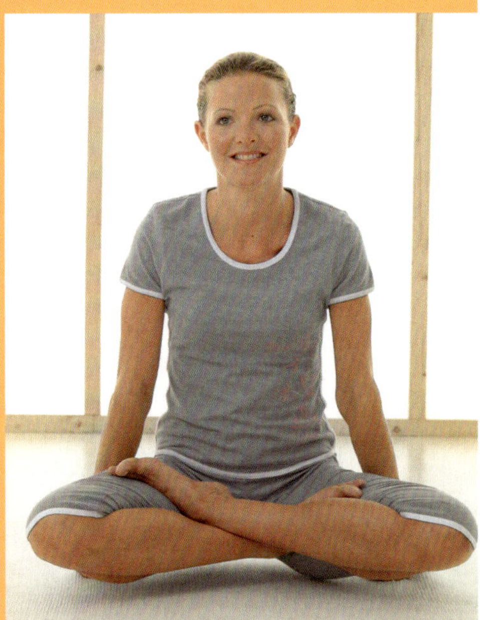

Übung 7 F
*Tolasana – Einfacher Lotoshahn*

## Übung 6 F

*Baddha padmasana – Lotos-Umgriff*

**Übungsdauer:** mindestens 10 Sekunden, höchstens 1 Minute

**Wirkung:** Diese Haltung ist nur möglich, wenn Sie sehr gelenkig sind, vor allem im Schulterbereich. Sie wirkt einer Kyphose (konvexen Krümmung der Wirbelsäule) entgegen und verbessert durch die Brustkorbdehnung Asthma. Es kommt darüber hinaus zu einer Beeinflussung der Spinalnerven (Rückenmarksnerven).

## Übung 7 F

*Tolasana – Einfacher Lotoshahn*

**Übungsdauer:** mindestens 10 Sekunden, höchstens 30 Sekunden

**Wirkung:** Ähnlich wie beim Lotossitz (4 F) findet eine verstärkte Blutzufuhr zum Gehirn statt. Die Gelenkigkeit von Beinen und Füßen wird verbessert und die Wirbelsäule gekräftigt. Die Haltung regt die Durchblutung der Organe an und bringt vor allem der Muskulatur der Arme Stärkung.

## Übung 8 F

*Kukkutasana – Hoher Lotoshahn*

**Übungsdauer:** mindestens 10 Sekunden, höchstens 1 Minute

**Wirkung:** Die Übung verbessert Ihre Konzentration und kräftigt die Armmuskulatur sowie die Schultergelenke. Auch die Bauchmuskeln und die Hüften werden gestärkt. Wie im Lotossitz (4 F) wird die Blutzufuhr zum Gehirn angekurbelt. Die Gelenkigkeit der Beine und Füße verbessert sich, die Wirbelsäule erfährt Kräftigung.

## Übung 9 F

*Yoga mudra padmasana – Yogamudra im Lotos*

**Tipp:** Sie können auch auf das rechte und das linke Knie einen Kniekuss (der Mund geht in Richtung Knie) machen; dieser hat eine positive Wirkung auf die Lendenwirbelsäule.

**Übungsdauer:** mindestens 30 Sekunden, höchstens 2 Minuten

**Wirkung:** Hier findet eine gute Einwirkung auf die Eingeweide statt. Die Biegsamkeit der Wirbelsäule wird gefördert. Das Asana dient der Vorbeugung und Heilung bei Rheuma, Gicht und Arthrose. Die Halswirbelsäule wird gelockert und gleichsam gefestigt.

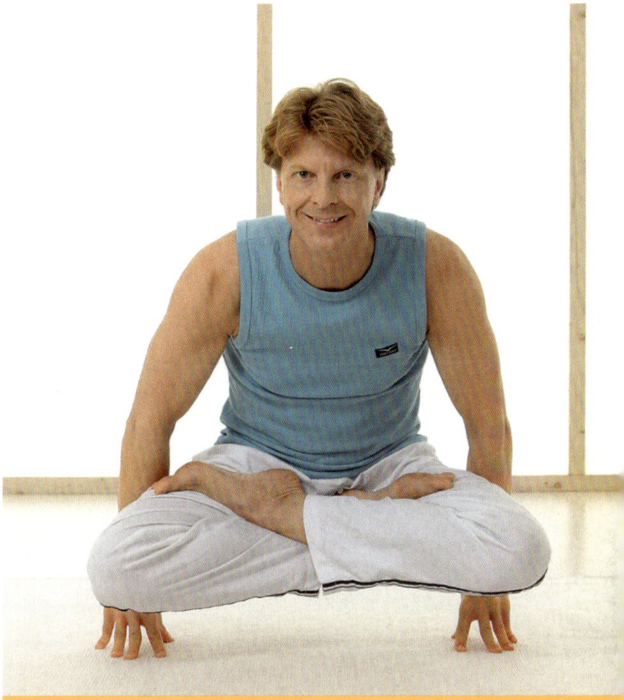

Übung 8 F
*Kukkutasana – Hoher Lotoshahn*

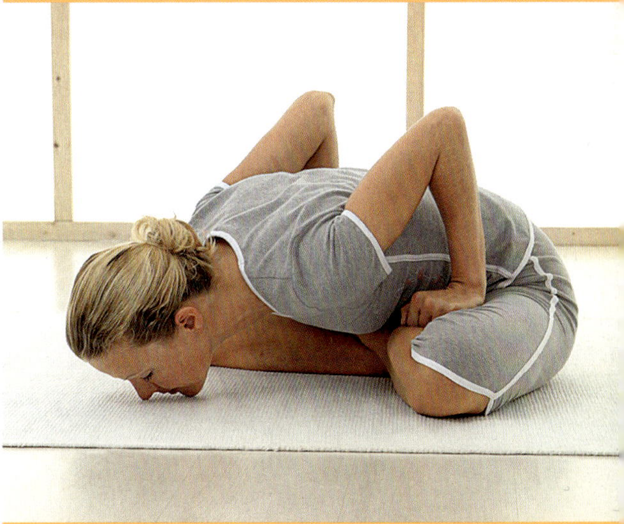

Übung 9 F
*Yoga mudra padmasana – Yogamudra im Lotos*

## Übung 10 F

*Utthita padahastasana – Erhobener Standkniekuss*

**Tipp:** Dieses Asana stellt eine sehr gute Vorübung für die spätere Meditation dar, was oft übersehen wird.

**Übungsdauer:** mindestens 10 Sekunden, höchstens 30 Sekunden

**Wirkung:** Hier liegt eine Konzentrationsübung ersten Ranges vor. Sie wirkt positiv auf die Bauchspeicheldrüse sowie auf die Leber und beeinflusst den Ischiasnerv heilsam. Das Asana dient außerdem der allgemeinen Polarisierung der Körperfunktionen, es sorgt für äußeres Gleichgewicht und die Regulierung der Organfunktionen.

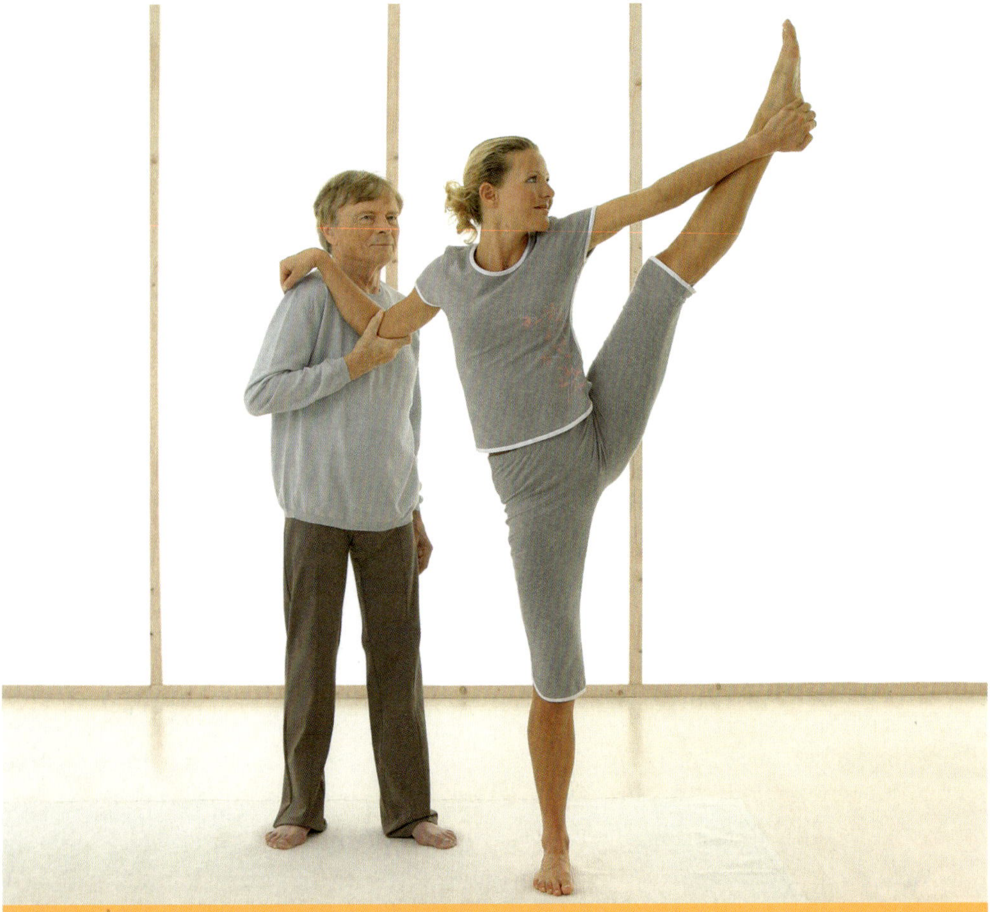

Übung 10 F

*Utthita padahastasana – Erhobener Standkniekuss*

## Übung 11 F

*Garwasana – Sitzender Embryo*

**Tipp:** Wollen Sie Ihren Gleichgewichtssinn stärken, ist diese Übung gut geeignet.

**Übungsdauer:** mindestens 10 Sekunden, höchstens 30 Sekunden

**Wirkung:** Dieses Asana erfordert große Gelenkigkeit. Alle Gelenke und Muskeln werden heilsam beeinflusst. Es ist eine Massage für die Eingeweide und eine Anregung der peripheren Durchblutung.

## Übung 12 F

*Pranasana – Lebenshaltung*

**Tipp:** Vergessen Sie nicht, diese Haltung auch mit der anderen Seite durchzuführen; links (siehe Foto) ist sie jedoch wirksamer. Der linke Fuß wird als Halber Lotos in die rechte Leiste gelegt. Mit der linken Fußsohle wird die Leber gepresst; das ist der mechanische Teil; er wird überhöht durch den magnetischen Teil, den die Fußsohle in dieser Lage ausübt.

**Übungsdauer:** mindestens 10 Sekunden, höchstens 1 Minute

**Wirkung:** Es kommt zu einer effektiven Pressung der rechten Seite. Diese bewirkt einen Einfluss auf die Leber; auf der anderen Seite, mit dem anderen Fuß, beeinflusst die Pressung die Funktionen von Milz und Pankreas positiv. Außerdem bringt die Lebenshaltung eine laterale (seitliche) Dehnung der Wirbelsäule und stellt eine wunderbare Therapie für die Bandscheiben dar.

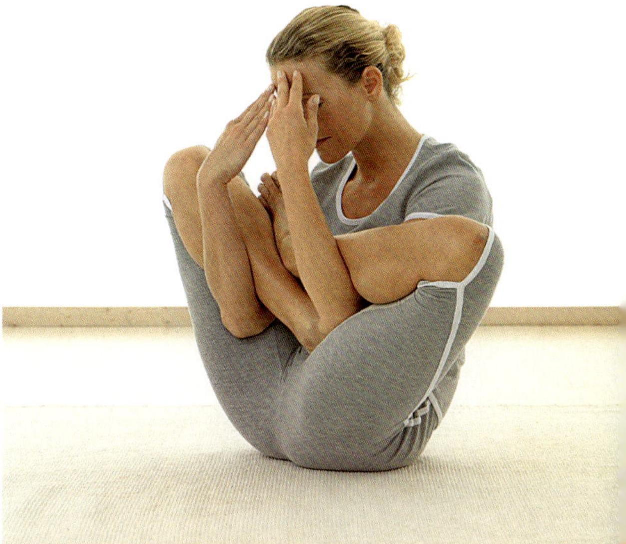

Übung 11 F
*Garwasana – Sitzender Embryo*

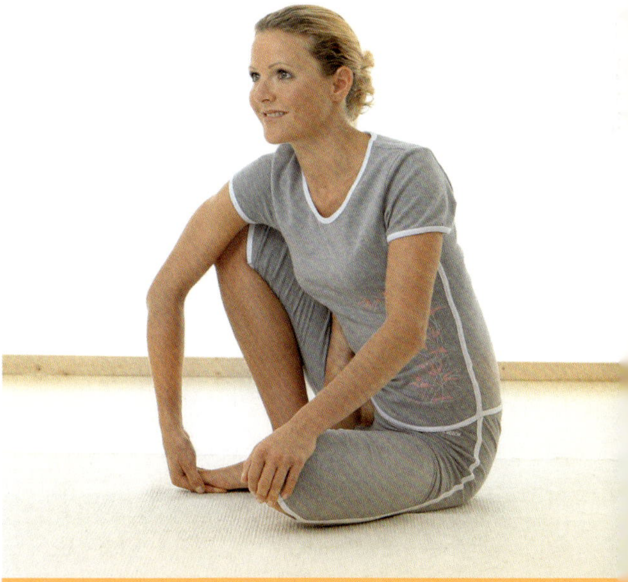

Übung 12 F
*Pranasana – Lebenshaltung*

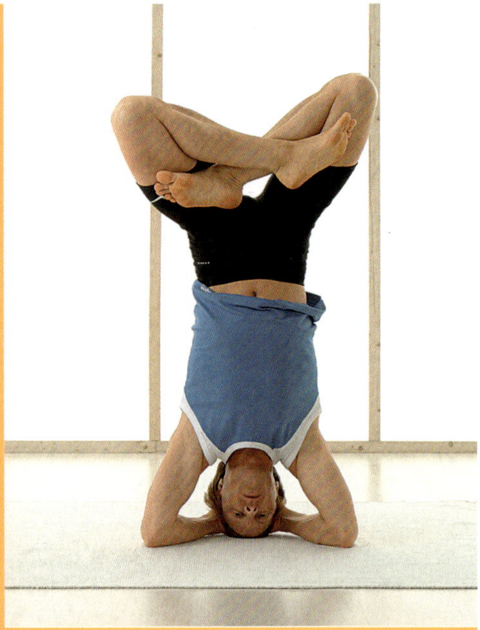

Übung 13 F
*Urdhva padma sirsasana – Lotoskopfstand*

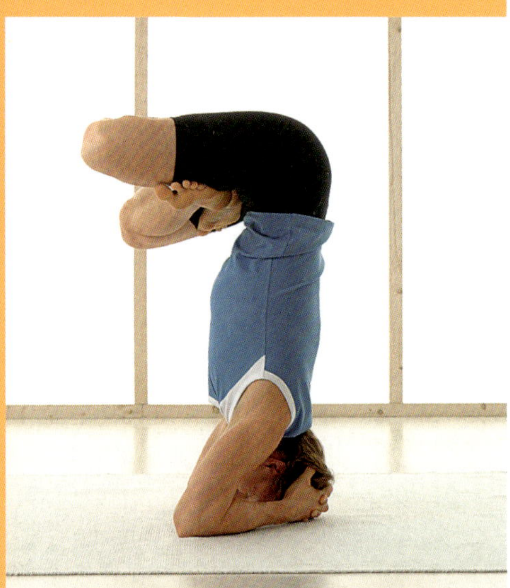

Übung 14 F
*Pinda sirsasana – Tiefer Lotoskopfstand*

## Übung 13 F

*Urdhva padma sirsasana – Lotoskopfstand*

**Übungsdauer:** mindestens 20 Sekunden, höchstens 1 Minute

**Wirkung:** Dieses Asana wirkt wie der Kopfstand (10 Ü), die Gehirndurchblutung ist sogar noch besser. Ebenso haben Sie hier Effekte wie beim Lotossitz (4 F), es wird also die Gelenkigkeit von Beinen und Füßen verbessert.

## Übung 14 F

*Pinda sirsasana – Tiefer Lotoskopfstand*

**Übungsdauer:** mindestens 20 Sekunden, höchstens 1 Minute

**Wirkung:** Wie bei Sirsana (10 Ü) wird die Gehirndurchblutung beeinflusst; auch der Effekt des Lotossitzes (4 F), die Förderung der Gelenkigkeit von Beinen und Füßen, wird hier spürbar. Darüber hinaus werden Rippen, Rücken und Becken besonders gedehnt. Es kommt außerdem zu einer stärkeren Beckendurchblutung.

## Übung 15 F

*Urdhva padma sarvangasana – Hohe Lotoskerze*

**Übungsdauer:** mindestens 15 Sekunden, höchstens 1 Minute

**Wirkung:** Das Asana beeinflusst die Wirbelsäule stark und heilt Verstopfung. Es fördert die Geschmeidigkeit der Knie- und Hüftgelenke und wirkt ebenso wie die Geschlossene Kerze (12 Ü) stoffwechselanregend.

## Übung 16 F

*Pinda sarvangasana – Tiefe Lotoskerze*

**Übungsdauer:** mindestens 15 Sekunden, höchstens 1 Minute

**Wirkung:** Auch die Tiefe Lotoskerze heilt Verstopfung und regt den Stoffwechsel an. Sie fördert wie die Hohe Lotoskerze (oben) die Geschmeidigkeit der Knie- und Hüftgelenke, darüber hinaus wirkt die Haltung stark auf die Wirbelsäule und die Eingeweide.

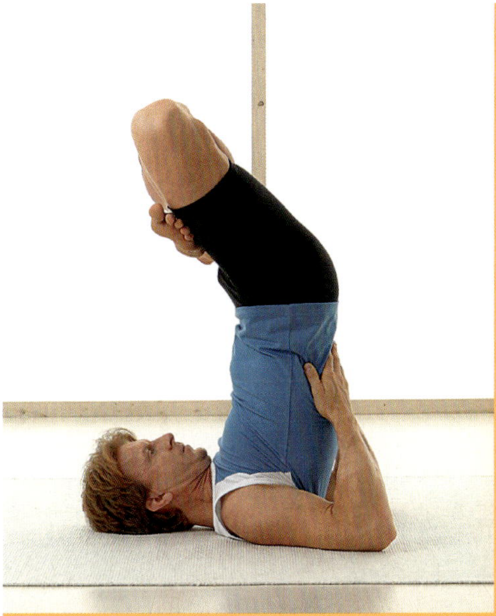

Übung 15 F
*Urdhva padma sarvangasana – Hohe Lotoskerze*

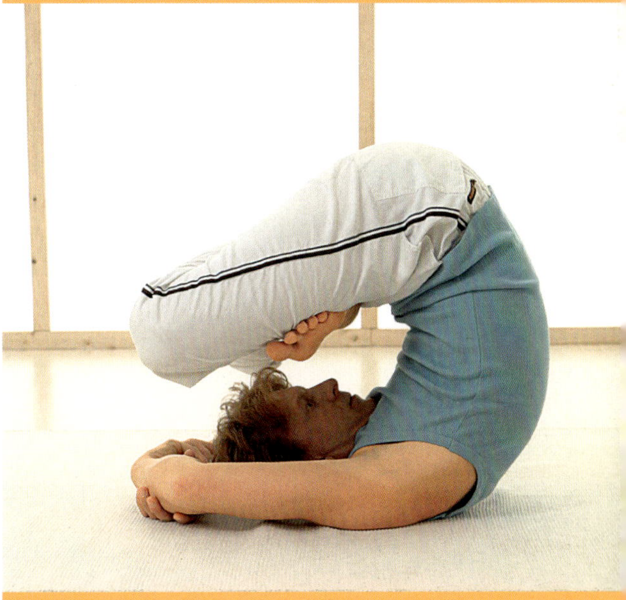

Übung 16 F
*Pinda sarvangasana – Tiefe Lotoskerze*

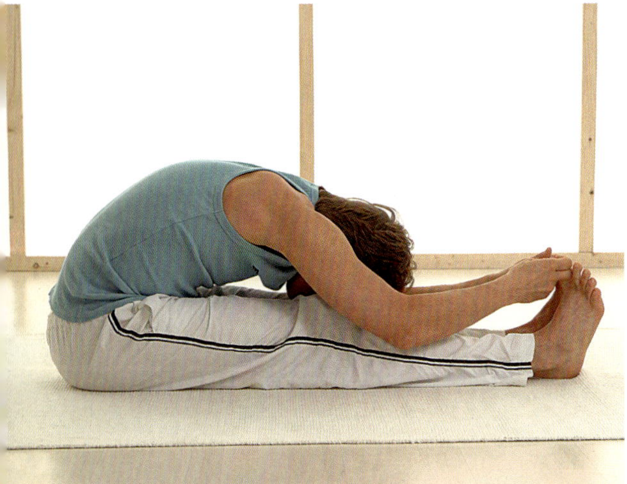

Übung 17 F
*Paschimottasana – Sitzkniekuss*

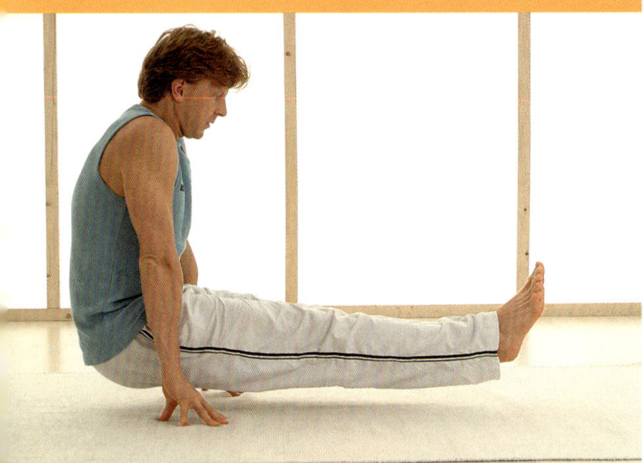

Übung 18 F
*Angusthasana – Fingerstand-Beinwaage*

## Übung 17 F

*Paschimottasana – Sitzkniekuss*

**Übungsdauer:** mindestens 10 Sekunden, höchstens 1 Minute

**Wirkung:** Dieses Asana wirkt wie der Hohe Sitzkniekuss (14 Ü), gilt jedoch nicht als Konzentrationsübung. Es kräftigt ebenfalls die Eingeweide, kurbelt die Verdauung sowie die Funktionen von Leber und Milz an und verbessert die Blutzirkulation in den Organen bis hin zum Gehirn. Auch diese Haltung treibt den Blutdruck in die Höhe und ist empfehlenswert für Menschen mit zu niedrigem Blutdruck. Sie gilt als klassische Kreislaufstärkung. Der Sitzkniekuss ist gut gegen Hämorrhoiden und Diabetes. Außerdem bewirkt er eine Dehnung der Rückenmuskulatur und übt einen positiven Effekt auf das Sonnengeflecht aus.

## Übung 18 F

*Angusthasana – Fingerstand-Beinwaage*

**Tipp:** Hier sind Vorübungen angesagt. Sie bewegen sich beispielsweise im Vierfüßlerstand auf den Fingerspitzen vorwärts oder führen die Fingerstand-Beinwaage mit den Fersen auf dem Boden durch.

**Übungsdauer:** mindestens 5 Sekunden, höchstens 20 Sekunden

**Wirkung:** Angusthasana kräftigt die Finger sowie die Arme und den Schultergürtel. Zudem stärkt es die Bauch- und Nackenmuskulatur. Die Fingerhaltung löst einen unerwarteten Effekt aus, eine bessere Durchblutung des Stirnhirns.

## Übung 19 F

*Hanumanasana – Spagat*

**Tipp:** Als Vorübung für Hanumanasana wird der Bogenschütze im Stand (32 F) empfohlen.

**Übungsdauer:** mindestens 15 Sekunden, höchstens 30 Sekunden

**Wirkung:** Das Asana heilt Beinschäden und stärkt alle beteiligten Muskeln; vor allem die Muskulatur auf der Hinterseite der Beine sowie die Hüftgelenksbänder erfahren eine sehr kräftige Durchblutung. Darüber hinaus entspannt der Spagat die Hüften; auch Darm und Wirbelsäule werden gut angeregt.

## Übung 20 F

*Upavistha konasana –*
*Sitzende Gabelkreuzbiegehaltung*

**Übungsdauer:** mindestens 10 Sekunden, höchstens 30 Sekunden

**Wirkung:** Dieses Asana zieht die gleichen Wirkungen wie der Sitzkniekuss (17 F) nach sich, also Verdauungsförderung, Kräftigung der Eingeweide, Verbesserung der Blutzirkulation, Stärkung des Kreislaufs und natürlich die Dehnung der Rückenmuskulatur. Zusätzlich werden noch die Innenseiten der Oberschenkel und die Lendenwirbelsäule gedehnt. Nicht zu vergessen ist außerdem der positive Effekt für das vegetative Nervensystem.

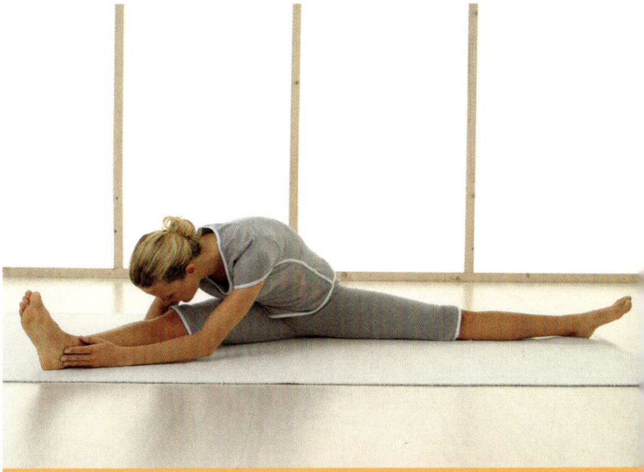

Übung 19 F
*Hanumanasana – Spagat*

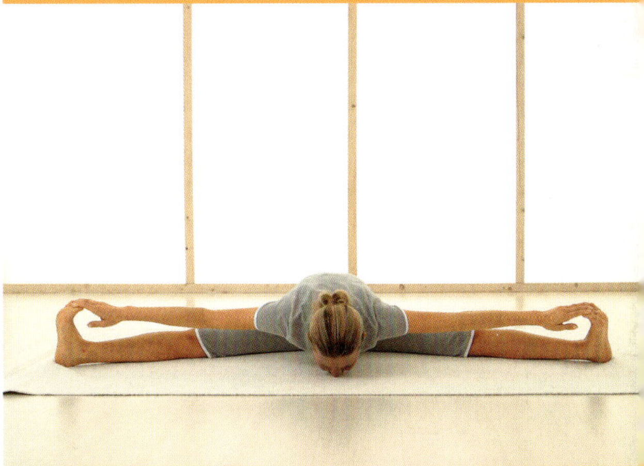

Übung 20 F
*Upavistha konasana –*
*Sitzende Gabelkreuzbiegehaltung*

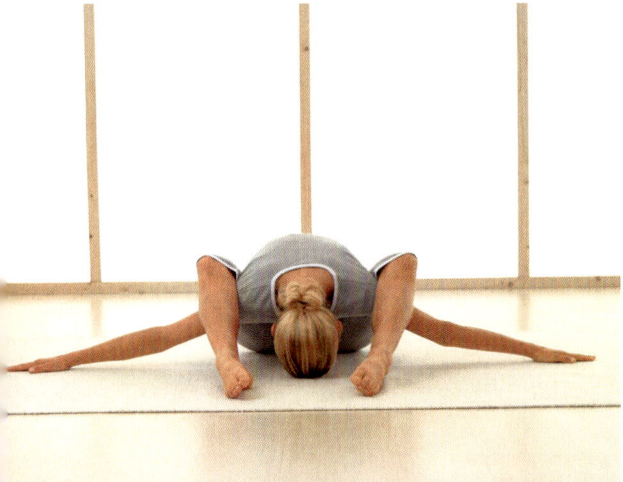

Übung 21 F
*Kurmasana II – Mittlere Schildkröte*

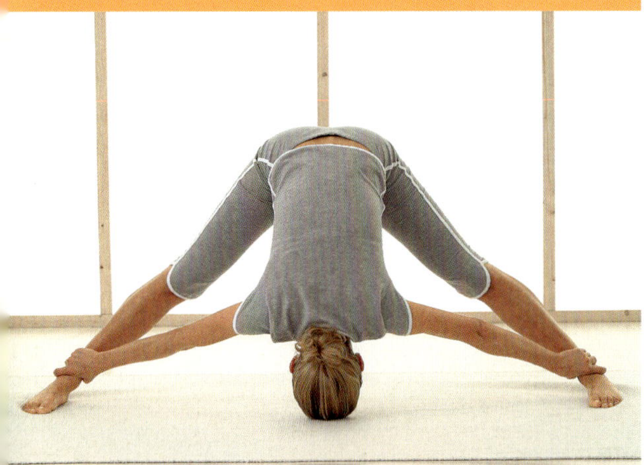

Übung 22 F
*Biwaktapada padahastasana – Gabelkopfstand*

## Übung 21 F
*Kurmasana II – Mittlere Schildkröte*

**Übungsdauer:** mindestens 15 Sekunden, höchstens 1 Minute

**Wirkung:** Die Übung verlangt eine große Geschmeidigkeit. Sie verbessert die Durchblutung der Bauchorgane und dehnt die Wirbelsäule sowie die Hüftgelenke.

## Übung 22 F
*Biwaktapada padahastasana – Gabelkopfstand*

**Übungsdauer:** mindestens 15 Sekunden, höchstens 1 Minute

**Wirkung:** Die Haltung erfrischt und belebt die Bauchorgane. Sie bewirkt eine Dehnung der Lendenwirbelsäule sowie der Oberschenkel-Innenseiten. Nach einiger Zeit des Übens werden Sie eine Verbesserung der Atmung bemerken. Ähnlich wie beim Kopfstand (10 Ü) wird auch hier der Kreislauf angeregt und die Gehirndurchblutung verbessert. Das Asana ist bei Menschen mit niedrigem Blutdruck angezeigt.

## Übung 23 F
*Hangsasana – Schwan*

**Tipp:** Wenn Sie unter hohem Blutdruck und/oder Herzproblemen leiden, sollten Sie diese Haltung nicht durchführen!

**Übungsdauer:** mindestens 15 Sekunden, höchstens 1 Minute

**Wirkung:** Der Schwan wirkt ebenso wie der Pfau gegen Diabetes. Für diese Übung brauchen Sie nicht ganz so viel Kraft wie für Mayurasana (siehe unten). Die Handgelenke werden gestärkt.

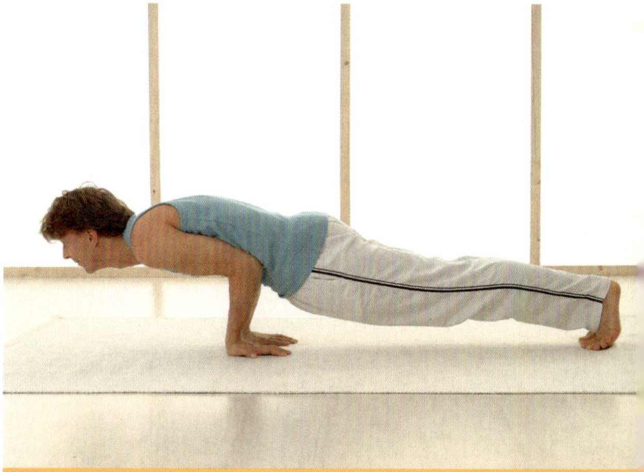

Übung 23 F
*Hangsasana – Schwan*

## Übung 24 F
*Mayurasana – Pfau*

**Tipp:** Vorsicht bei Bluthochdruck und Herzbeschwerden!

**Übungsdauer:** mindestens 10 Sekunden, höchstens 30 Sekunden

**Wirkung:** Das Asana sorgt für eine bessere Durchblutung der Bauchspeicheldrüse. So ist es eine echte Spezialübung gegen Diabetes, vor allem gegen Alterszucker. Ihre Handgelenke werden massiv gestärkt, die Arme gelockert. Die Haltung ist auch dann gut wirksam, wenn Ihre Fußspitzen auf dem Boden stehen wie beim Schwan (siehe oben).

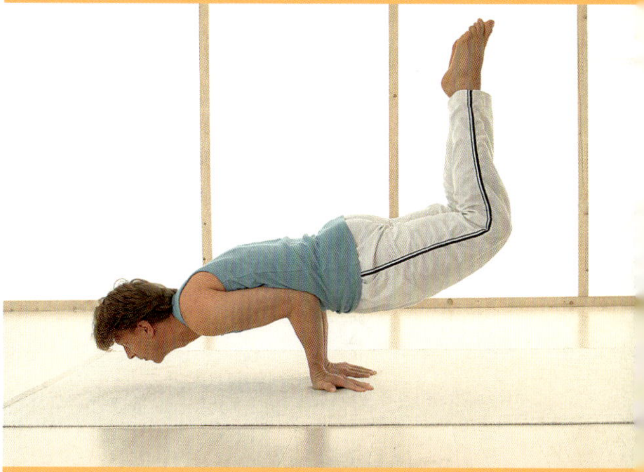

Übung 24 F
*Mayurasana – Pfau*

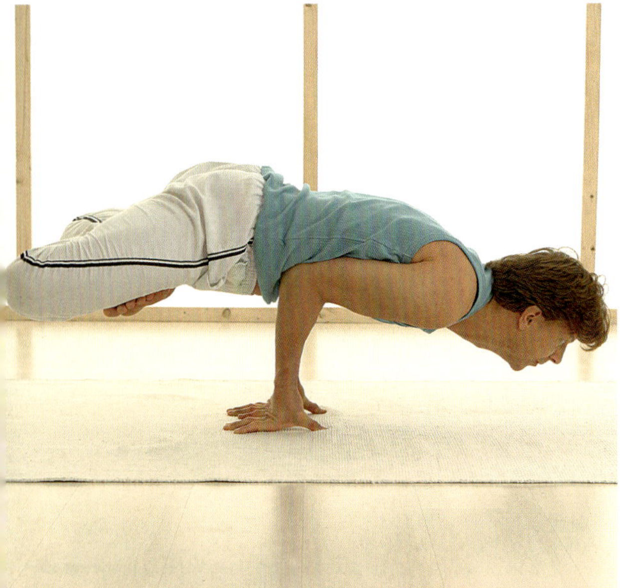

Übung 25 F
*Padma mayurasana – Pfauenlotos*

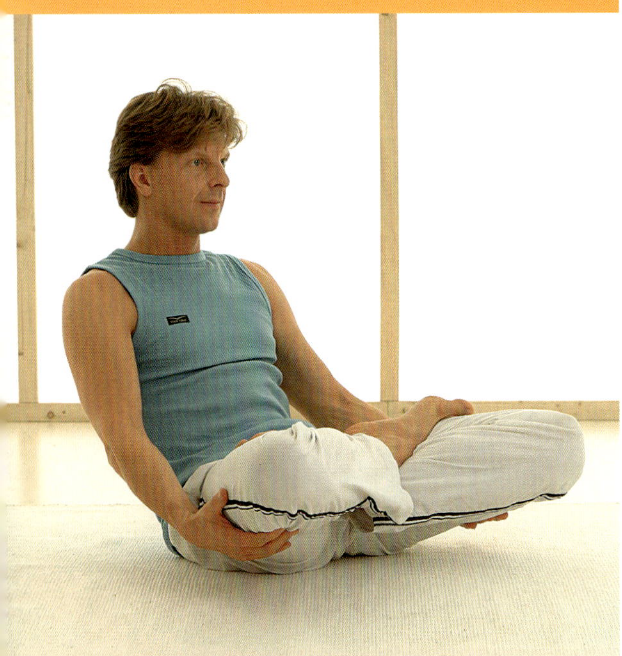

Übung 26 F
*Utthana padmasana – Lotos-Waage*

## Übung 25 F

*Padma mayurasana – Pfauenlotos*

**Übungsdauer:** mindestens 10 Sekunden, höchstens 30 Sekunden

**Wirkung:** Der Pfauenlotos sorgt wie der Pfau (24 F) für eine bessere Durchblutung der Bauchspeicheldrüse und ist daher sehr effektiv bei Diabetes. Die Handgelenke werden gestärkt, die Gelenkigkeit von Beinen und Füßen wird verbessert und die Wirbelsäule gekräftigt.

## Übung 26 F

*Utthana padmasana – Lotos-Waage*

**Übungsdauer:** mindestens 10 Sekunden, höchstens 1 Minute

**Wirkung:** Diese Haltung wird auch Nabeleinrenkung genannt. Sie hat vor allem einen positiven Einfluss auf die Beckenorgane.

## Übung 27 F

*Bjaghrasana – Tigersprung*

**Übungsdauer:** mindestens 10 Sekunden, höchstens 30 Sekunden

**Wirkung:** Der Tigersprung übt einen positiven Einfluss auf die Brust und die Brustorgane aus. Zudem bewirkt er eine Stärkung des gesamten Schultergürtels und eine bessere Gehirndurchblutung. Das Asana zählt zu den Konzentrationsübungen.

## Übung 28 F

*Yoganidrasana – Yogaschlaf*

**Übungsdauer:** mindestens 10 Sekunden, höchstens 1 Minute

**Wirkung:** Yogis nehmen dieses Asana für den »Winterschlaf« ein. Es erfordert außerordentliche Gelenkigkeit! Es regt den Stoffwechsel stark an und lockert die Gelenke. Die Haltung beeinflusst den Kreislauf und wirkt sehr beruhigend.

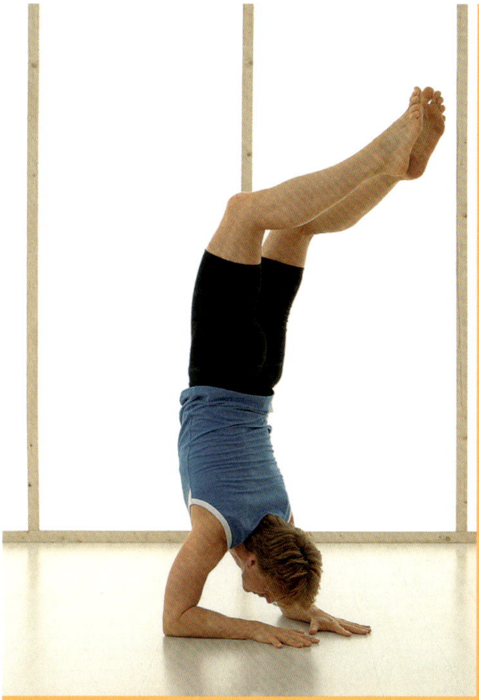

Übung 27 F
*Bjaghrasana – Tigersprung*

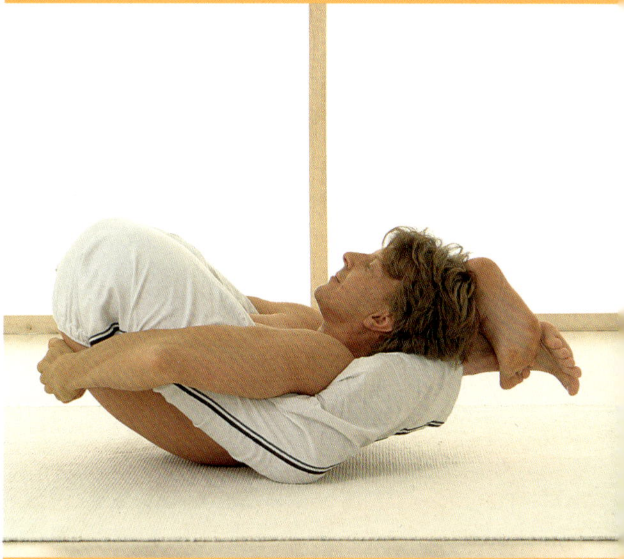

Übung 28 F
*Yoganidrasana – Yogaschlaf*

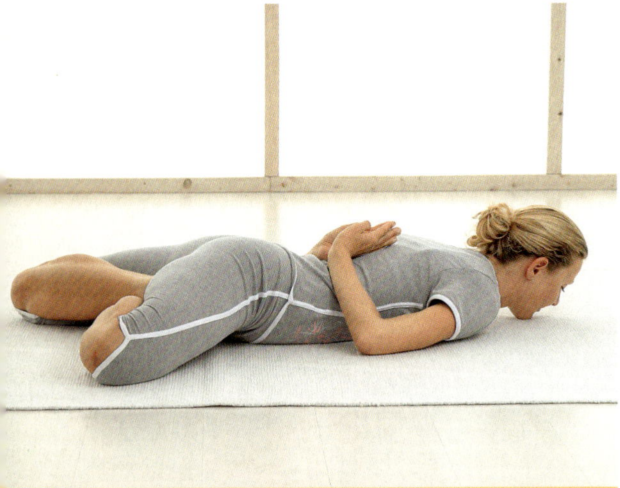

Übung 29 F
*Padma maharasana – Haifisch*

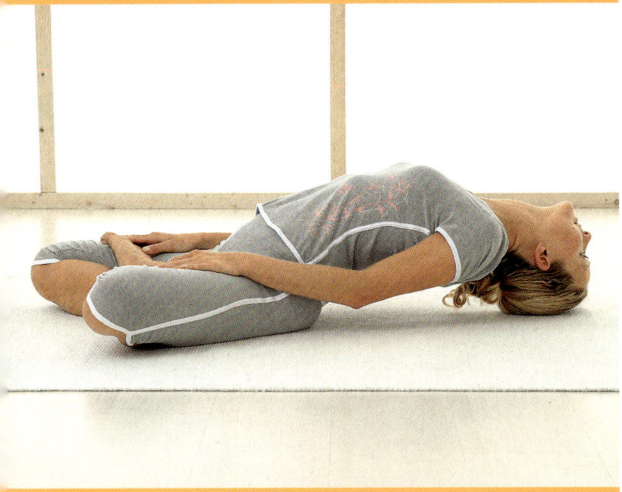

Übung 30 F
*Matsyasana – Großer Fisch*

## Übung 29 F

*Padma maharasana – Haifisch*

**Tipp:** Der Haifisch ist eine der großen Übungen des Power-Yoga.

**Übungsdauer:** mindestens 10 Sekunden, höchstens 1 Minute

**Wirkung:** Diese Haltung bringt eine starke Belebung der ganzen Wirbelsäule und des Schulterbereichs. Die Durchatmung wird gekräftigt. Durch die gestreckte Lotoshaltung werden die Hüftgelenke energetisch sehr stark beeinflusst.

## Übung 30 F

*Matsyasana – Großer Fisch*

**Übungsdauer:** mindestens 10 Sekunden, höchstens 1 Minute

**Wirkung:** Neben den Heilwirkungen des Lotossitzes (4 F) wird hier die gesamte Organdurchblutung, die des Gehirns inbegriffen, angeregt. Die Wirbelsäule wird gegen viele Leiden vorbeugend gestärkt, vor allem wird die Halswirbelsäule gelockert. Sie erfahren eine gute Durchblutung des Halsraums und des Gesichts. Daher wird der Große Fisch auch »Schönheitshaltung« genannt. Durch die Erweiterung des Brustraums bringt die Übung Erleichterung bei Asthma und Atembeschwerden. Frauen profitieren von der guten Durchblutung des Busens, er wird dadurch gefestigt und verjüngt. Insgesamt wird Fettgewebe abgebaut, die Bauch- und Beckenbodenmuskulatur erfährt eine Dehnung.

## Übung 31 F

*Padangusthasana – Einbein-Lotos-Zehenspitzenstand*

**Übungsdauer:** mindestens 10 Sekunden, höchstens 30 Sekunden

**Wirkung:** Der Einfüßige Zehenspitzenstand ist eine effektive Konzentrationsübung. Die Zehen werden gestärkt, was eine Kräftigung der Wirbelsäule nach sich zieht. Durch den Druck der Ferse gegen den After hilft das Asana gegen Hämorrhoiden. Mit dieser Übung verbessern Sie außerdem die Biegsamkeit Ihrer Beingelenke.

## Übung 32 F

*Birwadrasana – Bogenschütze (stehend)*

**Übungsdauer:** mindestens 10 Sekunden, höchstens 1 Minute

**Wirkung:** Birwadrasana ist ebenfalls eine Konzentrationsübung, zudem aber auch eine Kraft- und Gestaltübung. Unsere Beine sind das Fundament unserer Bewegungen. Durch dieses Asana werden die Beine trainiert, damit sie kräftig und stabil bleiben.

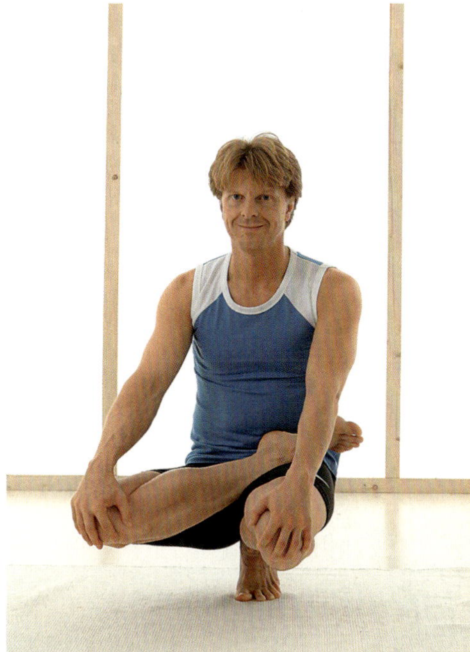

Übung 31 F
*Padangusthasana – Einbein-Lotos-Zehenspitzenstand*

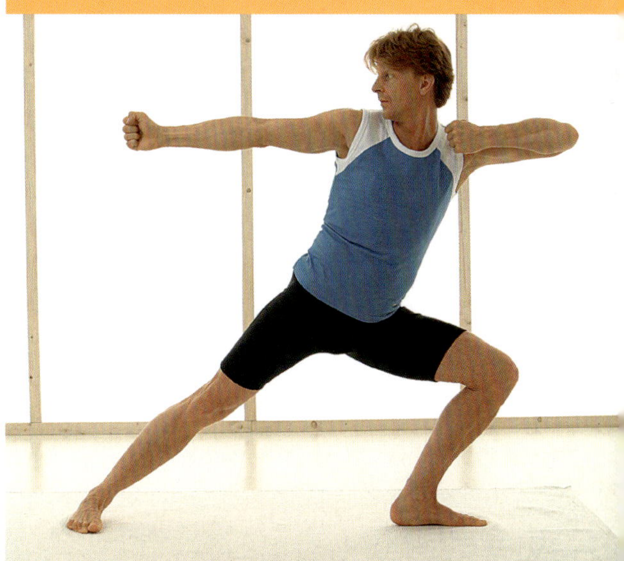

Übung 32 F
*Birwadrasana – Bogenschütze (stehend)*

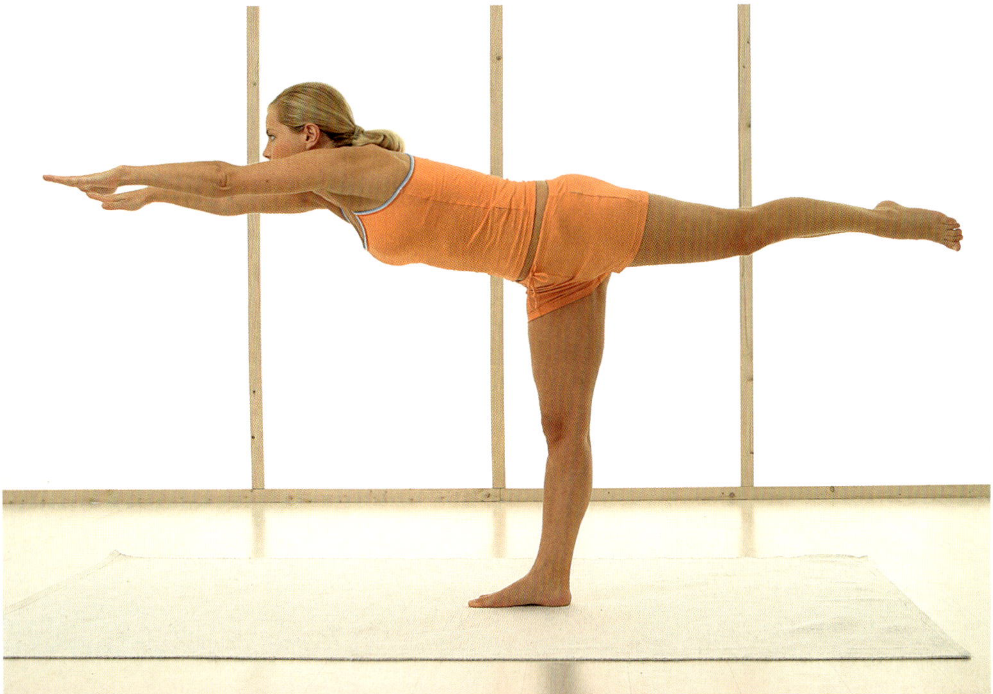

Übung 33 F
*Virabhadrasana – Standwaage*

## Übung 33 F

*Virabhadrasana – Standwaage*

**Tipp:** Auch nach längerem Liegen im Krankenbett ist diese Übung sehr zu empfehlen; halten Sie sich mit beiden Händen am Bettrahmen fest, und stemmen Sie die Beine abwechselnd waagrecht nach hinten heraus.

**Übungsdauer:** mindestens 10 Sekunden, höchstens 30 Sekunden

**Wirkung:** Die Standwaage zählt ebenfalls zu den Konzentrationsübungen. Sie ist gleichsam eine Kraft- und Gleichgewichtsübung und stärkt die Bein- und Rückenmuskulatur sowie die Funktionen der Wirbelsäule. Sie trainieren damit Ihre Körperbeherrschung und kommen zur Ruhe.

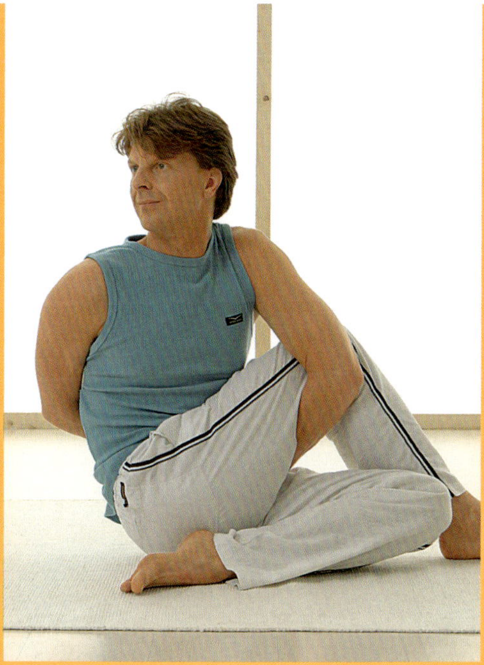

Übung 34 F
*Ardha matsyendrasana I – König der Fische*

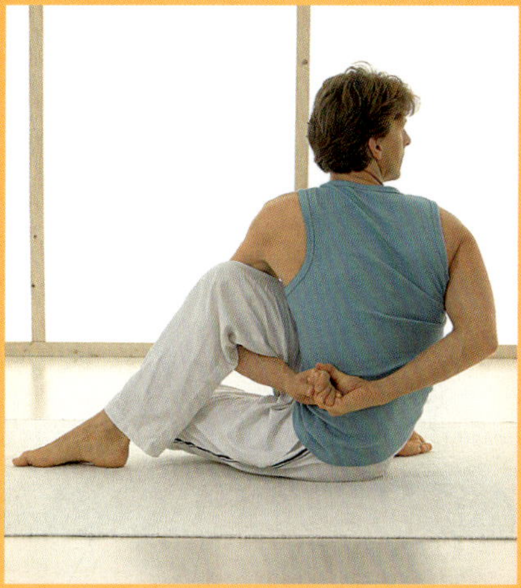

Übung 34 F
*Ardha matsyendrasana I – König der Fische (Rückansicht)*

## Übung 34 F

*Ardha matsyendrasana I – König der Fische*

**Übungsdauer:** mindestens 10 Sekunden, höchstens 2 Minuten

**Wirkung:** Dies ist nach der Meinung von Boris Sacharow, dem Begründer des abendländischen Hatha-Yoga, nach dem Kopfstand (10 Ü) und Uddiyana, dem Leeratem (37 F), das heilsamste Asana. Der König der Fische ist eine der wichtigsten Haltungen für eine gesunde Wirbelsäule, weil hierbei eine hervorragende Verdrehung der Wirbelsegmente stattfindet. Selbst bei Bandscheibenvorfall ist diese Übung anwendbar – natürlich mit Vorsicht! Sie wirkt gegen viele weitere Wirbelsäulenbeschwerden und lockert die Schultergelenke. Durch die Pressung des Bauchraums werden die Eingeweide sehr gut durchblutet. Es kommt außerdem zu einer Vertiefung der Atmung.

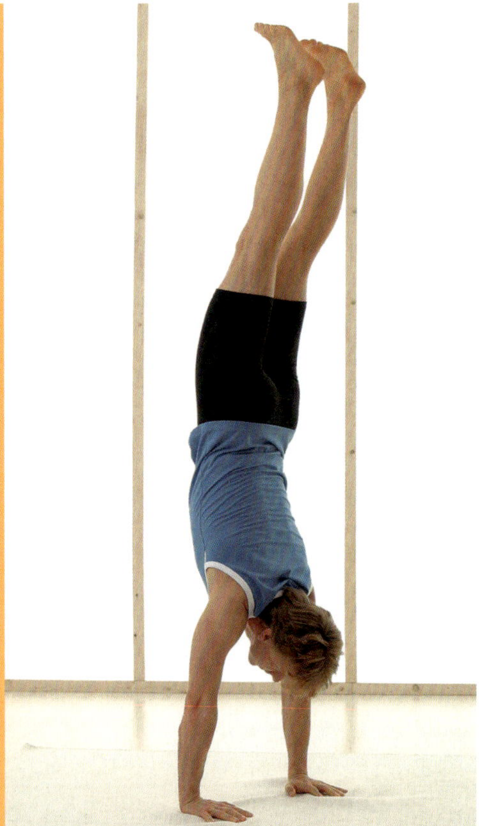

Übung 35 F
*Hastabrikshasana – Handstand*

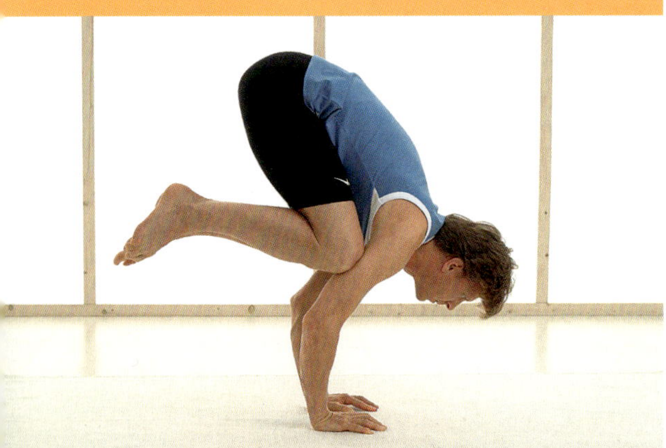

Übung 36 F
*Ardha hastasana – Kleiner Handstand*

## Übung 35 F

*Hastabrikshasana – Handstand*

**Übungsdauer:** mindestens 10 Sekunden, höchstens 30 Sekunden

**Wirkung:** Der Handstand wirkt ähnlich wie der Kopfstand (10 Ü) und ist ebenfalls eine Konzentrationsübung, weil Sie dabei Ihren Gleichgewichtssinn ausbilden. Hier kommt es jedoch nicht zu einer Belastung der Halswirbelsäule. Die Arme und der Schultergürtel werden gekräftigt; der Kopfbereich wird vermehrt durchblutet, die Beinvenen werden entlastet.

## Übung 36 F

*Ardha hastasana – Kleiner Handstand*

**Tipp:** Die Arme sollten wenn möglich gestreckt sein.

**Übungsdauer:** mindestens 10 Sekunden, höchstens 20 Sekunden

**Wirkung:** Die Übung regt den Kreislauf an. Korrekt ausgeführt, erfordert sie sehr viel Kraft.

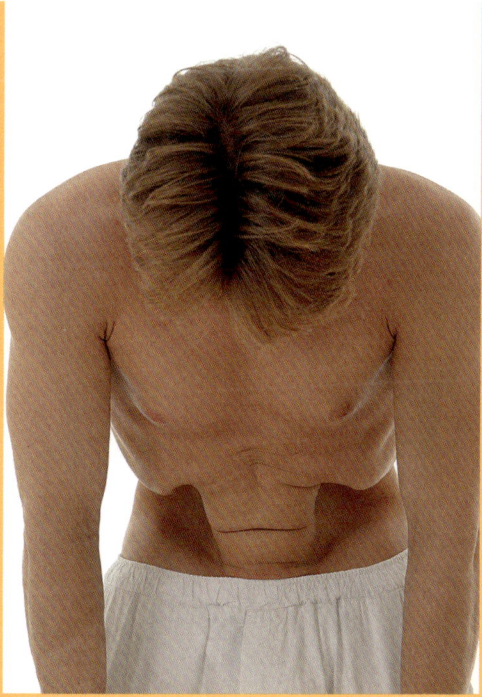

Übung 37 F
*Uddiyana – Leeratem*

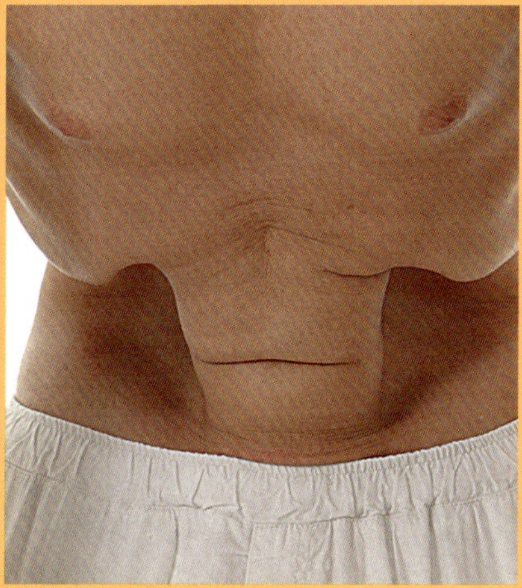

Übung 37 F
*Uddiyana – Leeratem (Detailansicht)*

## Übung 37 F

*Uddiyana – Leeratem*

**Übungsdauer:** 6 bis 8 Sekunden

**Wirkung:** Uddiyana ist eines der wirkungsvollsten Asanas. Es massiert und verändert die Lage der Bauchorgane, es dreht das Herz aus seiner Schräglage zur Senkrechten und presst unnachahmlich alle Organe aus. Die Lungen werden bis zu 250 Prozent überdurchblutet, daher ist bei offener Lungentuberkulose (Tbc) Vorsicht geboten. Die Übung reinigt außerdem die Leber. Bei rascher Wiederholung, also schnellem An- und Entspannen der Muskulatur, wird sie »Agni dhauti«, Feuerreinigung, genannt. Sie presst die Leber unvergleichlich aus und gehört zu den fünf wichtigsten Asanas.

Sie können die Feuerreinigung 20- bis 108-mal ausführen, was aber ein fernes Ziel ist. Dies wäre eine Meisterleistung.

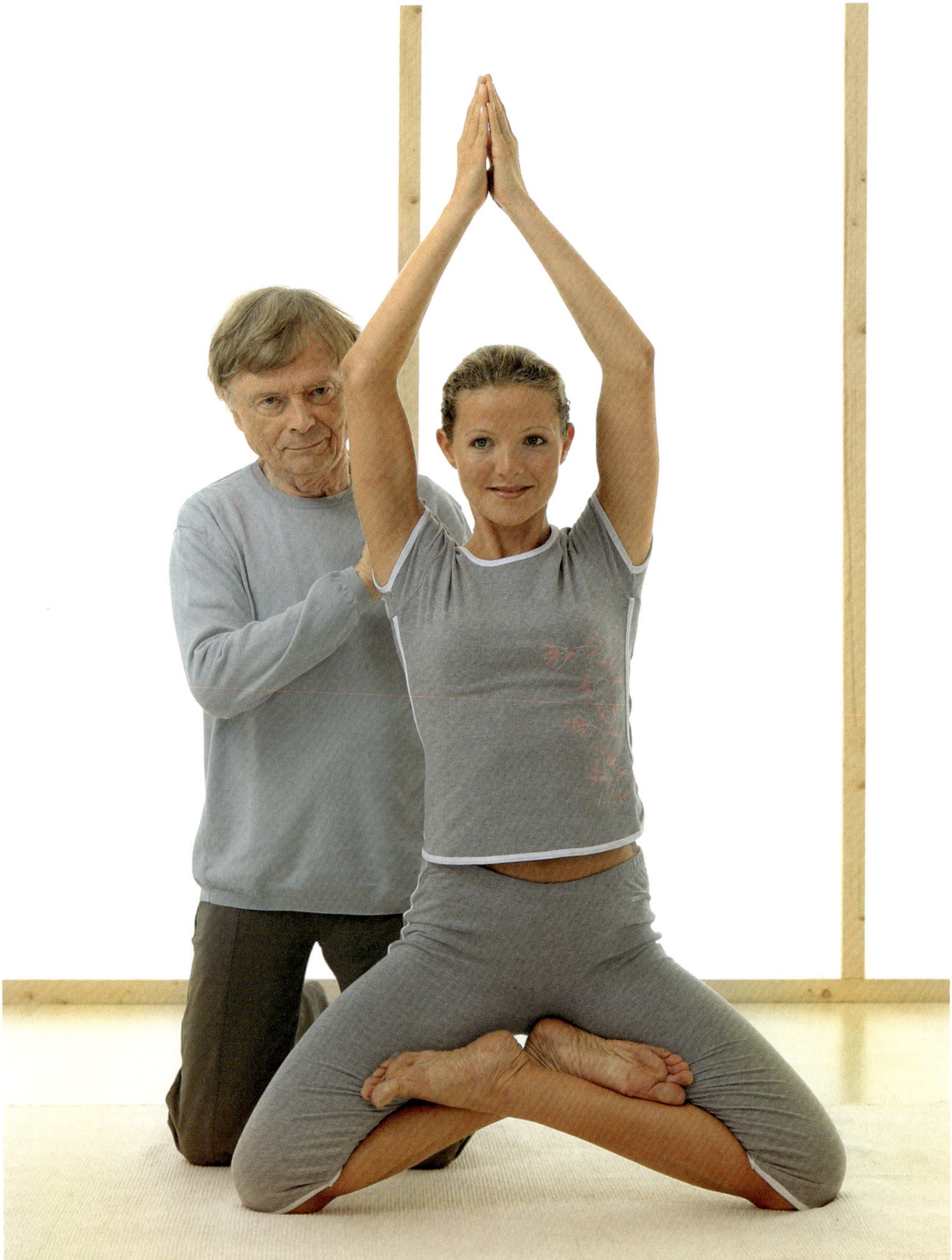

Übung 38 F

*Goraksasana – Berg*

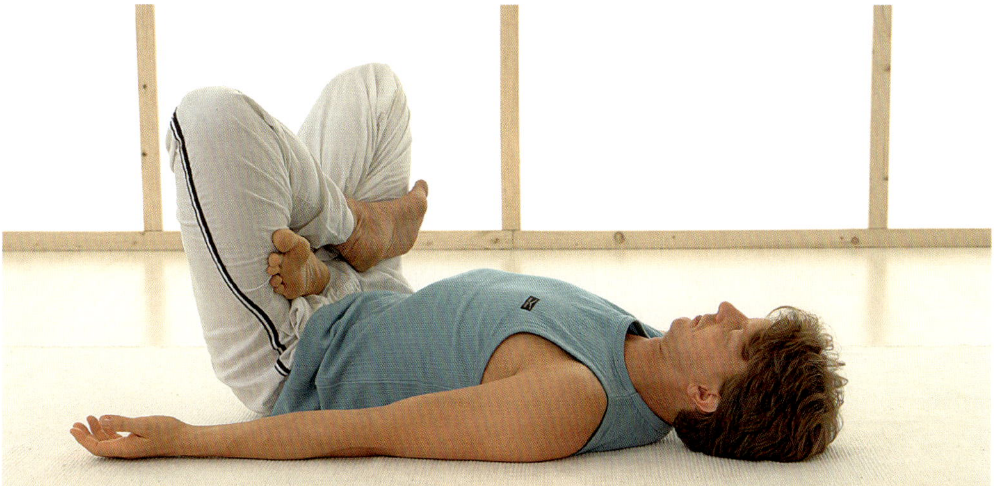

Übung 39 F
*Padmasavasana – Entspannung des Meisters*

## Übung 38 F
*Goraksasana – Berg*

**Tipp:** Es ist empfehlenswert, die Übung zuerst im Kniestand, bei hochgenommenem Unterschenkel, durchzuführen.

**Übungsdauer:** mindestens 5 Sekunden, höchstens 15 Sekunden

**Wirkung:** Das ist die schwierigste aller Gleichgewichtsübungen. Sie fördert in hohem Maße die Konzentration und polarisiert die inneren Kräfte.

## Übung 39 F
*Padmasavasana – Entspannung des Meisters*

**Tipp:** Hier rückt vor allem die Lage der Wirbelsäule zur Erde in den Vordergrund; während die Wirbelsäule sich in der normalen Ausführung des Lotossitzes (4 F) in der Senkrechten befindet und Energie ausstrahlt, nimmt sie in diesem Asana Energie auf.

**Übungsdauer:** mindestens 30 Sekunden, höchstens 1,5 Minuten

**Wirkung:** Das Asana befreit Sie von Müdigkeit und führt Sie zur Gedankenruhe (S.A.T.) mit einer Introversion (Zurücknahme) der Energie. Sie stärken Ihre Knie- und Fußgelenke, die Wirbelsäule sowie die Bauchorgane erfahren außerdem Kräftigung.

# Die 7 Besten

Als kürzeste den yogatherapeutischen Grundsätzen entsprechende Asana-Reihe gilt die von mir entwickelte folgerechte Reihe »die 7 Besten«. Hier finden sich die fünf Haltungsprinzipien der Asanas.

Die Reihe ist wie das Sonnengebet (siehe Seite 75 ff.) sehr gut geeignet für Menschen, die wenig Zeit haben, zum Beispiel Manager, die aber dennoch ihren Körper gesund und fit erhalten wollen.

## Die 7 Besten

1. Savasana *(Seite 14, 5–10 Minuten)*
2. Kerze *(12 Ü, 10 Sek. – 2 Min.)*
2. Sitzkniekuss (17 F, 10 Sek. – 1 Min.)
4. König der Fische *(34 F, 10 Sek. – 2 Min.)*
5. Kobra *(Seite 77, 1 Minute)*
6. Kopfstand (10 Ü, 2–5 Min.)
7. Advasana *(Seite 14, maximal 10 Min.)*

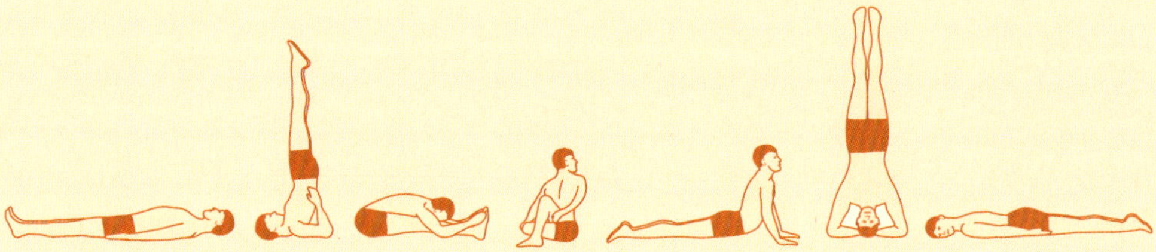

## Die neue Rishikesh-Reihe

**Beginn:** Savasana *(Seite 14)*
1. König der Fische *(34 F)*
2. Kerze *(12 Ü)*
3. Pflug *(13 Ü)*
4. Halber Fisch *(5 S)*
5. Sitzkniekuss *(17 F)*
6. Kobra *(Seite 77)*
a. seitlich links und rechts
b. in der Bauchlage *(normal)*
7. Heuschrecke *(5 E)*
8. Bogen *(17 Ü)*
9. Bauchlage *(Seite 14, als Zwischenentspannung)*
10. Leeratem *(37 F)*
11. Kopfstand *(10 Ü)*
**Ende:** Advasana *(Seite 14)*

# Das sollten Sie wissen

Yogatherapie besteht nicht nur aus dem regelmäßigen Üben der Asanas. Sie bietet weitere wundervolle Möglichkeiten für Ihr körperliches Wohlbefinden: Die Dhauti, spezielle Reinigungstechniken, sorgen für innere und äußere Klarheit. Die richtige Atmung führt zu größerer Bewusstheit, und ein stets liebevolles Handeln und Denken erhält Sie stark und gesund.

## Die Chakras erspüren

Der Zusammenhang zwischen Psyche (Seele) und Soma (Leib) scheint für uns eine moderne Erkenntnis zu sein. Jedoch ist es in Wirklichkeit eine antike Weisheit. Hippokrates und den alten Indern war die Psychosomatik bereits bekannt, auch wenn sie diese nicht mit einem Begriff benannten. Unser Wort Psychosomatik trifft jedoch nicht den Kern, denn es erfasst nur das Seelische in Wechselwirkung mit dem Leiblichen. Es verkennt den Komplex zweifach: Es muss sich zum Seelischen noch das Geistige gesellen; außerdem besteht ein Wechselwirkungsverhältnis zwischen Leib, Seele sowie Geist, und alle drei bilden eine Einheit. Aber das scheint noch mehr, noch inniger als eine Ganzheit oder ein Wechselwirkungsverhältnis zu sein. Die Systematik der yogischen Logo-Psychosomatik finden Sie in der sogenannten Koca-Lehre, über die Sie auf Seite 168 noch mehr lesen werden.

## Die Funktionen im Einzelnen

Den einzelnen Schichten oder Hüllen (Kocas) sind die bereits erwähnten Chakras zugeordnet. Diese wiederum sind Passstellen. Darüber verlaufen, wie über die Spinalnerven (Rückenmarksnerven) und deren Reflexbögen, die Befehle von innen nach außen und umgekehrt.

Gleichzeitig geben sie uns Hinweise auf körperliche Lokalisierungen, wo diese ihre stofflichen, grobstofflichen und feinstofflichen Verankerungen haben. Anatomisch-physiologisch nennen wir diese Plexi oder Nervengeflechte. Sie finden sich entlang der Wirbelsäule (siehe Kasten Seite 80).
An der Basis der Wirbelsäule liegt das Muladhara-Chakra (Wurzelchakra), der Urlotos. Hier geht die rein quantitative Verteilung der Lebenskraft vonstatten. Ihm folgt das Swadhisthana-Chakra (Sakralchakra), der Keimlotos. Er bewirkt eine erste qualifizierte Zuordnung der Energie an die Organe, als Ejektionsform der Lebenskraft. Das Manipura-Chakra (Nabelchakra), der Nabellotos, ist ein vegetatives Nervengeflecht mit zahlreichen Ganglien am Abgang der Aorta, der großen Körperschlagader. Es bewirkt eine weitere Spezifizierung und Assimilation (Anpassung) der Energie.

*_ An den Chakras, den Energiezentren unseres Körpers, verdichtet sich der Energiefluss. Manche können die Chakras bei sich selbst erspüren. _*

Dem Nabellotos folgt das Anahata-Chakra (Herzchakra), der Herzlotos, ein vegetatives Nervengeflecht aus Sympathikus- und Vagusfasern um den Aortenbogen. Die Energie ist hier so weit organangepasst und modifiziert, dass sie von nun an nicht mehr auf andere Organbereiche übertragbar und wirksam wäre. Das Vishuddha-Chakra (Halschakra) oder der Halslotos ist der Ausdruck des Lebens. Das Ajna-Chakra (Stirnchakra), der Stirnlotos, steht für einen freien Kopf, eine klare Wahrnehmung und gesunde Organfunktionen.

## Geheime Yogatechnik

Die nicht aktivierten Chakras können durch eine geheime Yogatechnik belebt werden. Es ist eine der schwierigsten und verschwiegensten Praktiken. Dazu muss der Yogi die genaue Zeit des Vollmonds, pünktlich mittags um zwölf Uhr Ortszeit, nutzen. Die Technik kann hier nicht wiedergegeben werden. Ihre Beherrschung ergibt die große Gesundheit des Yoga. Diese Kunst ist eine Zusammenfassung aller Techniken des übernatürlichen Yoga in Form der pranischen (energetischen) Aufladung in quantitativer und qualitativer Hinsicht, zuerst durch das S.A.T., dann durch die Asanas, das Pranayama, Pratyahara (Disziplinierung der Sinne), Dharana (Konzentration) und Dhyana (Meditation). Zu dieser Kunst gehört auch die elektrisch-magnetische Polarisierung der

### Info: Innen und Außen im Alltag vereinen

Nicht der betreibt Yoga, der sich von der Außenwelt in eine fiktive Innenwelt zurückzieht; sondern der ist ein Yogi, der es erkannt und erfahren hat, dass sowohl Innen als auch Außen **Daseinsweisen** sind und dass er als Übender Innen und Außen, Unvergängliches und Vergängliches, im Alltag vereinen möge.

**Info:** Schematische Darstellung der Chakras

1. Muladhara-Chakra
2. Svadhisthana-Chakra
3. Manipura-Chakra
4. Anahata-Chakra
5. Vishuddha-Chakra
6. Ajna-Chakra
7. Sahasrara-Chakra

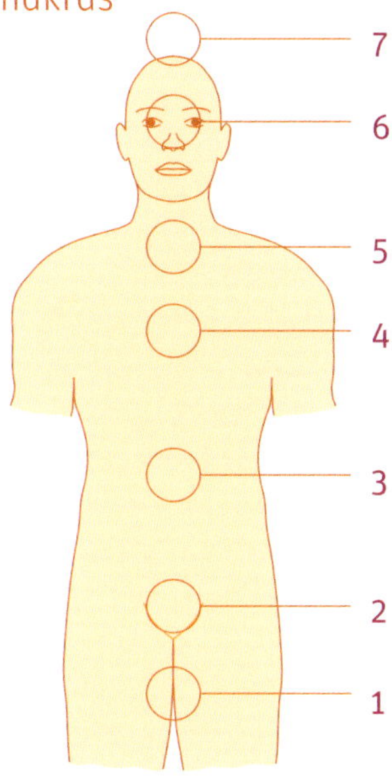


Energien. Ich gehe dabei davon aus, dass unsere beiden Großhirnhälften verschieden gepolt und dadurch verschiedenen Bereichen der Weltauffassung und des Handelns zugeordnet sind: Der linken Hälfte (Hemisphäre) untersteht mehr die elektrische Yang-Seite, das Denken im raum-zeitlich-kausalen Kontinuum oder die intellektuellen Fähigkeiten. Der rechten Seite sind mehr die emotionale, magnetische Yin-Sphäre mit den transzendierenden Eigenschaften von Gestalt, Sinn, Ton, Wahrheit und Unendlichkeit zugeordnet.

## Sondertraining für hohen IQ

Gegenwärtig misst man in der Psychodiagnostik den Intelligenzquotienten (IQ) als Leistung der linken Gehirnhälfte. Ich stelle das durch qualitative Gehirnstrommessungen (Alpha-, Beta-, Gammawellen und andere) fest. Die Messwerte dieser einen Hälfte ergeben nach meinen Untersuchungen Höchstwerte eines IQ um 140. Alle Werte, die darüber hinausgehen, bedürfen des Zusammenwirkens beider Hirnhälften. Wer also einen IQ von mehr als 140 aufweist, zeigt an, dass sich beide Großhirnrinden in sein Tun und Denken einschalten. Dies ist beispielsweise bei Goethe, Bach, Leibniz, Platon und anderen großen Persönlichkeiten der Fall. Dieser funktionellen Einheit der Großhirnrinde, der ein Sondertraining der rechten Gehirnhälfte zugrunde liegt, weil wir von Natur aus zerebral links gepolt sind, folgt neben dem geistigen Ganz-Mensch-Sein die gesundheitliche Festigung des Yogi. Ich zähle dieses Erreichen der zerebralen Einheit zu den Urzielen des Yoga.

## Künstlerische Begabung

Wer Yogatherapie treiben will, muss sich also einem logo-psychosomatischen Training unterwerfen. Das bedeutet, dass er die beiden ersten und verkannten Stufen des achtstufigen Yogapfads, Yama und Niyama, wichtig nehmen und beleben muss. Dadurch fördert er seine geistige Umsicht und Gefühlstiefe samt seiner Gesundheit. Ich sehe vor allem die Pflege der musischen Seite der Persönlichkeit hierfür als entscheidend. Jeder hoch geistige Mensch ist gleichzeitig ein musischer Mensch. Seine künstlerischen Anlagen sollten gefördert werden. Von den Asanas empfehle ich hierfür vor allem den Kopfstand (10 Ü).

*_ Die einseitige Überaktivierung der linken Gehirnhälfte geht auf unsere mangelhafte Erziehung und gestörte Zivilisation zurück. _*

Körperlich gehen somit Wohlsein und Krankheit immer vom Gehirn aus. Sind Bereiche des Gehirns gestört, beispielsweise durch Hirnödeme, können diese durch richtig angepasste Schwingungen oder durch Förderung der Ganzheit der Rindenfunktionen heilsam beeinflusst werden. Auch schwere Leiden wie Karzinome erfahren vom Gehirn her ihre Steuerung. Eine völlige Polarisierung aller Kräfte durch Asanas und das S.A.T. ergibt auch die Polarisierung der beiden Gehirnhälften und damit Gesundheit. Die Persönlichkeit wird frei und gesund, denn jede Krankheit beruht auf einer Störung der Polarität. Bei vollkommener Polarisierung sind wir gegen alle Krankheiten, auch gegen Infektionen, gefeit. Eine Infektion beispielsweise ist nie die Ursache einer Krankheit, sondern stets ausschließlich die Folge einer polaren Störung des totalen inneren Gleichgewichts.

# Pranayama – was ist das?

Atem ist Seele. Er wird dem Selbst (Atman) gleichgesetzt. Die Atmung ist die Krone des Stoffwechsels und die Grundlage einer jeden Logo-Psychosomatik. Der Inhalt des Atems ist Lebenskraft (Energie), Geist und Rhythmus (Bewusstsein = Jivatman = Urenergie). Gleichzeitig ist der Atem die Brücke zwischen Leib, Seele und Geist. Die Atmung besitzt wie die Chakras Passcharakter. Zwischen den Asanas und dem Raja-Yoga steht Pranayama. Es verbindet beide.

## Der Weg des Raja-Yoga

Raja-Yoga ist einer der vier klassischen Wege des Yoga. Er wird als der königliche Yoga, der Yoga der Beherrschung bezeichnet. Er umfasst Techniken des Geistestrainings und der Meditation. Raja-Yoga ist auch unter den Namen Kriya-Yoga und Ashtanga-Yoga bekannt.
Das Verweilen des Übenden im Acasa (Weltbewusstsein) ist der Durchlässigkeit (siehe Seite 80) in etwa gleichzusetzen. Es ist deshalb auch frei von Karma und aller Zeitlichkeit, weil erst das Bewusstsein all die genannten Bedingungen selber setzt. Diese Übungen verlau-

fen in vier Stufen: der Einleitung, dem Übergang, der Erreichung und der Vollkommenheit. Die Durchlässigkeit beginnt dann, wenn der Knoten, das heißt der körperliche Widerstand im Anahata-Chakra (Herzlotos) durchstoßen wird. In der dritten Stufe, der Paricaya, steigt der Ton, Nada, hoch in die Stirnmitte zwischen die Augenbrauen, dem Sitz aller Siddhis. Dadurch gerät der Übende vollkommen in den Bann der Töne (siehe Seite 127). Und ist selbst diese Barriere durchstoßen, also der »begrenzte Atman durchlässig zu Brahman« geworden, dann sind wir »eins« mit dem unendlichen Bewusstsein. Dies nennen wir Raja-Yoga.

## Yogische Atembeherrschung

Pranayama, die Kunst der yogischen Atembeherrschung und Atemführung, beginnt mit dem Anhalten der Atmung (Kumbhaka), das Sie auf der nächsten Seite kennenlernen werden. Die ichhafte und eshafte Bewusstmachung des eigenen Atems steht am Anfang, ohne diesen in seinem natürlichen Rhythmus zu stören. Zuerst müssen Sie beim Üben allerdings Ihre ganz individuelle Atemweise berücksichtigen. Erst dann können Sie zur pranischen Atemform übergehen, dem bewussten Verlängern von Einatmen, Luftanhalten und Ausatmen, welche die einzelnen Pranayamas beinhalten. Gemäß den uralten Schriftsammlungen sollen die Atemübungen des Yoga erst nach jahrelanger und vollkommener Praxis der Asanas praktiziert werden.

## Prana – nicht nachweisbare Kraft

Ihr Gedankenklima beeinflusst Ihren Atem, ebenso wie Ihre Atmung auf Ihr Denken wirkt (Form-Parallelitäts-Gesetz der Yogatherapie). Wenn Sie Ihre Aufmerksamkeit auf Ihre Atmung lenken, wird die Beherrschung Ihrer Gedanken (Konzentration) leichter. Viele Krankheiten aber haben ihre Ursache in Konzentrationsschwäche und Verwirrung. So, wie die Gedanken kein Ziel mehr finden, so finden die Organe und die Körperzellen nicht mehr das Ziel der Gesundung.

Pranayama führt über die Vermehrung der materiellen Lebenskraft ebenso zu einer Vermehrung der seelisch-geistigen Kräfte. Das Wort Pranayama bedeutet

### Info: Pranayama ist mehr als nur Sauerstoffaufnahme

Sprechen wir im Pranayama von Luft, meinen wir nicht nur die materielle Luft (Sauerstoff), sondern ebenso **geistige Kräfte in der Luft**. Diese werden meditativ-imaginativ durch Vorsatzbildung, aber auch durch geheime Techniken, geweckt. Durch die Kunst der Atemführung können wir die Luft geistig überall mit dem Körper ein- und ausatmen. Wir durchatmen unsere Organe in der Vorstellung. So gibt es keinen körperlichen Atem ohne den geistigen Atem. Alle Kräfte wirken bei der Atmung.

Prana-Kontrolle, Verlängerung und Meisterung des Atems. Prana selbst ist eine bis heute nicht direkt nachweisbare Energie. So, wie im Yoga sich alles im Sein und Dasein des Menschen in Schichten (Kocas, siehe Seite 168) auflöst und dabei eine Schicht auf die andere wirkt, so wirkt auch eine Kraft auf die andere. Der Prana-Energie-Strom als Primär- oder Nadi-Energie wirkt auf die Ionen-Energie der Meridiane (Kanäle, in denen die Lebensenergie Qi fließt). Diese wiederum wirken auf die Nervenbahnen. Prana ist nadische Energie. Die Meridiane (siehe Seite 185) sind Ionen-Energie. Beide besitzen keine anatomischen Entsprechungen (Bahnen).

> _ *Der Rhythmus bestimmt sowohl die einzelnen Atemzyklen als auch die Glieder eines Zyklus. Dadurch wird der äußere, materielle Atem zu einem geistigen harmonisch erweitert.* _

## Beherrschung aller Bewegungen

Ohne Prana können Geist und Körper weder existieren noch funktionieren. Selbst das Bewusstsein drückt sich durch Prana im Ich-Feld aus. Es ist ohne Prana wahrnehmungs- und orientierungslos. Beim Ausatmen entleert das Prana den Körper vom Unrat der Gedanken. Das Ausatmen muss dabei aber mit Wohlgefühl verbunden sein. Die Prana-Assimilation (Vereinigung) und -Dissimilation (Entleerung) findet ununterbrochen statt. Aufnahme und Austausch erfolgen über das sogenannte Pranavayu und Apanavayu. Mund (Pranavayu) und After (Apanavayu) liegen beim Prana nebeneinander am unteren Brustbein auf der Höhe des Anahata-(Herz-)Chakras. Deshalb ist diese Stelle in der Körper-Meditation wichtig.
Die Beherrschung aller Bewegungen (vor allem der Organgeschehen) des Körpers gelingt durch den Atem. Das Wissen um die verschiedenen Atembewegungen gestaltet sich zur Grundlage eines metaphysischen Erkenntnisprozesses. So wird aus einer anfänglichen Atemgymnastik ein Überleitungsgeschehen von der Materie (Körper) zum Geist. Tiefes Durchatmen allein hat nichts mit Pranayama zu tun, ist aber dennoch gesund. Der heilsame Einfluss beruht auf der vermehrten Einatmung von Sauerstoff und den sich daran anschließenden Rückkoppelungen (Organ-Antworten).

### Pranische Atemweisen

Im Folgenden stelle ich Ihnen die verschiedenen Prana-Atmungen vor, wobei die einzelnen Atembewegungen dem Bewusstsein zugeordnet werden: die Bauch- und Beckenatembewegung dem Unbewussten, die Schlüsselbeinatmung dem Über-Ich.

- Vollatmung, bestehend aus der Bauch-, Flanken-, Rücken-, Brust-, Schlüsselbein- und Beckenraumatmung
- Rundatmung, zu der die Bauch-, Flanken- und Rückenatmung gehören
- Einzelatemweisen, aus denen die Vollatmung zusammengesetzt ist

Kumbhaka bezeichnet das Anhalten des Atems. Die kleinen Kumbhaka dauern

### Info: Therapeutische Wirksamkeit von Pranayama

Beim ungeübten Yoga-Schüler ist der Pranaverlauf im Körper mehr oder weniger diffus (zerstreut). Erst durch die Kumbhaka und die Bandha (siehe Seite 122) wird der Pranastrom gleichsam **gebündelt, orientiert und somit auch therapeutisch wirksam**.
Überhaupt beinhalten die Übungen des Pranayama die allgemeine Technik des Yoga, durch die man mit der Lebens- und Urenergie heilsam umgehen kann.

bis zu 20 Sekunden, die mittleren bis zu 90 Sekunden und die großen über 90 Sekunden. In der europäischen Praxis (Erste Deutsche Yogaschule, E.D.Y.) verwende ich für therapeutische Zwecke nur die kleinen Kumbhaka, denn sie scheinen gefahrlos.
Die Dehnung der Zwischenrippenräume (Interkostalraum) ergibt vorbeugend gegen Herzinfarkt eine gesteigerte Nachdurchblutung des Herzmuskels.
Die Organe für die Aufnahme von Prana sind die Nase (die Nervenendungen in den Nasengruben), die Haut, die Lungenalveolen (Lungenbläschen) und die Zungenspitze. Das Organ für die Abgabe von Prana indessen ist ganz allein die Haut. Die genannten Prana-Organe leiten den Pranastrom über Pingala (rechter Nadikanal, Nervenstrom) und über Ida (linker Nadikanal) zu Sushumna (Mitte).

## Die Nadi – Kanäle des Prana

Auch das Prana besitzt einen Stoffwechsel. Er ist fünffach in seiner Lebensenergie: Prana, Apana, Samana, Udana und Vyama. Diese sind Aspekte der Urenergie. Die Bahnen oder Kanäle des Prana nennt man Nadi. Die Energie, die in ihnen strömt, ist das Bindu. Man spricht in der Literatur von 72.000 Nadi im Körper, also von unschätzbar vielen. Im Allgemeinen sind sie energieleer. Sie zeigen den sogenannten Wadi-Effekt (Wadi = ausgetrockneter Wüstenfluss).

> _ *Wir wissen, dass jede Zelle ihr eigenes, ständig fließendes Ionenklima (im Yoga Nadiklima) besitzt. Es ist biodynamisch und bewirkt einen Fließkreis.* _

Erst durch die Pranayama-Technik gelangt Energie (Ojas) in die Nadi-Wadi. Die Steigerung des Pranastroms zu bioenergetischer Wirksamkeit nenne ich den pranischen Lasereffekt. Dieser erzeugt eine Qualitätsänderung der Wahrnehmung und der Organtätigkeit. Das Ziel der Pranayama-Technik ist, Ojas zu erzeugen, es zu bündeln, zu kanalisieren, dann in die Organtätigkeit zu binden und letztlich den Körperhaushalt neu zu polarisieren.

### Grundelemente des Pranayama

Diese sind der Rhythmus, die Bandha (Festhalten der Energie), die Nadi (Kanalisieren), die Chakras (Passstellen binden), Kumbhaka (Atemstillstand), Puraka (Einatmung), Rechaka (Ausatmung) und das Bewusstsein. Zuerst wird der Organismus durch die Kumbhaka in eine Sauerstoffblockade versetzt, die für ihn ungünstig erscheint, jedoch nicht tödlich ist. Im Gegenteil: Nicht durch die Sauerstoffdrosselung, sondern durch den unterbrochenen Rhythmus in der Formatio reticularis (netzartige Anordnung) der Medulla oblongata (verlängertes Rückenmark) wird die Automatie der Atmung stillgelegt. Dies bewirkt dann, dass eine Art Alarmvorsorgehaltung der Neuronen (Nervenzellen) einsetzt, die in der Folgezeit, etwa drei bis fünf Stunden lang, den Sauerstoff wesentlich intensiver als gewöhnlich aufnehmen lässt.

Dies nutzt die Yogatherapie entscheidend, um das Reaktionspotenzial des Bluts heilsam einzusetzen. Dadurch steigert sich seine körpereigene Selbstregulation. Es werden Biostimulanzien erzeugt, die fähig sind, alle vitalen Kräfte im Organismus anzuregen. Dabei ist die Dauer der einzelnen Übungen eher zweitrangig, entscheidend ist stets der Rhythmus.

### Wertvolle Übungshinweise

Üben Sie Pranayama nicht ohne Ihren Yogatherapeuten! Er entscheidet, was Sie tun. Zur Einstimmung dienen Asanas, zur Körperreinigung der anatomischen und geistigen Atemwege (Nadi) die Dhauti.

Die besten Übungszeiten sind morgens, mittags, abends und um Mitternacht. Die einmal gewählte Tageszeit soll immer bestehen bleiben. Fangen Sie im Februar oder August mit dem heilsamen Pranayama an. Ruhe ist die Grundbedingung für das Üben; bleiben Sie stets entspannt. Die Wirbelsäule ist bei allen Asanas senkrecht im schwebenden Gleichgewicht. Der Kopf hängt bei allen Pranayamas (außer bei gesonderter Angabe) mit dem Kinn auf das Brustbein herab (Jalandhara-bandha-Haltung), die Augen sind geschlossen. Die Arme sind ausgestreckt, die Hände ruhen im Jnana mudra entweder auf den Knien, der Zeigefinger ist dabei unter den Daumen gelegt, die übrigen Finger

### Info: Der pranische Vierphasenatem, nach Feuerabendt auch »Pranischer Atemzyklus« genannt

1. Einatmen = Empfangen der Kraft, geschieht aktiv (Puraka)
   Formel: **»Ich atme Kraft ein.«**
2. Anhalten der Luft = oberes Kumbhaka (Antara kumbhaka)
   Formel: **»Ruhe und Fülle in mir.«**
3. Ausatmen = durchströmendes Wohlgefühl, geschieht passiv (Rechaka), sich in die Ausatmung hinabsinken lassen
   Formel: **»Ich atme Wohlgefühl der Entspannung aus.«**
4. Stillstand des Atems = unteres Kumbhaka (Bahya kumbhaka), vollkommene Entspannung

### Info: Die sieben Regeln für gefahrloses Üben

1. Üben Sie regelmäßig mehrmals in der Woche Asanas.
2. Halten Sie beim Pranayma-Üben die Wirbelsäule senkrecht.
3. Praktizieren Sie bei jedem Kumbhaka Mula bandha (siehe Seite 122).
4. Üben Sie Kumbhaka bitte nur nüchtern.
5. Halten Sie das obere Kumbhaka mittelvoll, das untere mittelleer.
6. Atmen Sie bei Luftverlangen sofort wieder.
7. Überspannen oder übertreiben Sie grundsätzlich nichts, das ist wichtig!

sind gestreckt und die Handflächen nach oben geöffnet, oder die beiden Handrücken liegen aufeinander, wobei die Handkanten unterhalb des Brustbeins an den Leib gedrückt werden.

## Die wichtigsten Übungen

Um Pranayama als therapeutisches Werkzeug einsetzen und von seinen heilsamen Wirkungen profitieren zu können, müssen Sie die verschiedenen Formen genau kennen. Was ist der Unterschied zwischen dem Grundatem und der Vollatmung? Was ist eine Pendel- oder Wellenatmung, und was bedeutet Bandha?

### Die Basis: Rundumatmung

Das ist die Grundatemform des Pranayama, bei der die Brustspitze vollkommen ruht. Der dabei entstehende Druck auf die Eingeweide wirkt bis in die Beckenbodenmuskulatur (Diaphragma pelvis) hinab. Der Anfänger wird diese Atemform zunächst mit Anstrengung vollführen, denn er muss einen Druck auf den After ausüben. Mit der Zeit wird die Übung leichter. Die Rundumatmung wird in alle Asanas mit hineingenommen.

_ *Am besten bewährt für das Pranayama haben sich Körperhaltungen wie der Lotossitz (4 F), der Halbe Lotossitz (4 Ü), die Gleichehaltung (1 Ü), der Diamantsitz (1 E) und das Gleichseitige Dreieck (2 F).* _

### Fürs Herz: Vollatmung

Wenn Sie sich körperlich stark anstrengen, gibt es neben der Rundumatmung (Grundatemform) zur Unterstützung der Herztätigkeit die Technik der Vollatmung mit bewegter Brustspitze. Dabei stehen Sie aufrecht, halten Ihre Arme seitlich waagrecht. Die Handflächen sind nach unten geöffnet, und die Atembewegung fließt nach unten in den Bauch- und Beckenraum. Die Lungen füllen sich von unten nach oben mit Luft. Umgekehrt erfolgt dann die Ausatmung. Dabei muss sich die Atemmuskulatur völlig in den Bauchraum hinabsenken (hinabentspannen). Wir wissen, dass die Ausatmung gegenüber der Einatmung etwas mehr Zeit in Anspruch nimmt. Dies ändert sich jedoch bei der Pendelatmung.

## Rhythmisch: Wellenatmung

Bei der Wellenatmung, die auch Pendelatmung genannt wird, dauert die Ausatmung genauso lang wie die Einatmung. Diese Zeitgleichheit (Phasengleichheit) kommt einem Kumbhaka gleich und regt den Rhythmus an. Der Pendel- oder Wellenatem sollte deshalb vor dem eigentlichen Pranayama geübt werden und schließlich mit einem unteren Kumbhaka enden.

## Die drei Bandha

Das sind Mula bandha – im Beckenraum wirkend, Uddiyana bandha – im Bauchraum wirkend und Jalandhara bandha – im Kopf- und Halsraum wirkend. Alle drei Bandha zusammen, gleichzeitig geübt, nennt man Bandha traya (siehe Seite 124). Die Heilwirkung der Bandha besteht neben der Fokussierung (Sammlung der Energie auf einen Punkt) des Prana, dem Lasereffekt, aus dem Schließen der sogenannten 16 Lebenspässe (Adhara). Dadurch erfolgt eine Introversion der Energie, die Organenergie steigert sich. Die 16 Lebenspässe, auch vitale Orte genannt, sind: die Daumen, die großen Zehen, der After, die Knie, die Zungenspitze, die Nase, der siebte Halswirbel, das Herz, das Geschlechtsteil, die Fersenwurzel, die Augen, der Hinterkopf, die Ohren, das Gaumenzäpfchen, das Gebiss, der Nabel und der Scheitel.

### Mula bandha

Mula heißt Wurzel. Die Mula bandha ziehen den äußeren Afterschließmuskel zusammen, Asvini mudra genannt. Dann wird mit dem Afterheber, dem *Musculus levator ani*, der kontrahierte Muskel in den Rumpf eingezogen. Währenddessen erfolgt ein Kontraktionsreflex auf den inneren Schließmuskel. Jetzt atmen Sie ein, das Zwerchfell wird dabei nach unten auf die Eingeweide gepresst.

**Info:** Kumbhaka und Bandha sind von sehr großer Bedeutung für das Pranayama

Während die Kumbhaka eine allgemeine Form des Atemstillstands sind, beeinflussen die Bandha den Körper und seine Energieverlagerungen in einer ganz besonderen Art und Weise.
Die Bandha kommen einer Pressung gleich und **steigern die Energie** in bestimmten Körperbereichen. Die Kumbhaka und die Bandha sind somit zweifelsohne die wichtigsten Elemente des Pranayama.

Der entstehende Druck setzt sich bis in die Beine wie auch nach oben fort. Im oberen Kumbhaka (mit voller Lunge) wird Mula bandha einige Sekunden geübt. Mit der Zeit können Sie ein wenig steigern. Aber üben Sie nicht ohne Yogatherapeuten!
Die Wirkung: Durch das Kumbhaka allein wird der Parasympathikus gereizt. Nur das Corpus coccygäum bleibt davon ausgeschlossen. Durch Mula bandha jedoch wird auch dieses stimuliert, was den Fließkreis biopositiv polarisiert. Das Prana wird fokussiert, die Zellfunktion gesteigert.

## Jalandhara bandha

Jala heißt Gewebe. Sitzend richten Sie den Rumpf vollkommen auf, legen das Kinn auf das Brustbein, ziehen die Kehle zusammen (Kehlverschluss = schlucken und das Schlucken anhalten) und pressen die Energie hinauf in den Schädel. Das Pressen dürfen Sie am Anfang nicht zu stark gestalten, weil sonst eine zu anregende Wirkung auf die Schilddrüse erfolgt.
Die Wirkung: Die Lebenskraft, ein Ergebnis der Polarität zwischen dem Thalamus und dem vegetativen Nervenzentrum (Rautenhirn/Zwischenhirn), wird gespeichert. Es erfolgt also eine Introversion der Energie. Außerdem wird der Blutstrom zum Gehirn und den Lungen beeinflusst. Prana wird fokussiert zum Herzen geleitet. Ebenso erfahren die Schilddrüse und die Nebenschilddrüsen Anregungen. Das Gehirn wird pranisch aufgeladen. Sicher gehen noch weitere Nebenwirkungen davon aus, die klinisch zu untersuchen wären.

_ *Das in unserem Wesen anwesende Sein ist das Bewusstsein; denn das Bewusstsein ist das Sein, in welchem der ganze Kosmos mit all seiner Gesetzlichkeit gelegen ist.* _

## Uddiyana bandha

Uddiyana heißt emporfliegen. Manche behaupten, dieses Bandha sei das wichtigste in der Yogatherapie. Es darf ebenso wie Mula bandha nicht während der Einatmung oder in Rückbeuge ausgeführt werden.
So geht's: Sie üben im Sitzen oder im Stehen. Falls Sie stehen, sollten beide Beine leicht gespreizt sein. Sie neigen sich ein wenig nach vorne, legen die Hände über den Knien auf die Oberschenkel, atmen total aus (unteres Kumbhaka), schlucken und halten den Schluckverschluss an. Nun hebt sich durch die mechanische Einatembewegung Ihr Brustkorb hoch. Da aber durch den Verschluss keine Luft durch die geschlossene Luftröhre einfließen kann, entsteht ein Unterdruck im Bauchraum, der das Zwerchfell kraftvoll nach oben in den Brustkorb zieht. Magen- und Darmtrakt werden in ihrer Lage wesentlich beeinflusst und verändert, ebenso wird das Herz von seiner natürlichen Schräglage (23 Grad) in die Senkrechte gedrückt (Herzmuskelmassage). Die Lunge wird gegenüber der Normaldurchblutung auf etwa 250 v. H. gesteigert.
Die Wirkung: Uddiyana zwingt den diffusen Pranastrom, fokussiert durch das Sushumna-nadi zu fließen. Alle Rumpforgane werden dadurch erfasst und heilsam beeinflusst.

## Atem-Trio: Bandha traya

Durch das Üben von Bandha traya (Mula bandha, Jalandhara bandha und Uddiyana bandha zusammen) indessen wird die unverfälschte Energie des »Unten«, der Gattung, in den übrigen Leib und ganz nach oben gebracht – als Summe der Wirkung aller drei Bandha. Es wird ausgeatmet: unteres Kumbhaka. Dann werden alle drei Bandha in der vorher beschriebenen Weise in der Reihenfolge von oben nach unten eingeübt und umgekehrt aufgelöst.

## Heilsame Vorstellungen

Jede Übung (Asana und Pranayama) in der Yogatherapie sollte von einer heilsamen Vorstellung begleitet werden. Solche Imaginationen, »Einbildungen« (Hineinbildungen lebensbejahender Bilder), steigern unsere Energie. Viele Ärzte sind noch so befangen zu glauben, Imagination, Suggestion und Einbildung seien aus therapeutischer Sicht wertlos oder wirkten nur funktionell. Doch ganz im Gegenteil: An der Universität Kalifornien (1975) stellte man bei einer Untersuchung über schmerzstillende Mittel fest, dass Placebos zur Bildung von körpereigenen, schmerzstillenden Verbindungen, den Endorphinen, führt. Den Placebos an Heilwirkung mindestens gleichkommend sind meiner Meinung nach auch beispielsweise eine felsenfeste Überzeugung, Worte, Töne, Vorstellungen und Farben. Auch sie erzeugen Endorphine.
Durch bloße Vorstellungen werden Pforten geöffnet und Kräfte frei, die für unsere Heilung von unschätzbarem Wert sind, vor allem weil es keine Nebenwirkungen gibt.

### Info: Das Miniatur-Reizklima in der Nase

Der Atemstrom soll bei Nadisodhana (siehe Seite 125) genau in der Mitte des Nasenkanals hochkommen. Nur so bewirkt er eine **maximale Luftreibung**, ein nasales Reizklima. Diese Reibung ionisiert die Atemluft ein wenig. Die Sauerstoffaufnahme in den Lungenbläschen wird dadurch angeregt. Durch Nadisodhana erzeugen Sie ein Reizklima in der Nase, wie Sie es sonst nur am Meer oder im Gebirge erleben.

## Die Pranayama-Technik

Wollen wir pranisch atmen, müssen die Luftröhren und die Nase frei sein. Reinigen Sie diese daher grobstofflich mit der Jala-neti-Nasendusche. Über den Hals eines kleinen, speziellen Kännchens ziehen Sie leicht gesalzenes Wasser jeweils in ein Nasenloch hoch, bis es hinten im Hals wieder herunterläuft. Dies wiederholen Sie so oft, bis die Nasenlöcher ganz frei sind. Danach trocknen Sie die Nasenschleimhäute durch Bhastrika, die Blasebalgatmung (siehe Seite 126) wieder. Ohne Bhastrika würden die Nasenschleimhäute zu sehr austrocknen.

## Nadisodhana

Nach Jala neti folgt Nadisodhana (33 Ü), die Reinigung der Nadi. Sie bereitet den freien Fluss des Prana im Körper vor und räumt energetische Hindernisse in den Nadi weg.
Die Technik des Nadisodhana: Eine Hand ruht im Jnana mudra auf den Knien, die andere legt den zweiten und dritten Finger auf die Handfläche und hält dann abwechselnd einmal mit dem Daumen das eine und einmal mit dem Ringfinger das andere Nasenloch zu. Männer beginnen mit dem linken (Ida), Frauen mit dem rechten Nasenloch (Pingala) zu atmen.
Die Atmungsfolgen des Nadisodhana: rechts ein – Wechsel auf das andere Nasenloch – links aus-ein – Wechsel auf das andere Nasenloch – rechts aus-ein und so weiter. Nach jeder Ausatmung wechseln Sie. Aus- und Einatmung gelten jeweils als Zyklus. Nach zehn Zyklen Antara kumbhaka (untere Kumbhaka) üben, dann alles noch einmal wiederholen.

## Suryabheda

Sie üben hier nach jedem Nadisodhana-Zyklus ein Antara kumbhaka mit Jalandhara bandha so lange, bis der Schweiß ausbricht. Keine Sorge, das ist ungefährlich. Natürlich gilt das nur für wirklich Geübte unter der Aufsicht eines erfahrenen Yogatherapeuten. Dadurch werden beide Nasenlöcher frei, und Sie sind für das weitere Üben vorbereitet. Beachten Sie dabei unbedingt Folgendes: Die Ausatemlänge sollte die Einatmung zeitlich übertreffen, im Verhältnis eins zu drei oder eins zu vier. Nach Suryabheda gehen Sie in Savasana (Toter Mann, siehe Seite 14).

## Ujjayi pranayama

Es gibt zwei Formen: die einfache Übung für den Anfänger, Ujjayi, und die etwas schwierigere für den Fortgeschrittenen, Jalandhara ujjayi. Dafür sind folgende Haltungen erprobt: Lotossitz oder Diamantsitz mit Rundum-

### Info: Die Technik des Jalandhara ujjayi – starke Wirkung

Nehmen Sie die gleiche Haltung wie bei Jalandhara bandha ein. Atmen Sie ujjayihaft ein. Der Schnarchton erklingt noch stärker, **die Luftreibung wird noch intensiver**. Nach voller Einatmung erfolgt ein langes Antara kumbhaka, das von Mula bandha begleitet wird. Die Ausatmung läuft nur über das linke Nasenloch, wobei das andere Nasenloch wie bei Nadisodhana verschlossen bleibt. Dies ist ein Zyklus. Die Ausatemlänge wird vom Zwei- bis zum Vierfachen des Puraka gesteigert. Während der Ausatmung Jalandhara bandha beibehalten. Denken Sie an die sieben Regeln (siehe Seite 121).

atmung als Vorbereitung (siehe Seite 121) und Jnana mudra (4 F, Haltung der Hände).
Die Technik des Ujjayi: Sie ziehen Ihre Kehle fest zusammen und atmen durch Ihre verengten Glottis (Stimmritzen). Das erzeugt einen leichten Schnarchton beim Einatmen, der gesteigert wird. Dieser Schnarchton drückt aus, dass durch Luftreibung wieder ein Reizklima entsteht. Nach einem mäßigen Antara kumbhaka wird ausgeatmet; die Glottis bleiben weiterhin verengt, so dass der Schnarchton auch weiterhin zu hören ist. Dies ist ein Zyklus. Wiederholen Sie diesen 10-, 20- oder 30-mal, dann üben Sie Savasana (siehe Seite 14).

## Bhastrika pranayama

Es gibt zwei Möglichkeiten, die Blasebalgatmung, durchzuführen. Bevor Sie jedoch beginnen, sollten Sie eine gemäßigte Bhastrika-Atmung, das leichte Hundeatmen nach Sacharow, üben. Starten Sie sofort mit Bhastrika pranayama, dieser gewalttätig anmutenden Atemweise, könnten Sie möglicherweise Asthma bekommen. Arbeiten Sie sich deshalb vorsichtig an Bhastrika pranayama heran.
Das vorbereitende Hundeatmen wird mit einem mittleren Kumbhaka beendet (Stellung zwischen Antara und Bahya). Der Hundeatem massiert das Herz von innen. Extrasystolen und selbst Angina Pectoris oder Herzstechen werden positiv beeinflusst. Durch das ruhige, tiefe Ausatmen am Schluss nach dem Hundeatem wird ein heilsamer Nachhalleffekt spürbar gegen die asthmatische Sperre. Nach mehreren Wochen sind Sie schließlich auf das kräftige Bhastrika vorbereitet, das Sie nicht länger als 30 Sekunden üben.

_ *Richtig eingeübt, zählt Bhastrika pranayama zu den heilsamsten Atemübungen der Welt.* _

**Bhastrika – Stufe I:**
Sie atmen durch beide Nasenlöcher kräftig und rasch, ohne zu verweilen, aus und ein. Sie wiederholen die einzelnen Zyklen 30- bis 40-mal und üben dann Ujjayi mit Antara kumbhaka und Mula bandha. Sie wiederholen diese Zyklen noch zwei- oder dreimal in gleicher Weise. Dann üben Sie Savasana (siehe Seite 14) und das tierische Dehnen (siehe Seite 33) bis zur völligen Gelöstheit.

**Bhastrika – Stufe II:**
Üben Sie genauso wie oben, atmen Sie jetzt jedoch nur durch das linke Nasenloch. Dann folgen Ujjayi, Antara kumbhaka und Mula bandha. Jetzt kommt der Übergang auf das rechte Nasenloch und so weiter. Empfehlenswert ist die gleiche Zyklenzahl wie bei Stufe I. Beenden Sie die Übung wie vorher mit Savasana und dem tierischen Dehnen.

## Kapalabhati

Kapalabhati heißt wörtlich übersetzt Kopfwäsche. Der Übung geht eine längere Gedankenruhe voraus, die durch das S.A.T. eingeleitet wird. Im Lotossitz (4 F) legen Sie die Hände ins Jnana mudra. Kapalabhati wird wie Bhastrika

### Info: Die erfrischende Wirkung von Kapalabhati

Nach längerer Kapalabhati-Praxis stellt sich während der Übung Mula bandha ein. Die am Hals sichtbare Druckwelle zum Kopf treibt das Blut in die Kopforgane. Die Blutzirkulation und das neurovegetative Nervensystem werden enorm angeregt, und der durch Sauerstoff stark angereicherte Blutstrom wirkt **für das Gehirn erfrischend**.
Genialität allerdings ist durch Kapalabhati nicht zu erhoffen, wie manche Yogis schwärmen, wohl aber dürfte eine merkbare Belebung geistiger Funktionen sicher sein.

durchgeführt, mit dem Unterschied, dass die Aus- und Einatmung nicht gleichmäßig erfolgen, sondern dass Sie aktiv ausatmen (normalerweise passiv) und passiv einatmen. Die Ausatmung ist ein kräftiger Stoß. Stellen wir uns einen Viervierteltakt vor, so entfallen drei Viertel auf die Einatmung und nur ein Viertel auf die Ausatmung.
Folgende Zeiten sind hier zu empfehlen: 2/10 Sekunden für die Ausatmung, 6/10 Sekunden für die Einatmung. Üben Sie so lange, bis Sie auf 100 Zyklen kommen. Savasana und tierisches Hindurchdehnen bilden den Abschluss.
Die Übung ist vor dem Meditieren empfehlenswert, weil sie das Gehirn mit reichlich Blut versorgt. Bei richtiger Durchführung sieht man außen am Hals, wie bei jeder Ausatmung die Druckwelle nach oben stößt. Kapalabhati ist eine diaphragmatische (Zwerchfell-)Pranayama-Übung. Der vorgewölbte Brustkorb bleibt während des ganzen Übens unbeweglich. Alles geht vom Zwerchfell aus, das kraftvoll nach oben springt. Dabei zählt nicht die Menge an Luft, die hin und her bewegt wird, sondern nur die Wucht. Diese muss jedoch dosiert werden. Begnügen Sie sich anfangs mit höchstens 60 Stößen pro Minute. Erst im Laufe der Jahre kommen Sie auf 120 Stöße in der Minute, vorausgesetzt, Sie sind an einer Heilwirkung des Kapalabhati interessiert.

### Kapalabhati vor den Asanas üben

Bei Kapalabhati entsteht ein Laut, der nicht in der Nase, sondern in der Kehle gehört werden soll. Das ist ganz wichtig, weil bei richtiger Lautzuordnung auch das Stoßpotenzial angepasst wird. Sie üben Kapalabhati am besten immer vor den Asanas, dem Pranayama und der Meditation. Bei der Nullmeditation, der völligen Gedankenruhe im S.A.T., schwebt das Bewusstsein außerhalb jeder körperlichen Empfindungssphäre (Sahasrara).

## Mantra-Yoga: Heilung durch den Ton

Sich im Ton-Yoga zu üben ist wirklich recht einfach. Seine Heilwirkungen allerdings sind sehr tiefgreifend. Unter einem Mantram versteht man ein einsilbiges Wort. Es ruft Leib-Resonanzen hervor und wirkt wie eine kraftsymbolische, magische Zauberformel.

Denken wir einfach einmal an unseren ganz normalen Alltag: Wie setzen wir den Ton im täglichen Leben heilsam oder nicht heilsam ein? Wir schreien oder stöhnen bei Schmerz, wir lachen bei Heiterkeit, wir brüllen vor Wut, und wir schnurren vor Wonne. All das sind vollkommen natürliche Ausdruckserscheinungen unseres Organismus. Ein kurzer Blick zu den Tieren: Brüllen, Schnurren, Schreien, Gurren, Stöhnen und andere ähnliche Laute vernehmen wir auch dort.
Mantren sind also eine uralte Kanalisierung und Kultivierung des natürlichen menschlichen Stöhnens. In esoterischen Kreisen übt man sich bereits seit Jahrtausenden in der Kunst des mantralen Stöhnens und beobachtet ganz überraschende Wirkungen. Warum brauchte also die Wissenschaft so lange Zeit, bis sie dem Beachtung schenkte?
Genau genommen sind alle Töne, die um uns herum erklingen, mantral zu bewerten. Sie lösen Mitschwingungen aus, meist allerdings chaotische. Deshalb sollten wir möglichst auswählen können, welche Geräusche, Töne und Worte in unserem Umfeld hörbar werden. Was wir dagegen Ton-Yoga (Mantramistik) nennen, ist die Kunst der Anwendung von Tönen in Form von Mantren, um ganz bestimmte leib-seelisch-geistige, soziologische Wirkungen mit heilsamem Effekt zu erzielen.

*_ Ich halte ein Mantram auf grobstofflicher Ebene für ein akustisches Phänomen des Mitschwingens im menschlichen Körper. Seine Anwendung nenne ich daher »autogene Schalltherapie«. _*

## Große Bedeutung des Rhythmus

Bei der sogenannten autogenen Schalltherapie mit Mantren werden die zur Heilung des Körpers benötigten Töne durch den Körper selbst erzeugt. So werden dem Organismus nämlich keine Fremdschwingungen aufgezwungen, die womöglich noch mit Nebenwirkungen in organische Prozesse eingreifen könnten und Störungen verursachen würden, weil sie körperfremd sind.
Entscheidend beim Ton-Yoga (Mantra-Yoga) ist auf der einen Seite die Wiederholung, die rhythmisch gestaltet sein muss und somit rhythmisch wirkt, auf der anderen Seite die Tongestalt des Mantrams selbst. Ein Mantram, nur einmal gesprochen, nur einmal gedacht, bringt überhaupt nichts. Ich persönlich sehe deshalb die Kunst des Ton-Yoga auf zwei Pfeilern stehen, nämlich dem Ton (Gestaltqualität) und dem Rhythmus.

### Info: Selbst einzelne Vokale wirken wie ein Mantram

So schwingen sie:
- M im Halsbereich
- A im Brustbereich (waagrecht schwingend)
- I im Brustbereich (senkrecht schwingend)
- O im oberen Bauchraum
- U im unteren Bauchraum
- Ui im Beckenraum (im Geschlechtsteil)

### OM – beruhigend und anregend

Das bekannteste, aber nicht zugleich wirksamste Mantram ist die weit überschätzte Silbe OM. Etymologisch ist OM mit dem griechischen »omega« und dem lateinischen »omnis« verwandt. Es hat sich einst aus der Ursilbe MAN, einer Rune, entwickelt. Der Klang des OM erinnert an eine aus der Ferne tönende Schiffstuba. Bei der mantralen Aussprache (Intonation) des OM besitzen das O und das M die gleiche Dauer. Ein Mantra sollte im Allgemeinen nicht länger als zehn Sekunden ausgehalten werden. Die Wirkung des OM ist beruhigend, ausgleichend und anregend zugleich. Es schwingt im oberen Brustraum, im Hals und in der unteren Schädelhälfte bis knapp zur Stirnhöhe. Die grobstofflichen Vibrationen am Schädel lassen sich dabei leicht nachweisen. Alle subkortikalen Zentren werden angeregt. Das sind die Gehirnzentren, welche die Organfunktionen unbewusst steuern. Es entsteht ein heilsamer Fließkreis.

### MAN – stärkster Effekt

Es ist ratsam, hinleitend zum OM die (chakralen) Mantren LAMM, VAMM, RAMM, YAMM und HAMM zu intonieren. Sie dienen der Anregung von Nervenplexi entlang der Wirbelsäule. Für die Mantren-Reihe HRAM, HRIM, HRUM, HRAIM, HRAUM und HRAH lässt sich eine organbezogene Wirkung beobachten. Vor allem Verbindungen mit M ergeben sehr nachhaltige Vibrationen im Körper. So ist auch das Mantram MAN (man = manas = mens = mind = mania = Geist) hervorzuheben. Zuerst soll das M allein schwingen, langsam geht es dann in das A über und schließt mit dem N ab. Dabei ist zusätzlich am besten die MAN-Rune (16 E) einzunehmen, um durch die Gleichzeitigkeit von Gestalt (MANAsana) und Ton (Mantram) die höchste therapeutische Wirkung zu erzielen.

## Die Körperreinigungen

Zur Yogatherapie gehören auch die Reinigungen von Körper, Seele und Geist. Diese sind dem Satkarma entnommen. Das sind spezielle Reinigungsübungen, die sogenannten Dhauti. Sie sind in der Hatha-Yoga-Pradipika, die im 14. Jahrhundert entstanden ist, beschrieben. Auch die rein körperlichen Reinigungen zeigen Auswirkungen auf seelischer und geistiger Ebene. Körperliche Reinigungen werden mittels Luft, Atem (Rhythmus) und Wasser oder durch Pressungen, Gedanken sowie Stille ausgeführt. Diese teilt man noch in instrumentelle und behavioristische Reinigungen ein.

> _ *Behaviorismus ist eine psychologische Forschungsrichtung, die sich mit den objektiv beobachtbaren und messbaren seelischen Vorgängen beschäftigt.* _

## Die Reinigung des Geistes

Die große Stille, die Gedankenruhe, wird sehr effektiv als Reinigung des Geistes angewandt. Der Übende versenkt sich dabei wie im S.A.T. in die

Finsternis (Licht), in die Stille (Ton), in die Ruhe (Bewegung) und schließlich in die Leere. Dieses Dhauti ist das S.A.T. im Lotussitz (4 F). Üben Sie es jeden Tag etwa fünf Minuten lang. Es stärkt Ihre Konzentration ganz hervorragend. Diese wiederum ordnet Ihre Zellfunktionen. Ein kurzes Savasana (siehe Seite 14) und das tierische Hindurchdehnen beenden dann die Versenkung. Zur Reinigung des Geistes zähle ich übrigens auch die körperliche Nacktheit in der Gruppe. Das »Als-ob« der Kleidung tritt zurück, die Schatten des Alltags verblassen, und Depressionen verschwinden.

## Behavioristische Reinigungsmethoden

Agni dhauti, die Feuerreinigung (37 F), besteht aus einer raschen Wiederholung von Uddiyana bandha (siehe Seite 123), bis zu 108-mal hintereinander. Dabei wird die Leber heilsam gepresst. Auch die Zungen- und Mandelreinigung dürfen Sie zu dieser Kategorie von Reinigungen zu zählen.

### Zungen- und Mandelreinigung

Trinken Sie frühmorgens nüchtern ein paar Schluck frisches Brunnenwasser. Strecken Sie dann die Zunge weit hinaus, und reiben Sie diese sanft mit dem dritten und vierten Finger einer Hand bis hinab zur Zungenwurzel. Der sofort einsetzende Brechreiz bringt nur etwas Schleim, weil der Magen leer ist. Dieser stammt von der Zungenwurzel und etwas tiefer liegenden Bereichen. Wenn Sie diese Reinigung gut beherrschen, gelangen Sie mit Ihren Fingern bis an die Mandeln. Unangenehmer Mundgeruch verschwindet bald. Die Zunge erhält ein rosig frisches Aussehen. Während der Prozedur von ein bis zwei Minuten Dauer reinigen Sie Ihre Finger immer wieder unter fließendem Wasser.

## Instrumentelle Reinigungen

Zu den Reinigungen mittels Luft gehören Bhastrika und Kapalabhati (siehe Seite 126). Therapeutisch genauso förderlich wie die Reinigung durch Luft sind die Reinigungen mit Wasser. Sie

**Info:** Warnung vor Unterzucker und Kreislaufproblemen!

Die Magen-Darm-Reinigung darf bis zur vollständigen Beherrschung **nur unter der Aufsicht eines Yogatherapeuten** praktiziert werden. Anfängern ist es strengstens untersagt, Nauli lauliki allein oder mehrmals hintereinander durchzuführen. Eine »Klarspülung« kann erst nach längerem Üben unter Aufsicht gefahrlos erreicht werden. Der bei solch abrupter und totaler Darmentleerung entstehende plötzliche Fastenzustand führt leicht zum Kreislaufkollaps, denn der Blutzucker sinkt rapide ab, und die Umschaltung auf Depotabbau ist stark verzögert.

sind von jedem ziemlich leicht erlernbar, sollten aber auf jeden Fall durch den Yogatherapeuten überprüft werden. Kunjali beispielsweise, die Reinigung des Magens, ist eine leichte, aber sehr wirksame Übung. Die gründlichste und zugleich die Königin aller Reinigungen ist Nauli lauliki. Das ist eine ganz hervorragende Reinigung des Magen-Darm-Trakts.

### Magen und Darm: Nauli lauliki

Trinken Sie früh am Morgen nüchtern rund zwei Liter lauwarmen Kräutertee oder leicht gesalzenes Wasser. Dann führen Sie 30- bis 40-mal Agni dhauti (37 F) durch. Üben Sie gleich danach Nauli, zuerst links, dann rechts, einige Male abwechselnd, bis eine kräftige Darmentleerung einsetzt.
Unter Nauli versteht man die einseitige Anspannung der im Uddiyana (Leeratem) befindlichen Bauchmuskulatur. Diese bewirkt, dass der Magen-Darm-Inhalt mechanisch durch den gesamten Trakt getrieben wird, bis dieser vollkommen entleert ist. Stellen Sie sich dafür auf jeden Fall ein oder zwei Gläser Milch, die mit etwas Honig gesüßt ist, griffbereit. Diese können Sie dann im Bedarfsfall sofort nach Nauli lauliki trinken.
Wenn Sie sich mit Geduld und Ausdauer dem Üben von Nauli lauliki hingeben, erreichen Sie eine ganz wunderbare Entgiftung und Reinigung sowie eine große Heilwirkung. Nach perfektem Können wird sie zweimal im Monat gemacht. Dann allerdings bis zur Klarspülung. Das heißt, Sie wiederholen Nauli so lange, bis klares Wasser erscheint.

*_ Ich bin der Ansicht, dass auch Darmkrebs, vor allem der des Dickdarms, nicht nur seelisch-geistige und soziologische Ursachen hat, sondern zusätzlich durch Darmvergiftung ausgelöst werden kann. _*

### Yogisches Klistier: Vasti

Wenn Ihnen Nauli lauliki zu schwierig erscheint, ist Vasti eine Alternative für Sie. Führen Sie ebenfalls morgens, nach dem normalen Stuhlgang, ein 15 Zentimeter langes, etwa drei Zentimeter dickes, abgerundetes Röhrchen vorsichtig in den Mastdarm ein. Durch das Röhrchen dringt Flüssigkeit (abgekochtes, lauwarmes Wasser) in den Mastdarm und vermischt sich dort mit den Kotmassen. Durch leichtes Nauli wird dabei ununterbrochen Wasser eingesaugt und ausgepresst. Dadurch reinigt sich der Mastdarm.
Für die Krebstherapie und -prophylaxe ist es wichtig zu wissen, dass die Blutbahnen des letzten Abschnitts des Mastdarms nicht über das Pfortadersystem zur Entgiftung geleitet werden, sondern unmittelbar ins Blut übergehen und somit unseren Körper toxisch stark belasten. Vor allem eine verzögerte Darmpassage ist also von großem Nachteil.

## Die Reinigung der Sinnesorgane

Zum Schluss lernen Sie noch zwei Reinigungsmethoden der Sinnesorgane, nämlich der Augen und der Ohren kennen, die bedenkenlos täglich durchgeführt werden dürfen.

**So einfach ist die Technik der Ohrreinigung:**
Stecken Sie einen Finger in den Gehörgang, so dass er fest anliegt, und drehen Sie diesen nun einige Male hin und her. Die starke Reibung mit Wärmeerzeugung steigert die Durchblutung im Ohr. Führen Sie diese effektive Übung ruhig zweimal am Tag jeweils 15 Sekunden lang durch.

**So einfach ist die Technik der Augenreinigung:**
Im Diamantsitz (1 E) oder auch auf einem Stuhl sitzend schielen Sie mit beiden Augen nach oben in die Stirnmitte und strecken dabei die Zunge weit – möglichst bis zur Kinnspitze – heraus. Führen Sie dies täglich etwa 10 bis 15 Sekunden lang durch. Die Wirkung auf die Augen ist genauso hervorragend wie die bei der Reinigung für die Ohren. Das Herauspressen der Zunge stärkt Rachen und Mandeln, die Stimmbänder werden sehr gut gekräftigt. Sie sprechen hinterher artikulierter und lauter.

## Weitere Gesundheitstipps

Yogatherapie bringt viele Erkenntnisse: Menschliches Verhalten ist offenbar in der Lage, fast jede Krankheit zu verursachen, aber auch zu heilen. Krebs beispielsweise ist eine »Gestaltkrankheit«. Das Geschwür selbst bildet eine »Antigestalt« zum Körper. Außerdem gibt es keine isolierte Krankheit im Menschen, es gibt nur kranke Menschen. Aber das zwerchfellerschütternde Lachen, täglich zweimal zehn Minuten im Anschluss an die Runen-Asanas geübt, vermag die Gesundheit des Menschen grundlegend heilsam zu beeinflussen. Es gibt noch weitere Möglichkeiten, fit und vital zu bleiben.

## Ratschläge fürs Wohlbefinden

Klopfen Sie bei jedem Schmerz erst an die Tür der Psyche. Sie sollten stets bedenken: Verschluckter Ärger schadet Körper und Seele, unvollendete Hand-

### Info: Nichts Großes geschieht ohne Liebe

Es ist nicht egal, wem wir uns hingeben und was wir tun. Jegliches Handeln und Denken zieht einen karmischen Schweif hinter uns her, der bis ins Kaivalyam der letzten Augenblicke reicht. Seien Sie deshalb jedoch nicht ängstlich im Tun und Denken, aber **werden Sie frei zur Pflicht des Lebens**. Bleiben Sie nicht an Vergängliches gefesselt, sondern erhalten Sie auch das Unvergängliche wie die Liebe in sich lebendig. Sind wir im Yoga vertieft, dann haben wir auch einen Meister. Dieser ist für uns ein Bekenntnis zur Offenbarung des Lebens. Nichts Großes geschieht ohne Liebe. Alle Welterlebnisse halten uns heilsam gesund. Verehren und lieben wir sie, dann bilden wir mit ihnen eine untrennbare Einheit des Daseins.

lungen bringen Verspannung. Die Nackenmuskulatur reagiert auf Stress zuerst. Von ihr überträgt sich die Fehlspannung auf den ganzen Körper. Bewegen Sie sich außerdem immer geschmeidig, nie ruckartig, und führen Sie am besten jeden Tag ganz konzentriert einige Asanas durch, beispielsweise das Liegende Dreieck (29 Ü), den Halben Fisch (5 S), den König der Fische (34 F) und das Yogamudra (2 E).
Muten Sie Ihrer Wirbelsäule keine Überbelastungen zu, wie etwa durch Übergewichte aller Art (zu hohes Körpergewicht, Heben schwerer Lasten, starke seelische und körperliche Strapazen). Versorgen Sie Ihren Organismus darüber hinaus stets mit reichlich Sauerstoff durch viel Aktivität an frischer Luft; atmen Sie dabei ungezwungen tief ein und aus. Denken Sie auch an die Witterungseinflüsse, und härten Sie Ihren Körper jeden Morgen durch Kneippsche Behandlungen ab, beispielsweise Tautreten, Wassertreten, kalt-warme Wechselduschen oder Schneegehen.

### Schlafen Sie gut

Untersuchen Sie einmal Ihren Schlafplatz: Enthält Ihr Bett Metall oder steht es auf störenden Wasseradern? Schlafen Sie womöglich in feuchter Umgebung? Ziehen Sie Wolle auf jeden Fall den Federn vor, und nächtigen Sie nicht in einer Eiskammer! 14 bis 16 °C ist die beste Schlaftemperatur.

## Krebs: Sauerstoff und Fasten

Allgemein gilt das Vorurteil, Krebs sei eine unheilbare Krankheit. Er wird von der Schulmedizin hauptsächlich lokal behandelt, das heißt, bei der Therapie werden nur die Symptome beachtet und mit Hilfe von Medikamenten beseitigt. Aber der Mensch ist auch ein geistiges Wesen! Daher müssen wir nach den Ursachen der Erkrankung suchen. Ein Yogi, der von Krebs befallen ist, zieht sich zurück, um zu fasten. Nach etwa 28 Tagen wird seine während des Hungerns belegte Zunge plötzlich frei vom Belag und rötet sich – ein Zeichen dafür, dass er sich auf dem Weg der Gesundung befindet. Jetzt muss er langsam wieder mit dem Essen beginnen. Die Ansicht der Alten ist es, dass in diesem Augenblick alle Gifte den Körper verlassen haben und der Mensch sich auf einem Höhepunkt regenerativer Kraft befinde.

### Sauerstoffreiches Wasser trinken

Der Yogi kennt noch ein Heilmittel nach Sacharow: Er trinkt sechs Monate lang quellfrisches, sauerstoffreiches Wasser aus einer Granitquelle. Das ist ein seit vielen Jahren bekanntes Mittel, dessen positive Wirkungen inzwischen sogar wissenschaftlich bestätigt wurden. Untersuchungen ergaben, dass die Behandlung mit sauerstoffreichem Wasser gute Auswirkungen auf den Allgemeinzustand und die Immunabwehr von Krebspatienten zeigt.
Kein Wunder, denn das fließende Wasser aus der Natur haben wir Menschen in unserer Evolution als Hauptnahrungsmittel zu uns genommen. Wir brauchten es zum Leben und zum Überleben. Die Natur hat es quasi für uns vorgesehen, wir sind daran seit unserer Existenz gewöhnt.

# 4. Kapitel

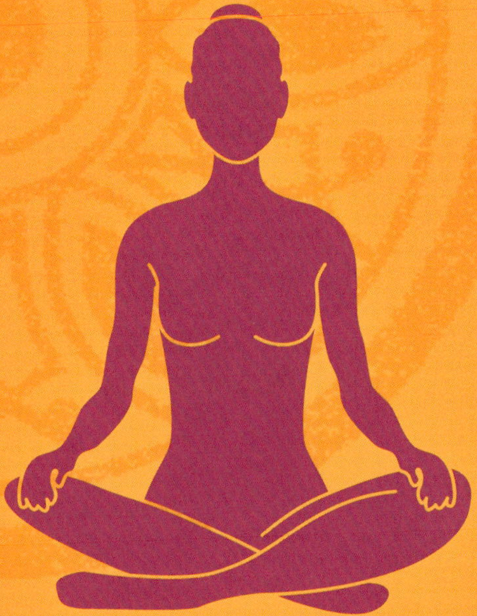

# Asanas für Schwangere

Werdende Mütter können sich freuen, nicht nur, weil ein Baby in ihrem Bauch heranwächst, sondern auch, weil sie – nicht zuletzt dank Yoga – eine entspannte Schwangerschaft und eine sanfte Geburt erleben dürfen. Auf den folgenden Seiten gebe ich Ihnen, liebe Mamis, zahlreiche Vorschläge an die Hand, wie Sie Ihr tägliches Übungsprogramm gestalten können. Wichtig dabei ist, dass Sie die Haltungen stets ruhevoll einnehmen. Ich stelle Ihnen zunächst zwölf Asanas vor, die Sie zu Hause nachmachen können. Weitere Tipps helfen Ihnen und auch Ihrem Partner, die Zeit mit dem Ungeborenen und das Leben danach so richtig genießen zu können.

## So üben Sie richtig

Nehmen Sie jede Haltung ruhevoll ein. Empfinden Sie alle Dehnungen ganz bewusst. Die Rundumatmung, die Grundatemform des Pranayama (siehe Seite 121), massiert hierbei den Embryo. Spüren Sie sich in jede Haltung hinein, und beenden Sie diese nach zwei Minuten – außer es ist anders angegeben. Üben Sie ein Asana keinesfalls länger! Das Herausgehen erfolgt ebenso langsam und ruhig wie das Hineingehen.

## Praktische Ratschläge

Sie können während der gesamten Schwangerschaft Yoga üben. Ab dem fünften Monat sollten Sie jedoch die Haltungen, die den Bauchraum pressen oder drücken, nicht mehr einnehmen. Ihr Körper sollte vor dem Üben aufgewärmt sein, etwa durch Lockerungsgymnastik oder eine warme Dusche. Genießen Sie während des Übens ganz bewusst die Zweisamkeit mit Ihrem Baby. Achten Sie besonders auf die Sauberkeit Ihres Körpers (Stuhlgang) wie auch die Ihrer Seele. Nehmen Sie sich immer wieder Auszeiten, in denen Sie meditieren und ganz eins mit Ihrem Kind sind. Ihr Tagesrhythmus sollte möglichst geregelt und gleichmäßig sein. Selbst die Essenszeiten passen Sie am besten diesem Rhythmus an.

### Gesund essen und trinken

Trinken Sie ausreichend. Statt süßer Säfte sollten Sie besser Quellwasser und Kräutertees bevorzugen. Ernähren Sie sich besonders vitamin- und mineralstoffreich mit viel Gemüse, etwas Obst und vollwertigem, ballaststoffhaltigem Getreide. Vermeiden Sie große Fernreisen. Sie sind für den wachsenden Embryo nicht gerade förderlich.
Und hier noch ein Rat zum Geburtsvorgang: Während der Entbindung sollten Sie nicht auf dem Rücken liegen, sondern sich im Kniestand der Grätsche befinden. Die Schwerkraft der Erde kommt Ihnen so nämlich als Gebärhilfe entgegen.

> _ *Wenn Sie während der Schwangerschaft Yoga üben und fröhlich sind, bereiten Sie Ihren Körper und Ihre Seele optimal auf die Zeit nach der Entbindung vor. Sie werden alles mit Gelassenheit bewältigen.* _

## Heiterkeit bringt Entspannung

Auch für die Zeit mit Baby im Bauch gilt: Lachen befreit von Verspannungen und macht nicht nur Ihnen, sondern auch Ihrem Embryo Freude. Sind Sie glücklich, so spürt das Ihr Kind. Überhaupt ist Lachen das menschlichste aller Heilmittel. Zusammen mit dem S.A.T. (siehe Seite 32) und dem regelmäßigen Üben der Asanas sind Fröhlichkeit, Heiterkeit und Humor ein großes Geschenk, das Sie Ihrem Ungeborenen auf jeden Fall zukommen lassen sollten.

## Lachen wie die Kinder

Um zum Lachen aufgelegt zu sein, müssen Sie die mangelnden Übereinstimmungen zwischen Erwartung und Wirklichkeit bemerken. Dies setzt entspannte Beobachtungsfähigkeit voraus. Humor lockert demnach die streng angespannten Erwartungen des Menschen an die Wirklichkeit, die allein zur Pflichtseite tendieren und weniger zur Freiheitsseite. Lachen ist ein geistiger Entspannungsakt – nicht nur in der Schwangerschaft.
Da die Wirkung des Lachens so stark sein kann, dass Sie alles um sich herum vergessen, bewirkt es quasi eine Ich-Distanzierung. Sie verhalten sich »wie die Kinder«; das wiederum ist entscheidend für die Neuansiedlung von positiven Prägungen. Sind Sie entspannt, verschwinden Ängste, es geht Ihnen gut.
Der Dichter Jean Paul bemerkte zum Lachen: »Es schenkt uns ich-verklärende, ich-bezeichnende, gesellige Kräfte.«
Lachen verbindet, es ist gleichsam eine Befreiung sowie ein Loslösen aus den Erstarrungen des Normativen. Und mit diesem Wissen können Sie sich nun freuen auf die Yoga-Praxis.

## Übung 1 S

*Savasana – Rückenlage mit leicht angezogenen Beinen*

1_ Sie legen sich auf den Rücken, die Arme ruhen entspannt neben dem Körper oder auf dem Bauch.
2_ Stellen Sie die Beine auf. Sie können die Augen schließen, wenn Sie wollen. Ihr Körper ist vollkommen regungslos, aber nicht erstarrt.

**Übungsdauer:** höchstens 10 Minuten

**Wirkung:** Ihre Wirbelsäule und Ihr Unterleib werden wunderbar entlastet; ein unruhiges Baby erfährt Beruhigung.

## Übung 2 S

*Beinheber*

1_ Sie liegen wieder auf dem Rücken, die Hände auf dem Bauch oder neben dem Körper abgelegt.
2_ Heben Sie beide Beine gleichzeitig an, sodass sie einen rechten Winkel zum Oberkörper bilden.

**Tipp:** Sie können die Beine mit den Händen festhalten.

**Übungsdauer:** höchstens 2 Minuten

**Wirkung:** Entleerung der Beinvenen, Kreislauf- und Krampfaderentstauung; fördert die Durchblutung, auch die des Embryos; dehnt die Wirbelsäule.

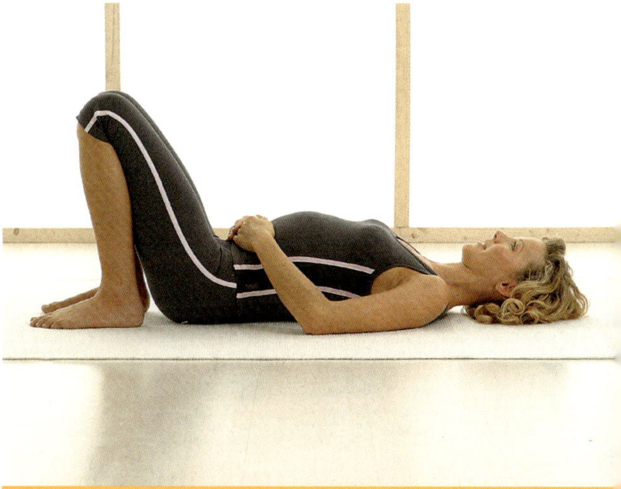

Übung 1 S
*Savasana – Rückenlage mit leicht angezogenen Beinen*

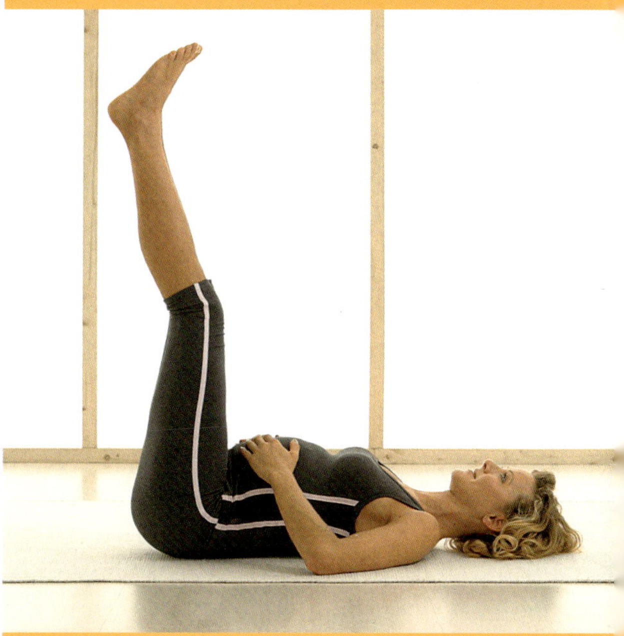

Übung 2 S
*Beinheber*

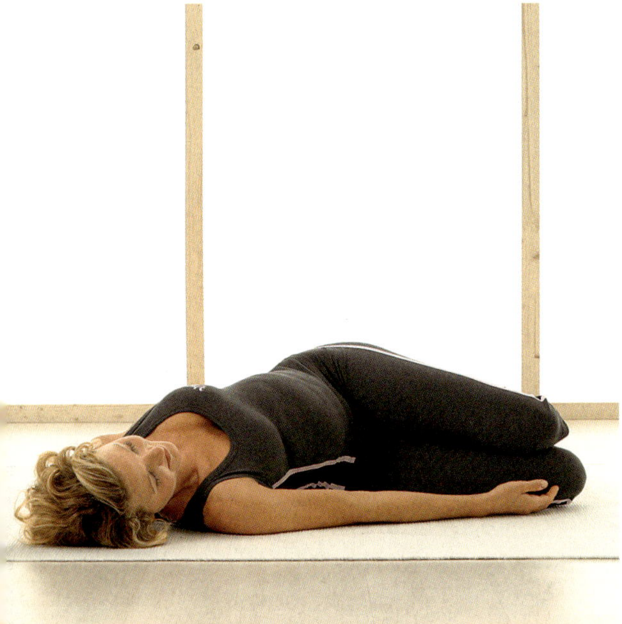

Übung 3 S
*Ardha matsyendrasana II – Liegender König der Fische*

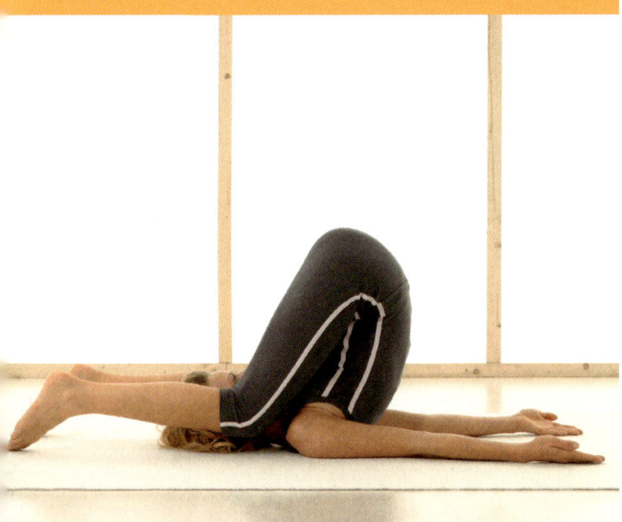

Übung 4 S
*Ardha nidrasana – Kleiner Yogaschlaf*

## Übung 3 S

*Ardha matsyendrasana II – Liegender König der Fische*

1_ Sie legen sich auf den Rücken, stellen die Beine auf und lassen die Knie ausatmend behutsam nach rechts absinken.
2_ Sie kommen von der einen Seite nicht unmittelbar zur Gegenseite, sondern dehnen als Zwischenübung beide Beine kräftig aus; dann erst lassen Sie die Knie ausatmend nach links absinken.

**Tipp:** Durch diese Übung wird der Geburtsvorgang wesentlich erleichtert.

**Übungsdauer:** höchstens 2 Minuten

**Wirkung:** Fördert die Geschmeidigkeit der Wirbelsäule und entspannt die oberen Lendenwirbel; verstärkt die Atmung, beugt Hexenschuss vor.

## Übung 4 S

*Ardha nidrasana – Kleiner Yogaschlaf*

1_ Sie liegen auf dem Rücken, heben die Beine an und bringen die Knie über den Kopf bis auf den Boden herab.
2_ Die Oberschenkel liegen am Rand des Körpers, die Arme ruhen in Gegenrichtung auf dem Boden.

**Übungsdauer:** mindestens 15 Sekunden, höchstens 2 Minuten

**Wirkung:** Entstauung des Beckenraums; große innere Beruhigung; gegen Völlegefühl im Bauchraum (Blähungen).

## Übung 5 S

*Ardha matsyasana – Halber Fisch*

1_ Sie liegen auf dem Rücken und dehnen sich leicht durch-hindurch.
2_ Sie stöhnen auf »aahh« und »mmm«, wölben dann den Körper nach oben und ziehen den Kopf nach hinten bis zur Schädeldachlage.

**Tipp:** In der Rückenlage beide Arme verschränkt unter den Rücken schieben.

**Übungsdauer:** mindestens 10 Sekunden, höchstens 1 Minute

**Wirkung:** Reflex auf das Kind im Mutterleib, damit es sich dreht und den Kopf in den Beckenraum bringt; verstärkt die Brustatmung. Die Atmung wird fülliger, was sich auf das Kind überträgt; das wiederum ist für den Geburtsvorgang von großer Bedeutung.

## Übung 6 S

*Bajrasana – Gleichseitiges Dreieck*

1_ Sie sitzen mit aufrechtem Rücken auf Ihrer Übungsmatte.
2_ Legen Sie die Fußsohlen aneinander und drücken Sie die Knie nach unten, wenn möglich bis auf den Boden.

**Übungsdauer:** höchstens 2 Minuten

**Wirkung:** Kräftigt Becken-, Anal- und Vaginalmuskel; der Geburtskanal wird geschmeidiger, Blutungen oder Ähnliches werden seltener; das Asana erleichtert die Geburt.

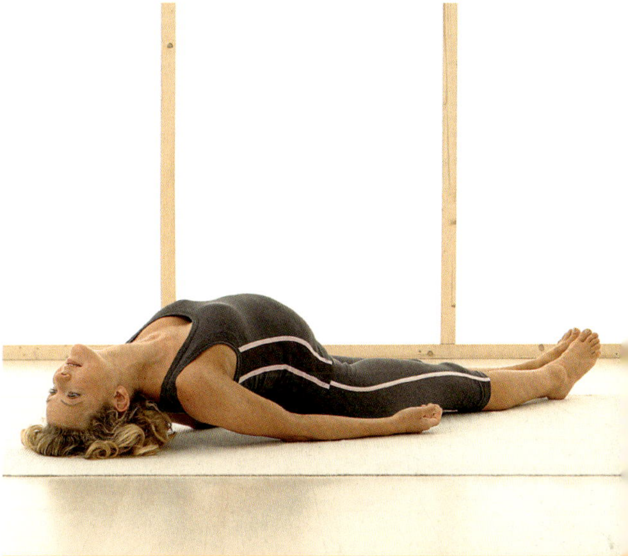

Übung 5 S
*Ardha matsyasana – Halber Fisch*

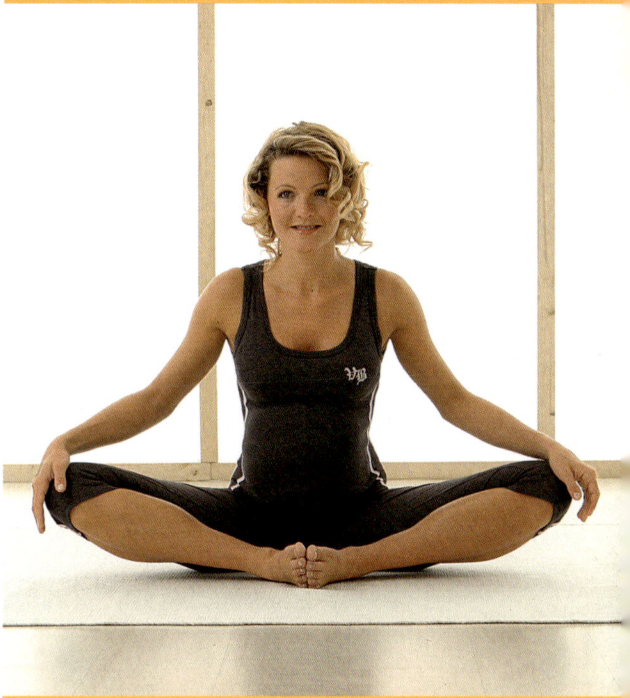

Übung 6 S
*Bajrasana – Gleichseitiges Dreieck*

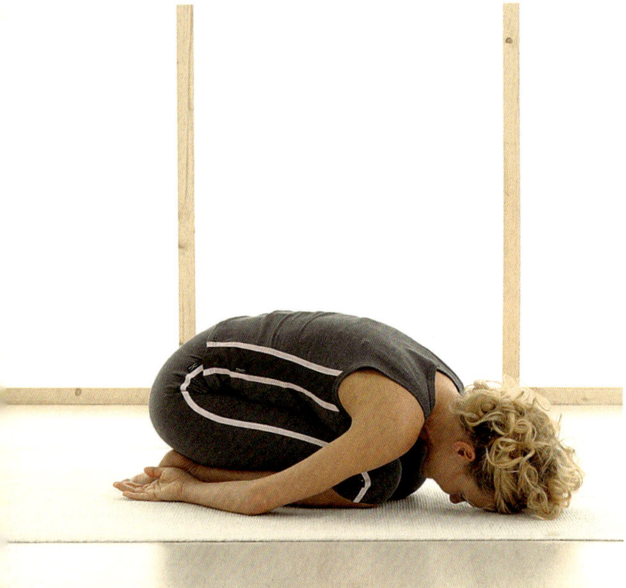

Übung 7 S
*Kurmasana – Kleine Schildkröte*

## Übung 7 S

*Kurmasana – Kleine Schildkröte*

1_ Sie knien auf Ihrer Matte und geben den Oberkörper nach vorne.
2_ Ihre Stirn ruht auf der Matte, die Arme legen Sie nach hinten ab.

**Tipp:** Führen Sie dieses Asana nach dem vierten Monat bitte nicht mehr durch.

**Übungsdauer:** höchstens 2 Minuten

**Wirkung:** Wohltuend und heilsam für die Wirbelsäule; die Rücken- und Beinmuskulatur wird gedehnt; hervorragende Entspannung für die werdende Mutter.

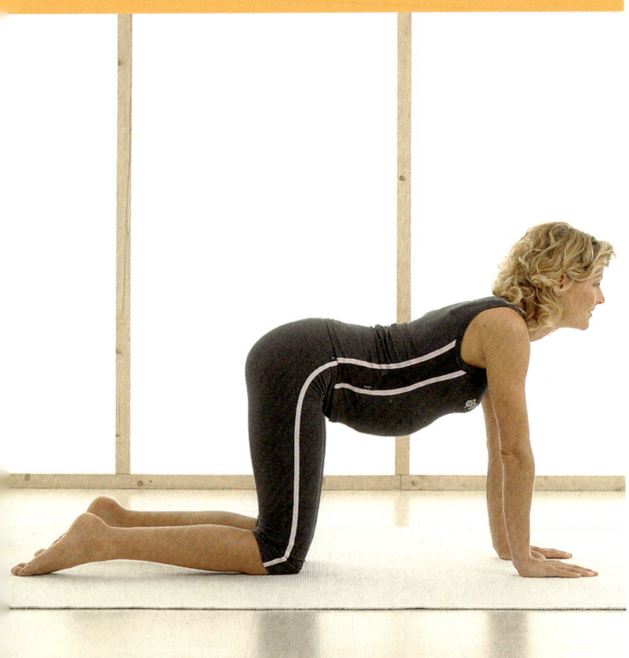

Übung 8 S
*Ardha makarasana – Vierfüßlerstand*

## Übung 8 S

*Ardha makarasana – Vierfüßlerstand*

1_ Sie knien auf der Matte und stehen auf allen vieren.
2_ Halten Sie den Kopf hoch, überstrecken Sie ihn jedoch nicht.

**Übungsdauer:** höchstens 2 Minuten

**Wirkung:** Entlastet den Rücken, entspannt die Organe und den Kreislauf; lässt die Atmung wieder natürlich fließen.

## Übung 9 S

*Ardha tadasana – Kniestand*

1_ Sie knien aufrecht auf Ihrer Matte, lassen den Kopf herabhängen, das Kinn ist am Brustbein.
2_ Die Schultern sind gelöst, die Arme hängen ebenfalls herunter.

**Übungsdauer:** höchstens 2 Minuten

**Wirkung:** Entlastung der Nackenbänder, Stärkung der Seelenenergie; Beruhigung der Kopfnerven.

## Übung 10 S

*Hagelrune/Antennenhaltung*

1_ Aufrecht stehend, grätschen Sie die Beine etwa 80 Zentimeter.
2_ Geben Sie die Arme schräg nach oben. Der Kopf wird normal gehalten, Sie können auch leicht nach oben blicken.

**Tipp:** Dieses Asana gehört als »Prägeübung« in den gesamten Komplex des Geburtsvorgangs und die folgenden 1000 Tage im Leben Ihres Kindes (siehe Literatur Seite 189).

**Übungsdauer:** höchstens 2 Minuten

**Wirkung:** Sie nehmen viel kosmische Energie auf.

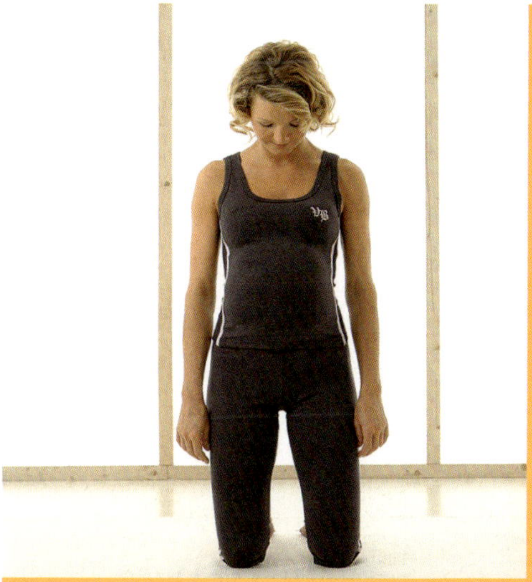

Übung 9 S
*Ardha tadasana – Kniestand*

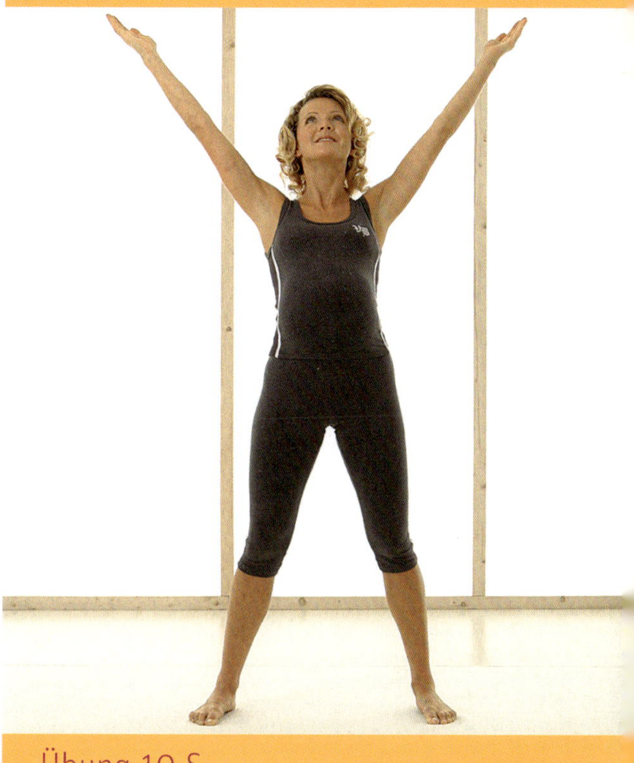

Übung 10 S
*Hagelrune/Antennenhaltung*

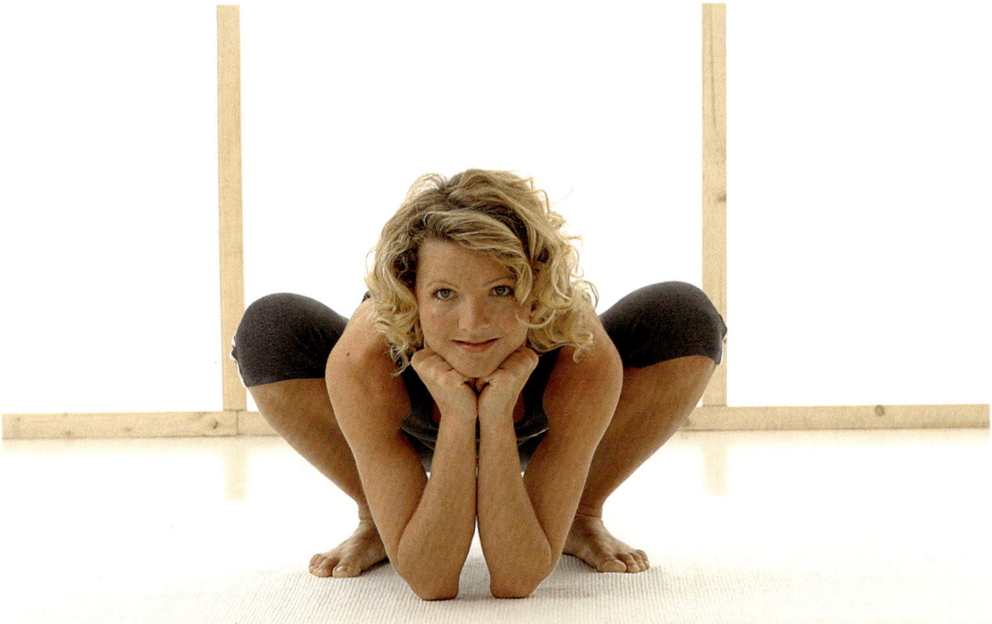

Übung 11 S
*Malasana – Negersitz*

## Übung 11 S

*Malasana – Negersitz*

1_ Zunächst stehen Sie auf Ihrer Matte; dann gehen Sie in die Hocke, die Fersen bleiben dabei am Boden.
2_ Sie stellen die Füße etwa 20 Zentimeter auseinander und beugen sich leicht nach vorne, mit dem Endziel, einmal beide Ellbogen auf den Boden zu bringen und das Kinn zu unterfausten. Aber das hat Zeit. Seien Sie als Schwangere dabei sehr vorsichtig.

**Tipp:** Denken Sie daran, dass Ihr Nachwuchs nicht passiv in Ihnen liegt, sondern alle Bewegungen und Stellungen, auch Ihre Emotionen, innerlich symbolisch miterlebt. Deshalb ist es ganz wichtig, dass Sie als Schwangere voller Freude sind. Wenn Sie sich Aufregungen und Blödsinn hingeben, versündigen Sie sich am Charakter Ihres Kindes.

**Übungsdauer:** höchstens 2 Minuten

**Wirkung:** Bedeutsam bei dieser Übung sind die Lendenwirbelsäule und der Beckenraum, die durch dieses Asana sehr stark belebt werden; zudem kommt es zu einer Generalentlastung der Wirbelsäule; der Negersitz hilft auch bei Schwangerschaftshexenschuss.

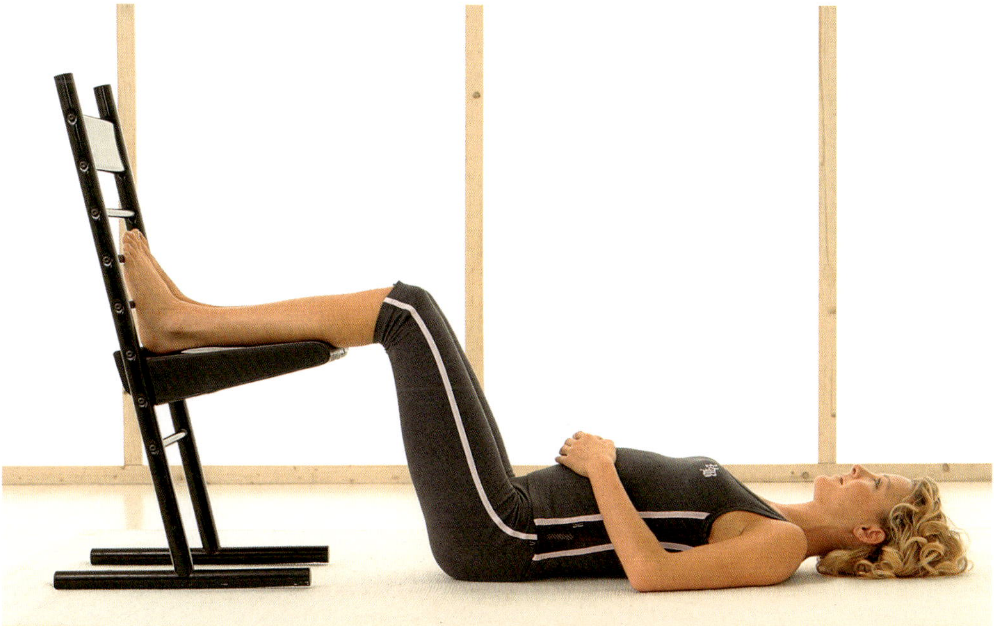

Übung 12 S
*Savasana – Rückenlage*

## Übung 12 S
*Savasana – Rückenlage*

1_ Sie liegen auf dem Rücken, beide Unterschenkel werden auf einem niedrigen Stuhl abgelegt.
2_ Die Hände liegen auf dem Bauch, die Arme neben dem Körper oder etwas vom Körper weg – jedoch nicht zu weit, damit die Schultern nicht verspannen.
3_ Bringen Sie sich am Schluss mit einer kräftigen Dehnung wieder in den Alltag zurück.

**Tipp:** Bei Bedarf können Sie ein Kissen unter Ihren Kopf legen.

**Übungsdauer:** maximal 10 Minuten

**Wirkung:** Eine herrliche Entspannung nicht nur für Schwangere, sondern auch für unruhige Geister, die so zu sich selbst finden können. Die Übung bringt Mutter und Kind eine hervorragende Entstressung und löst besser als jede andere ein ganzheitliches Wohlempfinden aus. Das Kind in Ihrem Leib wird sich darüber sehr freuen. Zudem stellt Savasana eine Wohltat für Ihren Kreislauf und Ihre Wirbelsäule dar; der Bauchraum wird entlastet, denn normalerweise beeinträchtigt der Embryo die Gedärme.

## Vier Übungen für jeden Tag

Die Haltungen können vom ersten bis zum letzten Tag der Schwangerschaft eingenommen werden.

### 1. Übung

Nehmen Sie den Diamantsitz (1 E) ein. Grätschen Sie Ihre Knie maximal und kommen Sie mit dem Gesäß auf dem Boden zu sitzen, ohne den Zehenkontakt zu lösen. Die Wirbelsäule steht senkrecht, die Hände liegen auf den Knien. Die Atembewegung ist im Bauchraum zu spüren. Nun legen Sie sich mit der Brust nach vorn bis diese den Boden berührt. Bleiben Sie dabei auf den Fersen sitzen. Der Kopf geht jetzt mit dem Kinn zum Boden, die Arme sind entspannt nach vorne gestreckt.

### 2. Übung

Gehen Sie für ein bis zwei Minuten in den Halben Fisch (5 S). Das ist ein sehr wichtiges Asana für Schwangere, es verstärkt die Brustatmung.

### 3. Übung

Nehmen Sie nach dem Reihen-Prinzip die Gegenhaltung ein, den Gabelkopfstand (22 F). Dazu erheben Sie sich vorsichtig aus dem Panther (28 Ü), dehnen grätschend die Beine maximal und senken dann den Oberkörper langsam nach vorne herab. Fassen Sie nun mit beiden Händen Ihre Fesseln und stellen Sie, falls Sie die Haltung einigermaßen beherrschen, ohne Zuhilfenahme der Hände den Kopf auf den Boden. Das Körpergewicht wird ganz gleichmäßig verteilt.

### 4. Übung

Zum Schluss kommt der Diamantenschlaf, die Flachlage (19 Ü). Gehen Sie dann im Liegen aus der Haltung heraus, nehmen Sie als Gegenhaltung die Kerze (12 Ü) ein.

**Info:** So wirken die vier täglichen Schwangerschaftsübungen

1. Übung: Wohltuende **Entlastung der Wirbelsäule**; die Bänder der Oberschenkel sowie der Hüft- und Kniegelenke werden geschmeidig gehalten.
2. Übung: Der Fötus dreht sich in die **natürliche Lage** von selbst herum.
3. Übung: Beruhigt und **kräftigt den Kreislauf** von Mutter und Kind; der Geburtsvorgang wird geübt. Das Ungeborene lernt durch diese Haltung.
4. Übung: Der Diamantenschlaf stärkt die Ober- und Unterschenkel sowie das Herz; er **schenkt Ruhe**. Die Kerze bereitet ebenfalls auf die Geburt vor.

## Weitere bewährte Asanas

Während der Schwangerschaft sind neben den erwähnten Übungen die folgenden Haltungen zu empfehlen. Die **rot** gedruckten haben sich besonders bewährt. Trainieren Sie stets unter Anleitung eines erfahrenen Yogatherapeuten oder einer Yogatherapeutin und Ihrem Niveau entsprechend. Führen Sie die Übungen für Fortgeschrittene nur dann durch, wenn Sie diese bereits vor Ihrer Schwangerschaft trainiert haben.

| Haltung | Übungsnummer |
|---|---|
| Samasana – Gleichehaltung | (2 Ü) |
| Swastikasana – Hakenkreuzsitz | (2 Ü) |
| Siddhasana – Schmerzsitz | (1 F) |
| Gomukhasana – Kuhgesicht | (3 F) |
| **Bajrasana – Gleichseitiges Dreieck** | **(2 F)** |
| Sukhasana – Schneidersitz | (3 Ü) |
| Ardha padmasana – Halber Lotossitz | (4 Ü) |
| **Padmasana – Lotossitz** | **(4 F)** |
| **Vajrasana – Diamantsitz** | **(1 E)** |
| Akarna dhanurasana – Sitzender Bogenschütze nur bis zum 5. Monat | (5 Ü) |
| **Sirsana – Kopfstand** | **(10 Ü)** |
| Viparita karani – Halbkerze/Offene Kerze | (11 Ü) |
| **Salamba sarvangasana – Geschlossene Kerze** | **(12 Ü)** |
| Urdhva mukha paschimottasana – Hoher Sitzkniekuss | (14 Ü) |
| Biwaktapada padahastasana – Gabelkopfstand | (22 F) |
| Birwadrasana – Tapferkeitshaltung | (6 E) |
| **Mandukasana – Frosch** | **(7 E)** |
| **Supta virasana – Flacher Diamantenschlaf** | **(19 Ü)** |
| **Utkatasana – Stuhlsitz** | **(10 E)** |
| Garudasana – Adler | (22 Ü) |

| Haltung | Übungsnummer |
|---|---|
| Virabhadrasana – Standwaage | (33 F) |
| Trikonasana – Dreieck | (23 Ü) |
| **Vrksasana – Baum** | **(26 Ü)** |
| Padasana – Standentspannung | (12 E) |
| **Ardha padangusthasana – Zehenspitzensitz** | **(13 E)** |
| UR-Rune | (14 E) |
| EH-Rune | (15 E) |
| MAN-Rune | (16 E) |
| IS-Rune | (17 E) |
| Birwadrasana – Bogenschütze (stehend) | (32 F) |
| Uttana Mayurasana – Schiefe Ebene (im Liegen) | (19 E) |
| **Bhujangendrasana – Gestreckte Katze** | **(22 E)** |
| Supta virasana – Panther | (28 Ü) |
| Ardha supta padangustasana – Liegendes Dreieck | (29 Ü) |
| Pavanamuktasana I – Klammer | (24 E) |
| Ardha matsyendrasana II – Liegender König der Fische | (32 Ü) |
| Vasisthasana – Seitliche schiefe Ebene | (36 Ü) |
| Parivrtta janusirsasana – Sitzendes Dreieck | (31 Ü) |
| Savasana – Toter Mann | (siehe Seite 14) |
| Bhujangasana – Kobra nur bis zum 5. Monat | (siehe Seite 77) |

# Das sollten Sie wissen

Die Zukunft besteht aus unseren Kindern. Daher sind werdende Mütter unsere wichtigsten Mitbürger auf Zeit. Ich bin überzeugt, dass keine andere Übungsmethode geeigneter ist, den Embryo rhythmisch sowie seelisch-geistig zu prägen und auf die Geburt vorzubereiten als das Üben der Asanas. Sie können schon vom ersten Tag der Zeugung an mit dem Training beginnen. Nach der Niederkunft aber sollten Sie vier bis sechs Wochen mit dem Wiederbeginn warten. Mula bandha (siehe Seite 122), Asvini mudra (Kontraktionen des Afters zur Stärkung der Vaginalmuskulatur) und das Hindurchdehnen dürfen jedoch schon am vierten Tag nach der Entbindung geübt werden.

## Das Baby spürt Ihre Freude

Immer wieder werde ich von schwangeren Frauen gefragt: »Was bringt mir Yoga?« Der oberste Grundsatz bei allem Tun einer werdenden Mutter soll lauten: Was die Mutter tut, macht auch das Kind mit, denn jede körperliche Haltung, jede seelische Stimmung, jeden Gedanken und jede Bewegung bekommt der Embryo zu spüren. Das Schöne, Wahre und Gute zu erleben sowie all sein Tun zu Tatmeditationen werden zu lassen ist die beste Medizin der Welt – neben gesunder Kost, Bewegung, Luft und Wasser.

Denken Sie auch an die Sprache, die Muttersprache. Eigentlich müsste sie Mutterleib-Sprache heißen. Sie ist eine der größten und erhabensten Erzieherinnen zum Menschsein. Wir wollen nicht nur gesunde Kinder haben, wir wollen auch geistig orientierungsfähige Menschen aus ihnen machen. Das bedeutet: während der Schwangerschaft schöne Gespräche führen, guten Reden lauschen, geistvolle, erlösende und hohe Musik hören. Streicheln Sie als werdende Eltern das Baby über Ihren Bauch, sprechen Sie freundlich und verleihen Sie Ihrer Freude über den erwarteten Nachwuchs Ausdruck. Das ist sehr wichtig!

## Viel Bewegung und Schlaf

Alle naturwidrigen Einflüsse wie Tabak, Alkohol, Rauschgift, schlechte Gesellschaft, Rummel, ungesundes Essen und anderes sollten Sie sein lassen. Was die Ernährung betrifft, ist es ratsam, tierisches Eiweiß weitgehend einzuschränken. Besser ist pflanzliches Eiweiß. Schenken Sie einem guten Schlaf größte Beachtung, aber verschlafen Sie dennoch nicht die ganze Zeit. Bewegung wie leichte Wanderungen, die in den späteren Monaten in Spaziergänge übergehen, schaffen gesunden Ausgleich. Das viel gepriesene Schwimmen für Schwangere empfehle ich nicht, weil es das Hohlkreuz und den übertriebenen Fettansatz begünstigt, der gerade Müttern nach der Entbindung manchmal noch lange Schwierigkeiten bereitet.

### Stets geschmeidig üben

Grundsätzlich sollten Sie alle Asanas geschmeidig und nicht starr oder sportlich einhalten. Vorsicht ist ab dem fünften Monat bei allen Übungen geboten, die den Bauchraum pressen könnten. Dazu gehört auch die Kobra (siehe Seite 77). Führen Sie keine ruckartigen Bewegungen vor Spannungen, Anspannungen, beim Hüpfen oder Springen aus. Gehen Sie öfter mal auf allen vieren in der Wohnung herum. Das ist eine gute Massage für die Wirbelsäule.

_ *Die Achtsamkeit, eine der yogischen Eigenschaften des Yama, wird in der Schwangerschaft ganz besonders geübt.* _

### Ziel: eine leichte Geburt

Das Kind, das Wunder der Menschwerdung im Mutterleib, erzieht im Grunde die Mutter mehr, als die Mutter das Kind erzieht. Die Frau wird als Mutter verantwortungsbewusster. Sie richtet ihr Augenmerk auf einmal auf ganz andere Dinge des Lebens. Ihr Körperbewusstsein wird gesteigert.
Das Ziel der Schwangerschaft soll eine möglichst leichte, beschwerdefreie Geburt sein, was für Mutter und Kind gleichermaßen gilt. Wenn es nur irgendwie möglich ist, sollte ein Kaiserschnitt vermieden werden. Als Mutter und Vater sollten Sie immer wieder daran denken, dass eine nie mehr nachzuholende Erziehung des Kindes bereits im Mutterleib erfolgt. Befassen Sie sich daher schon jetzt viel mit Ihrem Kind.

### Info: Stillen Sie Ihr Kind

Dass die beste Ernährung für das Neugeborene die Muttermilch darstellt, die auf das Kolostrum der ersten drei Tage folgt, ist allgemein bekannt. Hier noch ein Tipp: Lassen Sie das Baby im **Kinderwagen nicht nach vorne schauen**, sondern in Richtung der Mutter. Auch das ist ganz wichtig für die Entfaltung des späteren Menschseins.

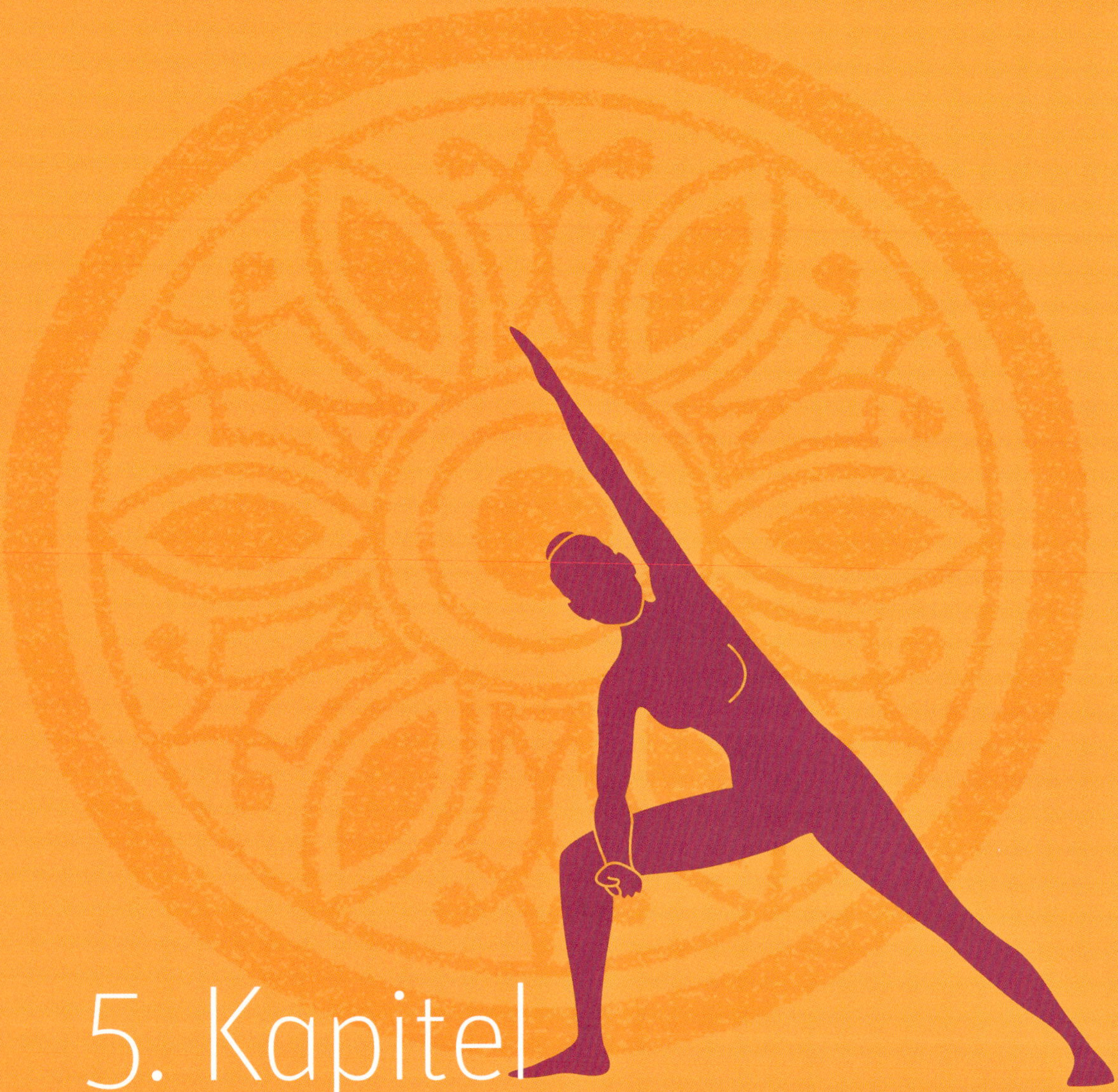

# 5. Kapitel

# Heilsame Gruppenarbeit

Damit Yoga seine volle Heilkraft entfaltet, sollte es zuerst in der Gruppe geübt werden. Warum das Gruppenerleben so wichtig ist, was Sie beim gemeinsamen Üben lernen und warum der Therapeut viel Feingefühl braucht, erfahren Sie jetzt. Im zweiten Teil dieses Kapitels habe ich für Sie die wichtigsten Forschungsergebnisse jahrelanger klinischer Untersuchungen an mehr als 1000 Patienten durch Dr. Oscar Hammer zusammengefasst. Sie belegen, dass die Asanas und das Pranayama auf viele Beschwerden einen hervorragenden Heileffekt ausüben.

## Effektiv: gemeinsam üben

Eine Gruppe ist ein Mikrokosmos des Umfelds oder der ganzen Welt. Sie weckt in uns die Dynamiken der Seele und des Geistes. Sie fordert die Wahrhaftigkeit und lässt Leib, Seele und Geist eine schöpferische Synthese finden. Es treten das Urphänomen Mensch, das Urphänomen Gestalt und Wahrheit in den Vordergrund. Angestrebt wird die Selbstbefreiung durch Selbstfindung. Die Psychoanalyse verleugnet den Leib in seiner Gestalt-Wahrheit zugunsten einer Teilperspektive: dem Sexus. Sie geht den gewohnten Weg von der Diagnose zur Therapie. Diese besteht in der Bewusstmachung und Auflösung von Konflikten.

## Weg der Selbstfindung

Der Yogatherapie hingegen geht es weniger um die Diagnose als vielmehr um die Therapie, eine umfassend wirkende Therapie in Form einer Steigerung der doppelwertigen Energie. Das ist der Unterschied zwischen Yogatherapie und allen anderen Heilweisen. Sie bejaht den Leib in seiner Totalität durch das An-sich der Nacktheit.

So ist die Yogatherapie der Weg der angewandten, ganzheitlich schaffenden Vernunft – ein Kennzeichen des Geistes. Sie zielt auf die »Wahrheit des Leibes«, weil diese vom Grunde her die Dreieinheit von Leib-Seele-Geist heilsam beeinflusst. Bei der Auffindung dieser Wahrheit muss alles Nur-Individuelle im Tun und Denken überwunden werden, um zur Selbstbefreiung zu gelangen. Erst die Selbstbefreiung gewährt der Reife der Persönlichkeit eine Chance.

### Mikrokosmos der Allgemeinheit

Die Gruppe ist dazu ein Mittel, aber kein Allheilmittel. Sie ist jedoch mehr, als die normale Allgemeinheit bieten kann, mehr als eine bloße Stätte der Nachahmung von Tun und Denken. Tun sowie Denken sollten durch die gruppentherapeutische Arbeit weitgehend deckungsgleich werden. Ihre Zielrichtung ist dabei nicht allein die Mitwelt. Denn wäre die Mitwelt »alles«, bedeutete das, dass die Öffentlichkeit, die Allgemeinheit und überhaupt die Gesamtheit aller, also das Außen, stets der Wahrheit näher stünde als die Minderheiten oder die Innerlichkeit. Vielmehr sollten sich im Interesse der Wahrheitsfindung beide Seiten polar gegenüberstehen.
Das Ziel jeder Yoga-Psychotherapie, hier der Gruppentherapie, kann nie zuletzt die Allgemeinheit sein, weil gerade sie fortwährend epochalen Trugschlüssen unterliegt, die wir in Kriegen, Armut, Übervölkerung, Massenwahn, Mord, Modetorheiten und anderem ertragen müssen. Eine vollkommene Gruppe sollte zum Kulturmenschen von Pflicht und Freiheit erziehen – sowohl überzeitlich als auch zeitgenössisch.

## Warum Gruppentherapie?

Warum empfehle ich Yoga-Gruppentherapie? Beobachten wir Tiere, z. B. die Rinder auf der Weide: Sie stehen beieinander, handlungsfrei, ein Tier das andere bloß in dessen Gegenwart empfindend. Ist solch ein Beieinanderstehen schon eine Gruppe? Für die Tiere können wir das bejahen, für den Menschen mag es ein Anfang sein. Aus dem Grundverhalten der Menschen nach gesellschaftlichen Rangordnungen, das in einer therapeutischen Gruppe nicht zum Ausdruck

### Info: Durch die Gruppe lernen und neues Verhalten entwickeln

Die Yogatherapie setzt es sich als Ziel, dass wir nach dem Absolvieren der gruppentherapeutischen Arbeit selbstaktiv die Fähigkeit entwickeln können, uns von nun an **in unbekannten Situationen besser zurechtzufinden**, und wir dann die Kraft »erübt« haben, neue Verhalten aus uns selbst heraus zu gestalten und diese kreativ fortzuführen. Und dass sich in diesen Fähigkeiten die Gesamtheit des menschlichen Ich-Feldes, worunter auch der Sexus zu verstehen ist, neu belebt.

kommen kann, entsteht eine Steigerung an seelischer Energie. Der erfahrene Gruppenleiter macht sich dieses Überangebot an verhinderter Energie für die Sensibilisierung der einzelnen Gruppenmitglieder zunutze.
Ich bin überzeugt davon, dass der Geist ein unerschöpfliches Reservoir an Energie hat. Das sollten wir erkennen, um es dann reichlich zu nutzen. Durch die Technik der Yoga-Gruppentherapie wollen wir diese Fähigkeit in den Griff bekommen. Im Gegensatz dazu steht das Seelische mit seinen Eigenschaften wie Emotionen, Wallungen, Stimmungen und vielem mehr. Es ist in seiner Leistungsfähigkeit erschöpfbar.

## Der Nachahmungstrieb

Erfassen wir den Sinn einer Gruppe richtig: Sie ist nicht der Inhalt einer Lehre. Die Gruppe verschafft lediglich die Möglichkeit der Anwendung der Lehre für die Therapie und die Einflussnahme auf Menschen. Sie regt den mächtigen Trieb der Nachahmung an. Die Gruppe ist eine Verdichtung der Umfeld-Einflüsse. Der Übende in einer Gruppe bemerkt zuerst das Verhalten der anderen Mitglieder. Das hilft ihm, sein eigenes Verhalten noch klarer zu sehen. Dadurch wird das Urphänomen Wahrheit angesprochen. Es regt die Steuerung unseres Verhaltens durch die Nachahmung (Urphänomen Rhythmus) an. Alle vom Urphänomen Rhythmus transzendierenden Ich-Phänomene erhalten biopositive Impulse.
Ein Mangel an Anpassung ist ein Mangel an Wahrheit, also mangelnder Wirklichkeitsbezug. Dieser ist stets ein Kriterium für das Bestehen einer Neurose oder von Konflikten. Eine Gruppe kann als therapeutische Hilfe wiederholt und in Abständen aufgesucht werden. Sie dient der weiteren Persönlichkeitsentwicklung in Bereichen, die dem Übenden sonst niemals zugänglich werden würden.

> _ *Es gibt ein heilsames mitmenschliches Urverlangen, andere Menschen um sich haben zu wollen, auch wenn nichts geschieht. Das bildet die Grundlage der Gruppentherapie.* _

### Tiefenseelische Bereiche

Die Nachahmung findet ihren tiefenseelischen Grund in der frühkindlich-rhythmischen Prägung des Menschen. Die erzieherischen Effekte einer Gruppe sprechen solche Bereiche ohne Umschweife an. So ist eine Gruppe nicht nur dem Tun des Einzelnen überlegen, sondern sie zeigt dazu noch emotionale Vergrößerungstendenzen. Sie gewährt psychomultiple Impulse. Der Mensch ist ein »zoon politikon«, sagt Aristoteles. Zur Erklärung: Ein »zoon politikon« nach Aristoteles meint den Menschen als soziales Wesen, das sich durch sein Han-

**Info:** Ein Gleichnis über die Gruppe

Es besagt: Sie ist nichts anderes als die **Gussform einer Glocke**. Ist die Gussmasse erkaltet, zerschlägt man die Form. Sie ist unbrauchbar geworden, sogar hinderlich. Mehr ist auch eine Gruppe nicht. Das halte man den Gruppendogmatikern entgegen.

deln in der Gemeinschaft entfaltet. Diese Tatsache macht sich der Urtherapeut zunutze. Der Mensch braucht den Mitmenschen. Das Tun des Nächsten steckt an, es wird unbewusst nachgeahmt. Darüber hinaus ist der Mitmensch, der Nächste, das Gegenüber, für uns eine Objektivierung unseres Selbst. Schon aus diesem Grund übt es sich leichter in der Gruppe. Die Belange des Individuums treten zurück, und selbst das schwierigste Soll erwächst hier mit Leichtigkeit zum Selbstverständnis.

_ *Yoga ist Selbstfindung des Menschen zur Humanität, die Wegfindung zur Kultur. Yoga leistet Hebammendienste für Leib, Seele und Geist. Er ist Stärkung und Affirmation des Ich für das Ich und den Nächsten.* _

## Der Therapeut trägt eine große Verantwortung

Nachahmung, Objektivierung und psychomultiple Impulse auf der formalen Seite einerseits und die didaktischen Inhalte andererseits sind die Elemente der Gruppentherapie. Sie bestimmen den Weg einer Gruppe als Heilmittel. Hier liegt auch die schwere Verantwortung für den Therapeuten begründet. Denn neben diesen Elementen finden wir noch das Direktivum, das wissenschaftliche Konzept für die Psychoanalyse, die Verhaltenstherapie oder die Urlehre.
Erst aus dem Direktivum ergibt sich logischerweise das Entscheidendste: Welche Nachahmung, welche Objektivierungen, welche psychomultiplen Impulse bedürfen der Verstärkung, und welche werden zurückgenommen? Die Gruppendynamik ist nach der Urlehre ein Gestaltphänomen; über die Nacktheit erhält sie urphänomenale Impulse.

## Durch die Gruppe entwickeln

Das Verstärkungsphänomen, die psychomultiplen Impulse, besitzen in der Gruppe Gestalt-Prägequalität. Dadurch entstehen sensible Phasen. Diese sind für die Aufnahme und Einpflanzung neuer Verhaltensweisen aufgrund der Erkenntnis neuer Zusammenhänge von

### Info: Ein Übungsfeld für den Ausdruck von Emotionen

Auch das ist wichtig: Durch den Nachahmungsdruck besitzt jede Gruppe die einmalige Eigenschaft, **Affekte, Emotionen, Triebe und Ängste** nicht nur zu übertragen, sondern auch noch zu üben. So können und müssen sogar Lachen und Weinen trainiert werden, um den Spielraum der Emotionen zu steigern und zusätzlich in den Griff zu bekommen.

großer Bedeutung. Solche sensiblen Phasen sind im natürlichen Bereich nur auf bestimmten Reifestufen der frühkindlichen Entwicklung, der Pubertät und eventuell bei Schockerlebnissen gegeben. Die in der Gruppe bewirkten sensiblen Phasen besitzen Initialcharakter.
Der Gruppenleiter muss störende, unproduktive Suchende rechtzeitig erkennen und gegebenenfalls ausschließen, wenn die Gruppe leistungsfähig bleiben soll. Die Gruppe ist bloßes Instrument. Sie besitzt Schlüsselfunktion. Ihre Aufgabe besteht im Widerflottmachen sowie in der Orientierungshilfe. Maßt sie sich mehr an, führt sie zu erneuter Abhängigkeit oder gar zur Sucht ihrer Mitglieder, wie es eine Sekte praktiziert.
Ziel für den Einzelnen ist die Selbstbefreiung durch die Gruppe. Einer gelungenen Gruppentherapie folgen nicht Isolierung oder Vereinsamung als Nachwirkung. Nicht die Normalität, sondern die Natürlichkeit ist Ziel der Gruppentherapie.

_ *Eine Gruppe ist so stark wie ihr schwächstes Mitglied. Das gilt es zu erkennen. Sie darf nicht zu erneuter Abhängigkeit führen!* _

## Eine Chance für neue Prägungen

Ebenso aktiviert eine Gruppe wesentliche Momente des sprachfreien, gestischen Verhaltens für die Therapie. Dadurch schafft sie erneut eine infantile Ursituation, nämlich die erwähnten sensiblen Phasen (siehe Seite 152). Sie sind das große therapeutische Hilfsmittel für die Nacherziehung des Patienten, gefördert durch den Nachahmungsdruck. Durch den persönlichen Ausdruck des anderen wird das Gestaltende desselben wirkungsvoll. In der Gruppe beginnt der Mensch, sich wie einst in der frühen Kindheit zu restrukturieren, sich umzubauen, neue Orientierungen zu treffen, sich neu zu schichten und Wertbezüge vorzunehmen.
Dem erfolgreich Übenden gelingt das durch die sensiblen Phasen. Sie bieten ihm die einmalige Gelegenheit, seine eingefahrenen, gelebten Prägungen zu löschen, um neue therapeutische Prägungen vorzunehmen. Der Patient fängt an, die Sprache seines Leibes wieder zu verstehen. Er versöhnt sich mit seiner Körperlichkeit und kommt dadurch seinem eigenen Ausdruck als mitmenschlichem Code näher. Die Nacktheit, ein fundamentales Feedback unserer Seele, stellt uns in der Gruppe soziologisch in den Mittelpunkt. Sie ist eine Stätte bio-

### Info: Mögliche Gefahren ausschalten

Jede Gruppe ist während ihrer Therapiezeit gleichsam wie eine Gemeinde. Sie wird größer als die Welt, sie wird zur Überwelt. Sie entwickelt mitunter sogar **magische Tendenzen**. Auch die Übertragungsphänomene gehören hierher und sind therapeutisch unbedingt zu berücksichtigen. Auf ihre Gefahren muss hingewiesen werden, ganz gleich, welches Konzept (Direktivum) angewendet wird.

positiver Anpassungsfähigkeit und bewirkt das Gegenteil von Isolation.

### Großgruppen nicht ratsam

In das Grundschema der Gruppentherapie müssen die yogatherapeutischen Praktiken wie die Asanas, die Partner-Asanas, das Pranayama, der meditative Tanz und anderes eingebaut werden. Sie erfahren dann durch das Gruppenklima ihre weitere Vertiefung. Der »blinde« Fleck im Bewusstsein der Persönlichkeit kann sich auflösen.
Wie geschieht das? Indem die Yogatherapie einen allgemeinen Heilweg beschreitet und nicht einzelne diagnostische Komplexe im Ich-Feld ansteuert. Sie verlangt kein simples Ausleben und Abreagieren, sondern sie will vielmehr über Ich-Phänomene zur Tiefenseele gelangen. Dies gelingt über die Affekt-Trainingsmethode: Es werden Lachen, Weinen, Schreien, Sich-Ängstigen als Mittel des Verhaltens geübt, mit dem man sich nicht identifiziert. Die durch die Gruppenanalyse eintretende Identitätskrise ist in Großgruppen häufig sehr chaotisch. Es gelingt dann nicht, in die Restrukturierungsphase überzuwechseln. Hier liegt der entscheidende Vorteil von Klein- und Mittelgruppen, wo dies möglich ist.

## Therapeut braucht Feingefühl

Wir müssen die Chancen der Gruppen in Zukunft mehr nutzen. Voraussetzung für solch ein Tun ist natürlich die gründliche Ausbildung des Gruppenleiters, vor allem die tiefenseelische, uranalytische, urtherapeutische Erfahrung. Die Fähigkeit des Therapeuten zur Steuerung einer Gruppe für kreative Interaktionen fordert ein besonderes Talent. Der Interaktion ist sowohl in der analytischen Phase als auch in der Therapie (Restrukturierung) größte Bedeutung beizumessen. In der Regel besitzt sie Spontaneität. Durch das Psychodrama wird sie thematisch oder theatralisch erfüllt, wie es gerade die Situation verlangt.

### Info: Optimal sind Gruppen mit höchstens 20 Personen

Wenn ich meine Erfahrungen mit Gruppen von maximal 20 Personen abschätze, dann bieten diese ein **reicheres Beziehungsfeld und Gefühlsspektrum**, als es der beste Psychotherapeut allein mit seinem Patienten oder mit einer Kleingruppe von rund fünf Personen je erreichen könnte.
Wollen wir die Ziele der ganzheitlich geführten Gruppe erreichen, müssen wir ihre Mitgliederzahl auf 20 beschränken, mehr sollten es jedoch nicht sein. Es kann auch so weit gehen, dass ich gewisse Wegstrecken gleichgeschlechtliche Gruppen therapiere, um dadurch die Spannungsfelder und Intentionen der Geschlechter noch ein bisschen zu intensivieren.

**Info:** Der Weg zur »Großen Heilung«

Einsames, isoliertes Arbeiten kann das heilsame Erleben einer Gruppe nicht ersetzen. Yoga-Gruppentherapie ist eine Methode, um **zur Tiefenseele zu gelangen**. Sie bietet die Möglichkeit, einen Weg zur »Großen Heilung« zu finden. Hüten wir uns aber dennoch vor Überschätzung und Verabsolutierung!

In solcher Art geführte Gruppen schaffen für die Selbstverwirklichung des Übenden ein optimales Klima. Eine urphänomenal geleitete Gruppe lässt in ihren Erfolgen und ihrer Wirkungsbreite alle psychoanalytischen Versuche, selbst die der Bioenergetik, hinter sich.

## Das Wort – ein wichtiger Baustein

Was dem einsam in seiner Kammer Übenden fehlt, ist das Erlebnis bestimmter Urwerte, die sich im Hören des Wortes offenbaren. Der Sinn des Wortes ist es, gehört zu werden. Die Bemühungen des Autogenen Trainings, sich rein gedanklich Formeln selbst vorzusagen, ziehen erfahrungsgemäß immer wieder Enttäuschungen nach sich. Das fremde Wort dagegen, aus dem Mund eines anderen, dazu in der Gruppe, prägt und objektiviert. Es fordert heraus bei Widerspruch, aber es wirkt.

»Alles ist geworden aus dem Wort.« Diese alte Weisheit erfährt in der Gruppe eine schöpferische Auferstehung. Machen wir davon Gebrauch! Auf der Macht des Wortes gründen auch die Mantren im Yoga (siehe Seite 129). Man war in alten Zeiten seherisch genug, um zu erkennen, dass dem Wort an sich und seiner zwischenmenschlichen Aufgabe auch eine Ton-Wirkung innewohnt.

_ *Unter der Leitung eines erfahrenen Meisters bringt das Wort Früchte, es regt die Seele an.* _

## Die Sprache beleben

Es ist nicht gleichgültig, welche Sprache wir in einer Gruppe sprechen, weil jeder Sprache ein mantraler Charakter innewohnt. Deutsch beispielsweise gilt als die Sprache der Gebildeten, der Wissenschaft und der Kunst. Was hat das mit Gruppentherapie zu tun? Ganz einfach: Die Sprache ist ein Element der Gruppe und birgt therapeutische Schätze.
Als Gruppenleiter bemühe ich mich, eine lebendige, anschauliche Sprache zu sprechen, eine überzeugende, aber nicht überreden-wollende. Ich lege mein Augenmerk auf die Schönheit der Sprache, was wiederum aufmerksam macht auf alles Gestaltende. In meinen Gruppen spricht am Anfang jeder, wie ihm der Schnabel gewachsen ist. Mit der Zeit aber richten die Teilnehmer ihre Sprache aus. Sie greifen in die Tiefe, lassen größere Gedanken erklingen, beleben uralte Redewendungen mit junger Seele und drücken sich klarer aus.

# Krankheiten erfolgreich lindern

Die therapeutische Yogapraxis in Deutschland und Europa geht auf Boris Sacharow zurück, den Gründer der Ersten Deutschen Yogaschule (E.D.Y.) in Berlin. Mit seinen zwölf Lehrbriefen über indische Körperertüchtigung wies er Anfang der 50-er Jahre erstmals auf die Yogatherapie hin. Auf Sacharow und später auf seinem Nachfolger Sigmund Feuerabendt fußen die meisten Übungsprogramme der Yogatherapie des Hatha-Yoga und des Maha-Yoga.

## Yogatherapie als Medizin

Dr. med. Oscar Hammer, ehemaliger Chefarzt der LVA-Klinik in Bad Nauheim, führte klinische Untersuchungen über die Wirksamkeit der Yogatherapie durch. Alle Ergebnisse wurden von der Internistin Sieglinde Feuerabendt nochmals getestet. Sie kam zu den gleichen Resultaten, nämlich dass die Yogatherapie sehr tiefgreifende, positive Wirkungen auf das Wohlbefinden hat und eine Art Gesundheitsmedizin darstellt.

## Stabilisierung des Blutdrucks

Für die Untersuchungen wurden die verschiedensten Asanas eingenommen: Umkehrhaltungen wie die Kerze (12 Ü), der Pflug (13 Ü) und andere, Konzentrations-(Gleichgewichts-)Übungen, beispielsweise der Baum (26 Ü), sowie verschiedene Techniken des Pranayama, z. B. die Rundum-Atmung (siehe Seite 121) oder Bhastrika, der aufladende Atem (siehe Seite 126). Auch das Sonnengebet (siehe Seite 76) als Herz-Kreislauf-Intervalltraining und Savasana (siehe Seite 14) aus dem S.A.T. spielten eine wichtige Rolle.
In der Tat leiden 43 Prozent der Deutschen unter zu niedrigem Blutdruck

(Hypotonie). Bei unserer Testreihe wurden 300 Hypotoniker untersucht. Sie klagten über Symptome wie Antriebsschwäche, Mattigkeit, Schwindelgefühl, Kopfschmerzen, Konzentrationsmangel, Nervosität, Schlafstörungen, Kältegefühl, Verstopfung, Schwitzen, Herzklopfen und Herzstolpern.

### Hypotonie: Umkehrhaltungen

Bei den meisten Versuchspersonen kam es bei der Kerze zu einem Blutdruckanstieg. Auch bei der Fischhaltung (5 S) war dies der Fall. Umkehrübungen wie die Kerze (das Kinn wird auf das Brustbein gedrückt = Geschlossene Kerze) können also bei Patienten mit niedrigem Blutdruck eingesetzt werden. Stellt man nun Ungeübte mit normalen Alltagspatienten gleich, so besitzt die Fisch-Übung eine günstige Heilwirkung hinsichtlich der Anhebung des Blutdrucks. Hierbei handelt es sich allerdings um Messanalysen nach nur einer Yoga-Übung. Bei Fortsetzung der Asanas kommt nach den Untersuchungen ein Summationseffekt hinzu, der zu einer Daueranhebung eines ursprünglich niedrigen Blutdrucks führt (Nachhall-Effekt). Dies gilt besonders für die Kobra und das Sonnengebet. Surya namaskar bietet sich für ein effektives Intervalltraining an. Dieses ist erst dann wirksam, wenn eine Herz- und Pulsschlagfolge von 170 minus Lebensalter für die Dauer von 20 Minuten oder 10-mal zwei Minuten beziehungsweise 20-mal eine Minute gehalten wird.

### Untersuchungsergebnis

Die Tests ergaben, dass durch Yogatherapie eine Blutdruckstabilisierung nachgewiesen werden konnte: Die Blutdruckmittelwerte bei 300 Patienten betrugen in der ersten Übungswoche 92,5/66,5 mm Hg und konnten dann ab der zweiten bis vierten Übungswoche auf einem Durchschnittswert von 129/79 mm Hg gehalten werden. Die Normalisierung und Stabilisierung der Kreislauf-

### Info: Vorschläge für Yogatherapeuten zur Normalisierung des Blutdrucks

**Pranayamas:** Untere Atmung (Bauch- und Beckenatmung), mittlere Atmung (Flanken-/Rückenatmung), obere Atmung (Brustbein- und Schlüsselbeinatmung), Vollatmung im Stehen, Mantra-Ton-Ha-Atmung im Stehen, Ha-Atmung im Liegen, Wechselatmung (33 Ü); Bhastrika, die aufladende Atemübung (siehe Seite 126), Rückenentspannung durch die Kleine Schildkröte (3 E).
**Asanas:** Brustdehnung (Kreuz-Rune), Gestreckte Katze (22 E, beste Übung zur Organ- und Kreislaufentlastung), Kobra (siehe Seite 77), Fisch (5 S), Bogen (17 Ü), Kaninchen (16 Ü), Sitzkniekuss (17 F), Halbes Rad (18 Ü), Halbe Kerze (11 Ü), Frosch (7 E), Dehnen im Liegen (S.A.T.), Sonnengebet (siehe Seite 76/77).

verhältnisse stellt für die Patienten eine enorme Steigerung des Wohlbefindens und der Leistungsfähigkeit auf lange Sicht dar.

### Hypertonie: S.A.T. und Asanas

Acht Millionen Deutsche leiden unter Bluthochdruck. Die Sterblichkeit ist sowohl vom diastolischen Blutdruck (unteren Wert) als auch vom systolischen (oberen Wert) abhängig. Die Höhe des normalen arteriellen Blutdrucks ist noch nicht allgemeingültig festgelegt. Jeder Blutdruckwert über 140/90 mm Hg ist pathologisch (krankhaft), ein Blutdruck über 160/95 mm Hg gilt als hypertonisch, also viel zu hoch. Faktoren, die bei der Entstehung der Hypertonie eine Rolle spielen, sind beispielsweise Überernährung, Stress und andere psychische Belastungen, arteriosklerotische Umbauprozesse in den großen Arterien mit Abnahme ihrer Dehnbarkeit und eine erbliche Veranlagung. Hochdruckkranke sind gefährdet durch Herzüberlastung, Mangeldurchblutung der Herzkranzgefäße mit Infarktgefahr, Gehirndurchblutungsstörungen, Gehirnschlag oder Nierenversagen.
Die Untersuchungen ergaben, dass auch beim Hochdruckpatienten die Tiefenentspannung des S.A.T., die Pranayamas und Asanas als Yogatherapie mit Erfolg eingesetzt werden können.

## Koronare Herzkrankheiten

Als koronare Herzkrankheit bezeichnen wir die Stenocardie (Herzenge) mit charakteristischen Schmerzanfällen (Angina Pectoris), die Myokardischämie mit pathologischem EKG-Befund, den sogenannten Mikroinfarkt mit pathologischem EKG-Befund und einem gering verschobenen Niveau des herzspezifischen Enzymmusters und einige mehr.

_ *Untersuchungsergebnis: Bei 31,4 Prozent der Patienten mit einer koronaren Herzkrankheit, die sich für die Tests zur Verfügung stellten, konnte eine wesentliche Verbesserung des Gesundheitszustands beobachtet werden.* _

### Übungen fürs Herz

Die Tiefenentspannung (S.A.T.) im Savasana (siehe Seite 14); Atemübungen (Pranayamas): Bauchatmung (untere Atmung), Flankenatmung, Brustbein- oder Schlüsselbeinatmung (obere Atmung), Vollatmung, Mantra-Ton-Ha-Atmung im Stehen, Wechselatmung rechts-links (Nadisodhana) (33 Ü), aufladende Atemübungen wie Bhastrika (siehe Seite 126); Dehnübungen im Liegen, Yastikasana (S.A.T.); Liegender König der Fische/Ardha matsyendrasana II (32 Ü), Halbmond/Ardha jandrasana, Brustdehnung (Kreuz-Rune), Beckenhebeübung/Katikasana und das Sonnengebet, Surya namaskar (siehe Seite 75), als Intervalltraining (Puls: 170 minus Lebensalter).

## Arterielle Verschlusskrankheit

Unter einer arteriellen Verschlusskrankheit fassen Dembowski, Theodore und Hammer die Endangitis obliterans (Gefäßerkrankungen), die obliterierende

Arteriosklerose und die diabetische Makroangiopathie zusammen. Das ist eine Arteriosklerose (Verkalkung) der großen und größeren Gefäße, vor allem in den Extremitäten, den Beinen. Bei 30 Patienten mit einer arteriellen Verschlusskrankheit im Stadium II nach Fontaine, bei denen die Durchblutung bei Belastung nicht mehr ausreichend war, wurde eine Yogatherapie durchgeführt. Die Betroffenen litten unter der sogenannten Schaufenster-Krankheit (Claudicatio intermittens).
In der Yogatherapie wurden die Tiefenentspannung nach der S.A.T.-Methode, Pranayama-Techniken, Asanas und das Sonnengebet (Surya namaskar) angewendet. Eine beständig fortgesetzte Yogatherapie bewirkt bei Patienten mit einer arteriellen Verschlusskrankheit, dass die Arteriolen maximal erweitert werden, das Perfusionsvolumen (Menge des durchströmenden Blutes) gesteigert und die Durchblutung somit gewährleistet wird.

> _ *Yogatherapie ist der menschlichste Weg zur Heilung; sie wird die Medizin der Zukunft mitbestimmen.* _

## Zusammenfassung der Untersuchungen

**Der Blutdruck:** Bei fast allen Asanas, auch bei Pranayamas wie Uddiyana, Kapalabhati und Kumbhaka war ein Anstieg zu verzeichnen, außer beim S.A.T. Beim Pressen wie z. B. bei der Kerze (Kinn-Brustbein-Berührung) stärker als beim Dehnen. Das Dehnen des Halsraums kann sogar bewirken, dass der Blutdruck absinkt, also eine regenerative Phase begünstigt.
**Die Zusammensetzung des Blutes:** Der Hämoglobingehalt (roter Blutfarbstoff) zeigte grundsätzlich einen Abfall, der bei Presshaltungen wie dem Pflug oder dem Kniekuss am stärksten war. Während es beim Sitzen und Liegen zum Absinken des Hämoglobins kam, stieg es bei Umkehr- und Standhaltungen leicht an. Dies unterstreicht die These, dass sich jedes Asana ganzheitlich auf das Körpergeschehen auswirkt.
**Der Sauerstoffverbrauch:** Bei Uddiyana wurde doppelt so viel Sauerstoff wie bei Savasana verbraucht. Je ungeübter ein Mensch ist, desto höher erscheint vergleichsweise sein Sauerstoffverbrauch zu sein.
**Die Atembewegungen:** Getestet wurden die Beeinflussungsmöglichkeit der Pulsgeschwindigkeit und die Blutdruckveränderung durch diese Atembewegungen. Als blutdrucksenkend und pulsverlangsamend bewies sich die untere (Bauch-)Atmung. Es wurden Puls-

### Info: Pressungen fördern die Durchblutung

Bei längerem Pressen von Muskelgruppen oder Organen (Blutverschlüssen) kann die Nachdurchblutung (Hyperämie) bis auf 450 Prozent der Normaldurchblutung gesteigert werden.

werte von zehn bis 15 Schlägen in der Minute verzeichnet. Zudem ergab sich eine Blutdrucksenkung um durchschnittlich 15 Prozent. Die Pendelatmung im Stehen, bei der das Ein- und das Ausatmen gleich lang dauern, treibt den Blutdruck um bis zu sieben Prozent hoch. Der Totale Atemstillstand (Kumbhaka) ergibt eine Steigerung des Blutdrucks und eine Erhöhung der Pulsgeschwindigkeit um sechs Schläge pro Minute.

**Die Pulsfrequenz:** Bei einem Intervalltraining wie beispielsweise dem Sonnengebet erfolgt der Ausbau der Koronarreserve nach dem Schema »Pulsfrequenz ist 170 minus Lebensalter« bis zu 20 Minuten täglich. In der Regel steigt die Pulsfrequenz um durchschnittlich 21,1 Prozent zur normalen Standhaltung.

**Die Gelenke:** Die durch das Asana-Üben gesteigerte Beweglichkeit der einzelnen Wirbelsegmente zueinander bedeutet eine Verbesserung der Nervenfunktionen, die durch die S.A.T.-Entspannung nicht gegeben ist. Die erhöhte Gelenkbeweglichkeit fördert außerdem den Abbau von giftigen Gewebeablagerungen.

**Die Brust- und Bauchorgane:** Aus röntgenologischen Beobachtungen der Brust- und Bauchorgane kann geschlossen werden, dass sich bei Uddiyana und Nauli sowohl eine erhebliche Änderung der Lage der Organe in sich und zu ihrer Umgebung ergeben (Organmassage) wie auch eine veränderte Durchblutung, die sich bei der Lunge bis auf 250 Prozent der Ausgangsdurchblutung steigern kann.

## Besserung bei Bronchitis

Es wurde auch der Einfluss von Yoga-Atemübungen auf die Lungenfunktion untersucht. Die Ergebnisse zeigten, dass das Ventilationsvermögen der Lunge durch Bhastrika (siehe Seite 126) gesteigert werden konnte. Aus der Verbesserung der Ventilation, schon nach einmaliger Übung, kann wissenschaftlich klar geschlossen werden, dass bei mehreren Yoga-Übungsfolgen über einen längeren Zeitraum hindurch die Ventilation der Lunge aufgrund des Summationseffekts wesentlich erhöht werden kann. Dies

### Info: Übungen für die Atmung

**Pranayamas in Rückenlage oder im Sitzen:** untere, mittlere und obere Atmung, Vollatmung (siehe Seite 121), Ha-Ton-Mantra-Atmung in Rückenlage oder im Sitzen, Wechselatmung im Sitzen (Nadisodhana), meditatives Atmen nach Sigmund Feuerabendt (7-mal) mit den Formeln »Ich atme Kraft ein« und »Ich atme Wohlgefühl der Entspannung aus«.

**Asanas:** Halber Fisch (5 S), Kobra (siehe Seite 77), Sitzkniekuss (17 F), Halbe Heuschrecke (4 E); Tiefenentspannung (S.A.T.-Methode).

ergaben auch die klinischen Untersuchungen der Yoga-Übungen bei bronchitischen Symptomen wie der chronischen Bronchitis, Asthma bronchiale und dem Lungenemphysem.

### Untersuchungsergebnis

Setzt man beim chronisch bronchitischen Syndrom Yogatherapie ein, ergeben sich eine Mobilisierung der Atemmuskulatur, die Lösung von Bronchialkrämpfen, eine Sekretlösung, eine Expektorationsförderung durch Anregung der Sekretionsmotorik, eine Atmungsanregung, eine Ökonomisierung der Atmung sowie eine Atemerleichterung und das Freiwerden der Atemwege.

## Probleme mit der Wirbelsäule

Der aufrechte Gang des Menschen ist ein Grund für die Krankheitsanfälligkeit seiner Wirbelsäule und auch seiner Organe. Deshalb wird Yogatherapie vor allem Patienten, die unter dem sogenannten Wirbelsäulensyndrom leiden, empfohlen. Fast die Hälfte aller Erwachsenen in Deutschland leiden an Rückenschmerzen.

Von akuten und chronischen Entzündungen abgesehen, haben die Beschwerden meist folgende Ursachen: Einseitige Haltungsschäden, z. B. durch sitzende Arbeit ohne Ausgleich; chronische Mikrotraumen, vor allem bei Zugmaschinenfahrern oder auch Autofahrern, durch starkes Bremsen verursacht; Einengungen der Wirbelkörperlöcher durch degenerative Prozesse im Wirbelsäulengefüge, besonders im Zwischenwirbelkanal mit Druck auf Nerven und Gefäße.

### Bandscheibenbeschwerden

Die Grundeinheit der Wirbelsäule ist das Bewegungselement zwischen zwei Wirbeln. Es besteht aus der Zwischenwirbelscheibe, den kleinen Wirbelgelenken (dorsal), dem Muskel- und Bandapparat, Raumanteilen des inneren Wirbelkanals, Zwischenwirbellöchern sowie den Räumen zwischen Dorn- und Querfortsätzen. Die Bandscheibe ist die knorpelige Verbindung zwischen zwei Wirbelkörpern. Sie wird nach dem vierten Lebensjahr nicht mehr von Blutgefäßen, sondern durch Diffusion ernährt und trocknet allmählich aus. Bewegungen der Wirbelsäule nach allen Seiten können durch eine Art Pumpwirkung die Ausdörrung der Bandscheibe hinauszögern. Die Folgen einer Bandscheibendegeneration sind immer mit Schmerzen verbunden.

> _ *Das Ziel der yogatherapeutischen Behandlung ist es, die schmerzhaft eingeschränkte Beweglichkeit der Wirbelsäule zu normalisieren sowie ihre Statik und Dynamik zu verbessern und zu festigen.* _

Die Yogatherapie nach Dr. Hammer umfasst die Besserung der Muskel-, Gelenk- und Wirbelsäulenfunktion, die Lockerung des muskulären Hartspanns, die Durchsaftung des Gelenkknorpels und der Bandscheiben, die Wiederherstellung oder Erhaltung der Gelenkfunktion, die Verbesserung der Durchblutung, die Anregung des lokalen Stoffwechsels und die Regulierung des Vasomotorenspiels (Nerven-Gefäß-Apparats).

### Übungen für die Wirbelsäule

Folgende Yogatherapie-Hilfen sind bei Wirbelsäulensyndromen (HWS-, BWS- und LWS-Syndrom) nach Dr. Hammer empfehlenswert:
Die Tiefenentspannung nach der S.A.T.-Methode, die Yoga-Atmung (Pranayama, siehe Seite 116); die Asanas Halbmond, Adler (22 Ü), Kauersitz (9 E), Dehnen im Liegen nach S.A.T., Stuhlsitz (10 E), Yoga mudra (2 E), Drehsitz oder König der Fische (34 F), Tapferkeitshaltung (6 E), Halbkerze (11 Ü), Baum (26 Ü), Gabelkniekuss (11 E), Seitlicher Halbmond (24 Ü), Kleiner Katzenbuckel (21 E), Sitzkniekuss (17 F) und Sonnengebet (siehe Seite 75).

## Besserung der Symptome

Bei der Untersuchung wurden die Mittelwerte von 50 Patienten mit entsprechender Wirbelsäulensymptomatik vor und nach der Yogatherapie errechnet. Es wurde ein therapeutisches Effektmuster festgelegt, dessen Beurteilung durch vier Bewertungen charakterisiert war: 0 = nicht vorhanden, 1 = leicht, 2 = mittelstark, 3 = stark. Die Tabelle im Kasten unten zeigt das erfreuliche Ergebnis.
**Fazit:** Die Yogatherapie stellt bei Patienten mit Wirbelsäulensyndromen eine ganz wesentliche Hilfe dar. Es erfolgt in der Tat eine Unterbrechung des pathologischen (krankhaften) Funktionskreises. Schmerz, Muskelverspannungen und statisch-dynamische Leistungsschwäche verschwinden, dafür kommt es zu einer Durchblutungsförderung und Muskelentspannung, einer Deblockierung und damit Beseitigung einer fixierten Wirbelfehlstellung, einer Lockerung der reflektorischen Zwangshaltung, einer Readaptation (Wiederanpassung) des intervertebralen (zwischen den Wirbeln liegenden) Bewegungssegments, einer Umstimmung des neurovegetativen Systems, Schmerzbeseitigung, da die sogenannten Lebenstore (foramina intervertebralia) eröffnet werden konnten.

### Info: Yogatherapie verbessert die Symptome bei Wirbelsäulensyndromen

| Symptome Mittelwert | vor der Yogatherapie | nach der Yogatherapie |
|---|---|---|
| Spontanschmerz | 1,78 | 0,167 |
| Druckschmerz | 2,21 | 0,163 |
| Einschränkung der Beweglichkeit | 2,47 | 0,212 |
| muskulärer Hartspann | 2,91 | 0,182 |
| Verbesserung von Statik und Dynamik | 2,84 | 0,193 |

### Untersuchungsergebnis

Die yogatherapeutischen Resultate bei Patienten mit Wirbelsäulensyndromen waren nach vier Wochen der Übung folgende: völlige Schmerzfreiheit bei 30,7 Prozent der Probanden, gute Besserung der Ausgangssymptomatik in 63,4 Prozent der Fälle, leichte Besserung des Beschwerdekomplexes bei 2,2 Prozent der Teilnehmer und nur bei 3,7 Prozent gar keine Besserung der Symptome.

## Hilfe bei Krampfadern

Venenprobleme sind ein Leiden unserer heutigen Zeit. Viele Menschen sind bewegungsfaul und übergewichtig, sie nehmen lieber den Aufzug anstelle der Treppen und fahren mit dem Auto statt mit dem Fahrrad. Die Folge ist, dass die Venen mit Blut überlastet sind, sich erweitern und die Klappen sich nicht mehr schließen können. Es kommt zu einem Stau, vor allem in den oberflächlichen Gefäßen, die sich zu daumendicken, geschlängelten Krampfadern verformen. Harmlos übrigens sind die sogenannten Besenreiser. Der variköse Beschwerdekomplex jedoch erfordert, dass wir uns viel bewegen.

Ziel der Yogatherapie ist, durch die abwechselnde Spannung und Entspannung der Beinmuskeln (Polarität) die Muskelpumpe in Bewegung zu setzen, damit das venöse Blut gegen die Schwerkraft herzwärts fließen kann. Außerdem sollen die Überdehnung der Venenwand und ein möglicher Verschleiß der Venenklappen als Rückschlagventile verhindert und die Fließgeschwindigkeit des Blutes beschleunigt werden. Wasseransammlungen (Ödeme) und eine Geschwürbildung, z. B. das offene Bein, müssen vermieden werden.

### Info: Übungen für die Venen

**Yoga-Atmungen:** Bauchatmung (untere Atmung), mittlere Atmung (Flanken- und Rückenatmung), Brustbein- oder Schlüsselbeinatmung (obere Atmung), Rundumatmung im Stehen und im Liegen, Mantra-Ton-Ha-Atmung im Stehen, Wechselatmung (33 Ü); Tiefenentspannung (S.A.T.) und tierisches Dehnen;
**Asanas:** Zehenspitzensitz (13 E), Halbe Kerze (11 Ü), Tapferkeitshaltung (6 E), Halbe Heuschrecke (4 E), Kopfstand (10 Ü), Kleine Schildkröte (3 E), Sonnengebet (siehe Seite 75).

_ *Regelmäßiges Training der Beine sowie tägliche Yogaübungen sind eine gute Vorbeugung gegen Venenleiden.* _

### Wirkung der Yogatherapie

Die Symptome der Probanden waren Schmerzen, Brennen, Stechen, Spannungsdruckschwere und Müdigkeitsgefühl in den unteren Extremitäten, Kribbeln, Juckreiz, Empfindungsstörungen, Hitzegefühl, Stauungsgefühl und nächtliche Wadenkrämpfe. Vor der Yogatherapie wurde die Schmerzsymptomatik des varikösen Beschwerdekomplexes von 86,9 Prozent der Testpersonen empfunden, nach der Therapie nur noch von

10,7 Prozent. Ödeme gingen zurück, und die Fesseln nahmen an Umfang ab. Bei 41 Patienten kam es zu einer besseren Harnausscheidung (Diurese), der Pumpmechanismus der Venen war wesentlich aktiviert worden.
Durch die gezielte Yogatherapie (Anspannung und Entspannung) wurden beispielsweise eine Steigerung der nutritiven (Ernährungs-)Durchblutung sowie eine Senkung eines pathologisch gesteigerten arteriellen Wandtonus erreicht, außerdem eine Weitstellung der peripheren Arterien, eine Tonisierung der venösen Schenkel, eine Entquellung des Gewebes sowie eine Aktivierung der venösen Hämodynamik; zudem kam es zu einer Verbesserung der Hautelastizität; darüber hinaus bewirkte die Yogatherapie glücklicherweise Schmerzfreiheit und eine effektive Thrombose- und Geschwürvorbeugung.

## Psychosomatische Probleme

Viele Menschen haben heute mit dem sogenannten psychovegetativen Syndrom zu tun. Es beinhaltet Störungen im Organgeschehen, die seelische Ursachen haben. Charakteristisch für das psychovegetative Syndrom sind: das Auftreten von Funktionsstörungen zur Unzeit, eine Flüchtigkeit der vegetativen Symptomatik (Besser- und Schlechtergehen) sowie ein häufiger Symptomwandel, das heißt beispielsweise erst Kopfschmerzen, dann Herz- und schließlich Magenbeschwerden. Das Syndrom tritt oft dann auf, wenn jemand überfordert ist. Es ist Zeichen einer mangelhaften, nicht vollzogenen Anpassung und einer Störung im Befinden und Verhalten. Die Betroffenen klagen über Ängste, Spannungszustände sowie Reizüberempfindlichkeit und unterliegen einem starken Wechsel der vegetativen Reaktionslage. Das ganz persönliche, subjektive Empfinden von Angst, Unruhe, Spannung und Nervosität bestimmt den Leidensdruck des Patienten.

## Frühkindliche Prägungen

Man sieht im psychovegetativen Syndrom ein »Dekompensationsphänomen« des Organismus, der nicht mehr fähig ist, sich an die bestehenden Belastungen und Bedingungen des Alltags anzupassen. Ursache ist eine »Ich-Störung« oder »Feldstörung«. Die Kommunikation (Verbindung) zwischen den einzelnen Feldern (Ich-Feld, Umfeld, Urfeld) ist durch frühkindliche Fehlprägungen der bewusstseinsimmanenten Urseinsweisen fehlstrukturiert (Sigmund Feuerabendt).

*Immanent heißt nicht über den Bereich des menschlichen Bewusstseins hinausgehend.*

### Vielseitige Symptome

Für die Untersuchung standen dem Yogatherapeuten 100 Patienten mit folgenden psychovegetativen Beschwerden zur Behandlung zur Verfügung:
Subjektiv empfundene Symptome: Herzsensationen (funktionelle, psychogene Angina Pectoris, Dyskardie), innere Unruhe, schnelle Erschöpfbarkeit,

Angstgefühl, Einschlaf- und Durchschlafstörung, Konzentrations-, Antriebs- und Leistungsschwäche. Objektive Symptome: Positiver Dermographismus (Hautreaktionen wie beispielsweise Nachröten), lebhafte Reflexe, Hyperhidrosis (vermehrtes Schwitzen, besonders an Händen, Füßen und Achselhöhlen), lebhafte Reflexe, kalte Hände und Füße, Lidflattern bei lockerem Lidschluss, Muskelfibrillieren (Zittern bestimmter Muskelgruppen), Druckschmerz auf die Processi mastoidei, also im Bereich der Schläfen, und Druckempfindlichkeit im Bauch (Epigastrium).

*_ Asanas und Pranayama spielen eine wichtige Rolle bei der Gesundheitserziehung, die zur selbstaktiven Gesundheitsbildung führt. Als Yogatherapie sind sie sogar imstande, einen Teil der Risikofaktoren des Herzinfarktes auszuschließen. _*

## Grundsätzliches zur Yogatherapie

Die Behandlung der subjektiv und objektiv empfundenen Beschwerden beim psychovegetativen Syndrom soll auch diesmal wieder getragen werden durch Angemessenheit, das heißt Berücksichtigung von Alter, Typ und dem jeweiligen Beschwerdekomplex. Die therapeutischen Übungen zielen auf das Hinlenken der Aufmerksamkeit in die Körpergestalt der einzelnen Asanas. Zudem soll bei jedem Asana ein Ausgleich stattfinden, nach jeder Haltung folgt also eine Gegenhaltung. Dies bringt Harmonie in die einzelnen Übungsabfolgen. Geübt wird stets mit Leichtigkeit und voller Freude. Der Yogatherapeut beachte dieses Motto: Führung – Wachsenlassen – Wandeln. Bei meinen therapeutischen Bemühungen setze ich also auch hier dieses bereits bekannte Übungsmuster ein. Der Yogatherapeut hat die Möglichkeit, daraus seine entsprechenden Übungsreihen zu entwickeln. Die Untersuchungen ergaben, dass gerade bei Patienten mit einem psychovegetativen Syndrom der Einsatz der Yogatherapie besonders angezeigt ist. Vor allem bei Herzbeschwerden, innerer Unruhe, schneller Erschöpfung, Angstgefühlen, Ein- und Durchschlafstörungen, Konzentrations- und Antriebsschwäche sowie dem Gefühl des Unbehagens konnte eine Verbesserung des subjektiven Befindens nach der Yogatherapie nachgewiesen werden.

### Info: Asanas sind keine Gymnastikübungen!

Jedes Asana regt Mechanismen an, die der Aufrechterhaltung reflektorischer, durch äußere Reize ausgelöster Vorgänge im Organismus, auch im Psychoorganismus und Logoorganismus, dienen. Es ist eine Halbwahrheit, wenn jemand behauptet, die Asanas wären lediglich eine Abart der Gymnastik. Sie stellen sehr viel mehr dar! Die Yogatherapie jedenfalls ist ein wichtiges Glied in der therapeutischen Kette der Zukunft.

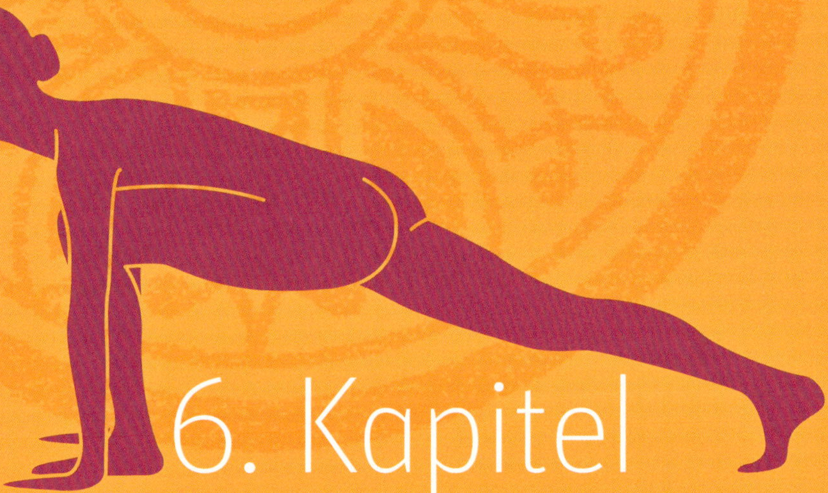

# 6. Kapitel

# Wissenschaftliche Entdeckungen

Auf der Basis meiner langjährigen Yoga-Erfahrung arbeitete ich die verschiedenen Wirkungsebenen heraus, die einen hervorragenden therapeutischen Überblick geben. Aber zunächst möchte ich Ihnen in diesem letzten Teil des Buchs das Üben nach der Chinesischen Organuhr sowie die Vereinigung der Chakras mit den Kocas näherbringen.

## Die Chinesische Organuhr

Chronobiologische Ärzte (siehe Seite 168) und Heilpraktiker wissen, dass es nicht nur unzweckmäßig, sondern geradezu kontraindiziert (nicht anwendbar) ist, z. B. ein galletreibendes Mittel abends zu geben. Man weiß nämlich, dass die Gallensekretion ihr Maximum mittags, ihr Minimum nach Mitternacht hat. So besitzen die verschiedenen Organe ihre besonderen Zeiten, die sogenannten Organmaximalzeiten (OMZ), zu denen sie für eine Heilung ansprechbar sind. Nach der Organuhr ist die Leber beispielsweise ein »Nachtorgan«, die Nieren und die Blase sind »Tagorgane«.

## Rhythmengerechtes Üben

Ich habe mich deshalb in der Ersten Deutschen Yogaschule (E.D.Y.) mit dem rhythmengerechten Üben von Asanas befasst. Dabei ging ich sowohl vom kollektiven Schema der Organuhr wie auch vom Verhalten des Einzelnen aus. Dieses Verhältnis musste ich jeweils untersuchen. Das Ergebnis war dann jene Tageszeit, die für den Übenden das therapeutische Maximum erbrachte. Die Organuhr spricht von Tag-(Yang-) und von Nacht-(Yin-)Organen. Sie werden vom Körper und seinen Zell- und Nervenregulierungen gesteuert. Gleichzeitig werden sie auch – leicht phasen-

verschoben – durch die Tageszeiten beeinflusst, die durch das Urphänomen Licht repräsentiert sind. Der individuelle Rhythmus ist jeweils ein Mondrhythmus von rund 25 Stunden, der irdische ein Sonnenrhythmus von 24 Stunden. Der Spannungsreiz zwischen beiden bildet den irdischen Lebensreiz.
Beispiel für chronobiologisches Asana-Üben: Um die Nieren und Nebennieren anzuregen, üben Sie zwischen 19 und 21 Uhr, um diese Organe zu beruhigen, wählen Sie die Zeit zwischen 5 und 7 Uhr aus. Weitere Übungszeiten entnehmen Sie bitte den beiden Organuhren für die Anregungs- und Beruhigungszeiten (siehe unten).

## Die Koca-Lehre

Sie ähnelt unseren neuzeitlichen, psychologischen Schichtenmodellen und besteht aus fünf Schichten sowie einem Kern mit Mittelpunkt. Graphisch durch einen Kreis dargestellt (siehe Seite 170), beginnen diese Schichten mit dem äußersten Rand, dem Ana-maya-koca. Dieses versinnbildlicht den grobstofflich-anatomischen Leib.
Die drei äußeren Schichten gehören zusammen. Sie bilden das Ich-Feld, das Stoffliche dieser Kocas. Die zweite Schicht ist die des Seelischen oder das Prana-maya-koca. Sie ist feinstofflich und kann als »Energie-Schicht« angesehen werden. Sie ist den subkortikalen (unterhalb der Gehirnrinde liegenden) Zentren zuzuordnen, von welchen die Emotionalität eines Menschen gespeist und teilweise auch gesteuert wird.

In der dritten stofflichen Schicht, dem Mano-maya-koca, entsteht das zeitliche, wandelbare Ahamkara, das Ich-bin. Seine Funktionen werden von der Großhirnrinde gesteuert. Während Anamaya-koca und Prana-maya-koca das Organische als Brücke untersteht, verbindet Prana-maya-koca und Manomaya-koca das Psychische.

## Die vierte und fünfte Schicht

Dass die Vorgänge in den drei äußeren Schichten wahrgenommen werden, wird durch die vierte Schicht, das Vijnanamaya-koca bewirkt. Folglich zählt diese Schicht nicht mehr zum Ichfeld, sondern bereits zum Urfeld, zum Bewusstsein. Erkenntnis ist durch Vijnana-maya-koca erst möglich. Die Verbindung zwischen Mano-maya-koca und Vijnana-mayakoca erfolgt über den Logos, über die Problembrücke.

> _ *Die Chronobiologie, ein Fachgebiet der Biologie, erforscht die zeitlichen Gesetzmäßigkeiten im Ablauf von Lebensvorgängen.* _

Als fünfte Schicht erscheint Anandamaya-koca, die Schicht der Wonne des Bewusstseins; denn das Ur-so-Sein des Bewusstseins ist Wonne. Die Störung dieser Wonne durch das karmische Chaos des modernen, fehlgesteuerten Lebens führt zur Umkehrung der Wonne, zur existenziellen Angst. Diese Schicht ist der Brennpunkt aller vorausgehenden Schichten. Sie nimmt Meldungen auf und strahlt Befehle zurück. Über sie geht es zum Kern, zum Jivatman. Dieser

## Info: Organuhr

### 1. Anregungszeiten

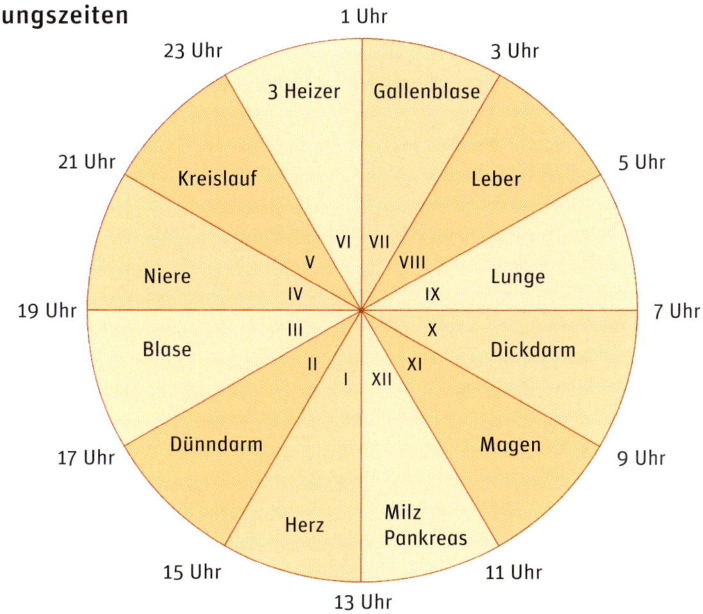


### 2. Beruhigungszeiten

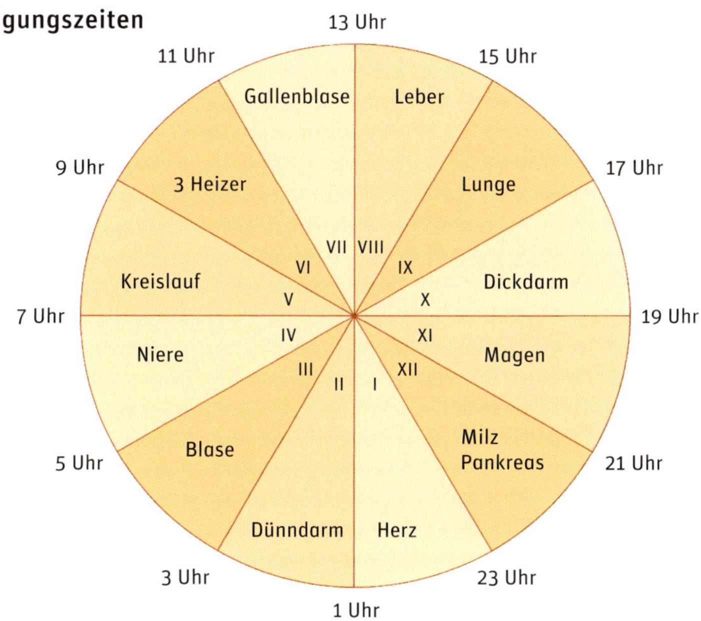

## Vereinigung der Chakras mit den Kocas nach Feuerabendt

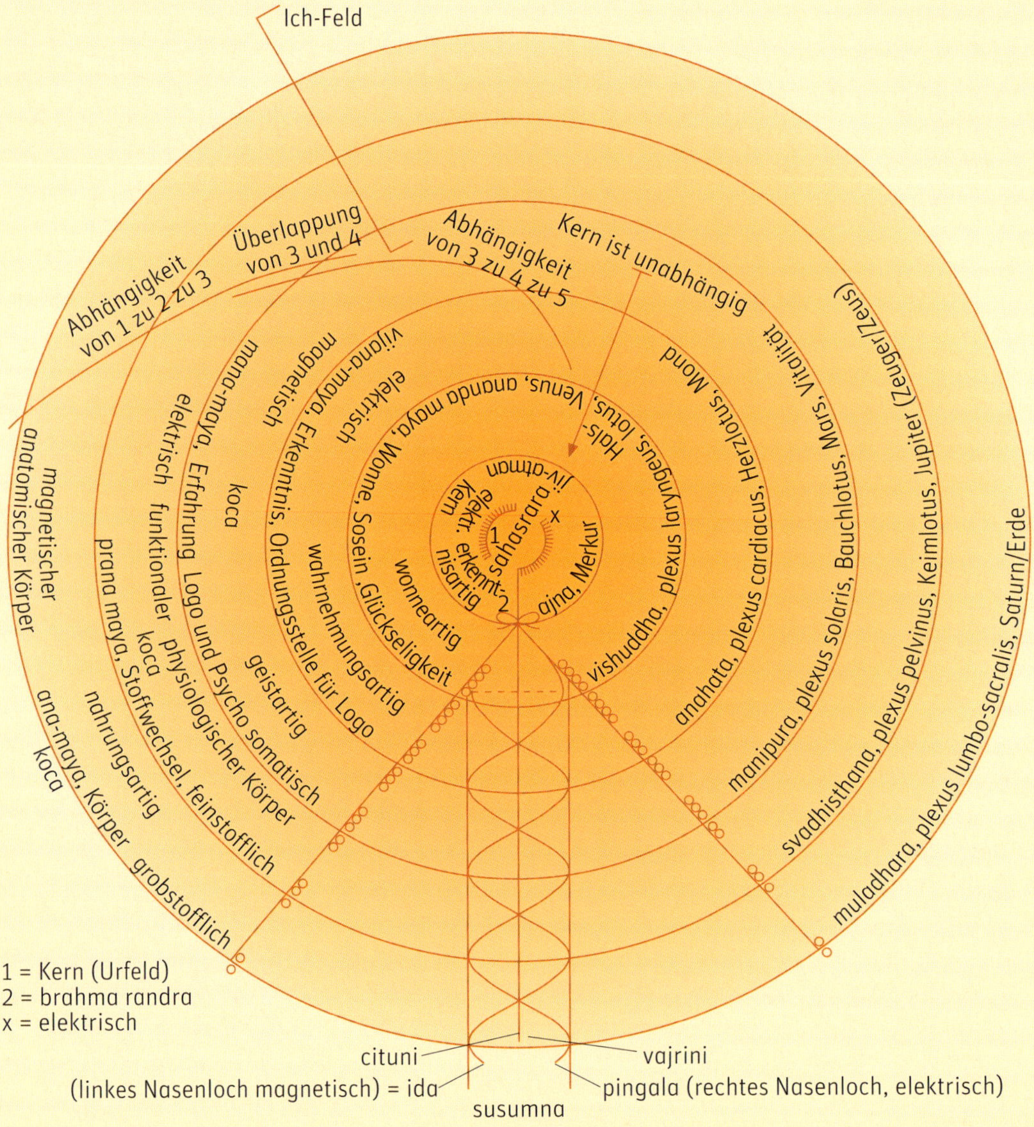


1 = Kern (Urfeld)
2 = brahma randra
x = elektrisch

ist dem Wechselverhältnis nicht mehr zwanghaft unterworfen. Er allein vermag alle anderen Schichten zu beeinflussen, ohne selbst bestimmt zu werden. Sein Mittelpunkt ist das »Ich bin, der ich bin« des Unendlichen: Sahasrara.

## Die 13 Wirkungsebenen

Sie zählen zu den wichtigsten Entdeckungen für die Yogatherapie. Für die Medizin wesentlich ist, dass beim Üben der Asanas alle im folgenden Text behandelten Wirkungsebenen (WE) in Funktion treten und dass sowohl eine therapeutische (heilsame) Ganzheitswirkung wie auch ein therapeutischer Überblick erzielt werden.

### Blutwirkungsebene

**Stichwort: Blutgymnastik**
Funktion:
- Blut als Transportmittel (Sauerstoff, Nährstoff, Wirkstoff) zur Wärmebildung
- als Verbindungsmittel zwischen den Organen
- als Gerinnungsmittel bei Verletzungen
- als Abwehrwaffe und Abwehrsystem
- als Mithilfe zur Homöostase (zum inneren Gleichgewicht)

Die arterielle Hämodynamik (Regelung der Durchblutung) wird beherrscht von:
- der Herzarbeit
- dem Durchblutungsdruck
- dem lokalen Gefäßwiderstand, der durch bestimmte Asanas reguliert wird
- der Blutstromgeschwindigkeit
- dem Gefäßquerschnitt
- den vegetativen Zentren im Gehirn und im Zentralnervensystem

Yogatherapie als Regulationstherapie wirkt auf:
- die Hirnrinde, das Zwischenhirn und das Hormonsystem
- das Vasomotorenzentrum der Gefäßnerven im verlängerten Mark
- die humoralen Faktoren Adrenalin und Acetylcholin – durch den Kniekuss und durch die Kobra wird diese Ausschüttung vermehrt.

Die Blutkumbhakas sind selbstaktiv gesteuerte Blutverlagerungen und Stauungen. Sie entsprechen der klinisch angewandten, intermittierenden Staumassage mit einem Manschettendruck von 20 bis 60 mmHg bei 50 bis 80 Stauimpulsen pro Minute.

### Physiologische Wirkungsebene

**Stichwort: Organgymnastik**
Beeinflussung des Körpergeschehens durch Asanas über den Blutkreislauf.

**Stichwort: Anpassung**
Das gesunde Herz muss fähig sein, sich allen Anforderungen anzupassen und ökonomisch zu arbeiten.
- Ein gesunder Herzmuskel wird durch Surya namaskar und Uddiyana geübt.
- Ein gesundes Herzkranzgefäßsystem mit einer ausreichenden Koronarreserve übt ebenfalls das Sonnengebet.
- Das koordinierte Öffnen und Schließen der Herzklappen als Blutrichtungsventile wird durch Bhastrika beeinflusst.

## Die Wirkungsebenen der Asanas

| | | |
|---|---|---|
| I. | Blut als Organ<br>Blutwirkungsebene | Stichwort: Blutgymnastik |
| II. | Physiologische<br>Wirkungsebene | Stichwort: Organgymnastik |
| | a) Herz-Kreislauf-System | Stichwort: Anpassung |
| | b) Yogische Sauerstofftherapie | Stichwort: Reinheit und Rhythmus |
| III. | Neurophysiologische<br>Wirkungsebene | Stichwort: Nervengymnastik |
| IV. | Anatomische Wirkungsebene | Stichwort: Biegsamkeit |
| | a) Bewegungsapparat | Stichwort: Muskeltraining |
| | b) Wirbelsäule | Stichwort: Wirbelgymnastik |
| V. | Endokrinologische<br>Wirkungsebene | Stichwort: Hormongymnastik |
| VI. | Lymphdrainage-<br>Wirkungsebene | Stichwort: Entwässerungstraining |
| VII. | Urkreis-Fließkreis-<br>Wirkungsebene<br>(Regelkreis/Biofeedback/<br>Organ-Antwort | Stichwort: Fließkreis-Mitschwingung<br><br>Stichwort: Akutherapie von innen |
| VIII. | Akutherapeutische Wirkungsebene | Stichwort: Akutherapie von innen durch Hindurchdehnen (Sedieren) und Pressen (Tonisieren) |
| IX. | Astrobiologische Wirkungsebene | Stichwort: Doppeleffekt |
| X. | Psychologisch-geistige<br>Wirkungsebene | <br>Stichwort: Seelengymnastik |
| | a) Imagination | Stichwort: Vorsatzbildung |
| | b) Meditation | Stichwort: Bewusstseinsarbeit |
| XI. | Haut-Wirkungsebene | Stichwort: Gestalt-Training |
| XII. | Yin-Yang-Wirkungsebene<br>Biopositive Polarisierung<br>a) Polarität<br>1. Polarisation (Aufladung)<br>2. Depolarisation (Entladung)<br>b) Sympathikus-Parasympathikus-<br>Homöostase | Stichwort: Gleichgewicht,<br>Homöostase |
| XIII. | Bardo-Wirkungsebene<br>Klinischer Tod<br>Biologischer Tod<br>Bewusstsein nach dem Tode<br>(Marana) | Stichwort: Identität des Ich |

- Ein inaktives Herznervensystem, das die Herzautomatie garantiert, beeinflusst Ardha matsyasana (Halber Fisch).
- Zu- und Abfluss der Kreislaufregulationen sind im Gleichgewicht. Es muss ein Leben lang genauso viel Blut in die Arterien gepumpt werden, wie aus ihnen in die Organe abfließt. Dies wird durch Kapalabhati unterstützt.
- Wir pflegen das normale Aktionspotenzial der Herzmuskelfaser zwischen minus 90 Millivolt und plus 30 Millivolt durch die S.A.T.-Entspannung.
- Harmonisches Zusammenspiel von Sympathikus als förderndes und Parasympathikus als drosselndes Herznervensystem durch die Kobra.
- Pflege des intakten Kreislaufzentrums im Gehirn durch den Kopfstand.
- Erhaltung der funktionierenden Regulierung der Blutverteilung durch ein eigenes Gefäßnervensystem (Vasomotoren) mittels des alltäglichen Übens des Sonnengebets (Surya namaskar).

Bei der Tiefenentspannung (S.A.T.) nach Feuerabendt kommt es zu einem Ausgleich in diesem »Verbundsystem« mit Erholung und Energiespeicherung im Sinne einer Umschaltung, besonders im vegetativen Nervensystem. Das Sonnengebet, das eine dynamische Reihenabfolge von Asanas darstellt, bewirkt bei täglicher Erreichung und Einhaltung einer Pulsfrequenz von 170 minus Lebensalter die Erschließung eines Verzweigungsgefäßsystems (Kollateralkreises).

**Stichwort: Reinheit und Rhythmus**
Zur physiologischen Wirkungsebene zähle ich noch die yogische Sauerstofftherapie. Eine optimale Lungenfunktion ist gebunden an:

- ein intaktes Atemzentrum und eine intakte Atemmuskulatur (Bhastrika)
- ein intaktes Zwerchfell (Uddiyana) und eine optimale Belüftung (Ventilation)
- eine optimale Durchblutung und Verteilung der Atemgase (Kumbhaka)
- einen optimalen Durchfluss (Nadisodhana), das heißt Sauerstoffübertritt von Alveole ins Blut mit Sauerstoffübertritt von Blut in die Zelle.

## Neurophysiologische Wirkungsebene

**Stichwort: Nervengymnastik**
Die Nervenzellen garantieren die Informationsaufnahme, Informationsweiter-

### Info: Der Atem bestimmt über unsere Leistungskraft

Unsere Leistungsfähigkeit ist weitgehend von der Leistungsfähigkeit der Atmung bestimmt. Eine Einschränkung an irgendeinem Glied der Atemkette verringert die Leistung des Organismus. Die $CO_2$-(Kohlendioxid-)Konzentration im Blut reguliert die Erregung der Atemzentren im Gehirn und im verlängerten Mark.
Als Übung wird das untere Kumbhaka eingesetzt. Vor ausgiebigen Kumbhakas jedoch muss gewarnt werden! Die kräftige Rundumatmung ist eine optimale Ventilationsübung.

leitung, Informationsverarbeitung und Informationsaussendung. Diese erfolgen durch sogenannte Aktionspotenziale (Impulse). Unser Zentralnervensystem (siehe Grafik unten) ist programmgesteuert und wird durch Reflexe und Erfahrung beeinflusst. Der Gestaltausdruck eines Asanas setzt Impulsmuster der Neuronen. Es motiviert die Areale der Hirnrinde und vor allem die der subkortikalen Zentren. Die Gestalt des Asanas wird im Thalamus mit der Sensorik abgestimmt und erhält in den motorischen Zentren der Hirnrinde (Motorcortex) ihre endgültige Ausformung. Der fertige Impuls wird dann schließlich in das Organgeschehen weitergeleitet.

### Modell der Asana-Wirkung

Daraus ergibt sich die Übersichtstabelle der Asana-Wirkung auf der nächsten Seite, die erstmals auf geniale Weise den Gesamtkomplex der Asanas vorstellt. Dieses Modell der Feuerabendt-Hammer'schen Asana-Wirkung ist die Grundlage einer jeden wissenschaftlichen Erforschung der Yogatherapie. Es unterliegt dem Copyright.
Die Asanas bezeichne ich erstmals als Gestalttherapie, wobei, auf die Ganzheit gesehen, quantengestalt-therapeutische Effekte entstehen, welche durch mein »Wirkenlassen durch Verweilen« sogar bis in die Molekularstrukturen eingreifen.

## Anatomische Wirkungsebene

**Stichwort: Biegsamkeit und Muskeltraining**
Hierbei wird die Einheit des Zusammenspiels von Muskeln, Bändern, Sehnen, Gelenkkapseln, Knochen und Gelenken beachtet. Diese dient der Fortbewegung, der Aufrechterhaltung der Körperlage im Schwerefeld der Erde und dem Körperbau, den Kontraktionen (auch des Darms und der Blutgefäße) sowie dem Bluttransport im Kreislaufsystem.
Durch Dehnen und Pressen erfolgt eine Beeinflussung der Bänder und Sehnen

### Info: Einteilung des Nervensystems

**Nervensystem (NS)**

- zentrales NS
  - Gehirn
  - Gehirnnerven
- peripheres NS
  - Rückenmark und Nervengeflechte z. B. Plexus ischiodius
- vegetatives NS
  - Sympathikus
  - Parasympathikus
  - Sonnengeflecht (Plexus solaris)

## Modell der Feuerabendt-Hammerschen Asana-Wirkung

Weiterleitung ins Bewusstsein (Urfeld)
Übereinstimmung zwischen äußerer Gestalt (Asana) und innerer Organanordnung (Urseinsweise)

Cortex (Hirnrinde)
Idee plus Motivationsareale im Subcortex
(Triebe oder Ich-Phänomene)

Plan zum innerorganischen Bewegungsentwurf

Kleinhirn und Basalganglien (sensible Kerngebiete des Gehirns)

Diencephalon (Zwischenhirn)
Psychosomatische Verarbeitung und Modifikation der Reize

Haltungskontrolle

Thalamus (Verarbeitung der Introversion der Energie)

Sensorik
Gestaltwahrnehmung

Motorischer Cortex

Stimmungsprogramm des Blutes

Hirnstamm und Rückenmark

Reizfortleitung

Vegetatives Nervensystem
Verteilung der modulierten Organenergie

Bewegungsausführung durch Muskulatur

(Rückkopplung; Organ-Antwort)

Asana als Gestalttherapie plus seelisch-geistige
Vorstellung mit quantengestalt-therapeutischen Effekten

Ausgang

als Halte- und Stützfunktion der Gelenkkapseln, als Schutz der Gelenke und der Gelenkkapselinnenhaut (Synovialis). Diese sondert dadurch Gelenkschmiere (Synovia) ab. Durch die Asanas wird die Bänderelastizität vermehrt, als bandartige Verbindung mit den Knochen der Gelenke und den Sehnenverbindungen des Muskels zum Knochen.

## Untersuchungsergebnisse

Anatomische Asana-Wirkungen:

- Zunahme der Permeabilität (Durchlässigkeit der Gewebe) – 23,2 Prozent
- Zunahme der Gewebsflüssigkeit – 18,1 Prozent
- Zunahme der Kapillaren (Haargefäße) gegen eine sogenannte Wipfeldürre (Max Bürger) – 18,0 Prozent
- Normalisieren von natürlicher Anspannung/Entspannung – 78,4 Prozent
- Entschlackung der Kapillaren und Gewebe – 67,6 Prozent
- »Vernatürlichen« der Haltung im Sinne einer günstigeren Statik (Stehvermögen) – 72,9 Prozent
- Spannungsverteilung im Muskelmantel (Fettbauch) mit Verbesserung der Wirbelsäulenfunktion – 64,5 Prozent
- Ausgleich im Hormonsystem, Anregung der Nebennierenrinde – 69,9 Prozent
- Verteilung der körperlichen Belastungen – 71,1 Prozent
- Bindegewebsverbesserungen – 23,2 Prozent
- Verbesserte Ernährung des Knorpels – 79,0 Prozent

### Info: Psychosomatische Wirbelsäulenbeschwerden

- Das psychosomatische **HWS-Syndrom** kommt häufig bei Personen vor, die mit Anstrengung »ihr Gesicht wahren«, sich immer wieder behaupten müssen und depressiv sind.
- Mit dem psychosomatischen **BWS-Syndrom** haben Menschen zu tun, die sich in Trauer, Mutlosigkeit und kompensierten Zwangshaltungen befinden.
- Wer überlastet und frustriert ist und unter einer gestörten Sexualität leidet, läuft Gefahr, am psychosomatischen **LWS-Syndrom** zu erkranken.
- Die psychosomatische **Brachialgie** (Schmerzen am Arm) bekommen Personen mit unterdrückter Aggression, Wut und Zorn.

**Stichwort: Wirbelgymnastik**

Die Wirbelsäule ist als Rückgrat Stütze und Träger des Rumpfes und mit ihrem Wirbelkanal Schutzhülle für das Rückenmark und deren Nervengeflechte. Die Wirbelsäule besteht aus 33 bis 34 Einzelwirbeln, aus 7 Hals-, 12 Brust-, 5 Lenden-, 5 Kreuzbein- und 4 - 5 Steißbeinwirbeln. Die Beweglichkeit der Wirbelsäule wird durch die Bandscheiben (Zwischenwirbelscheiben) mit ihrem Gallertkern und Faserring garantiert. Die Stabilität der Wirbelsäule wird durch Muskeln und Bänder gewährleistet, die dem starken Innendruck der Gallertkerne die Waage halten.

# Übersichtsplan über die yogatherapeutische Einflussnahme

## (aktivtherapeutische Chiropraktik) auf die einzelnen Wirbelsegmente durch die Asanas (Segmentalverbindungen)

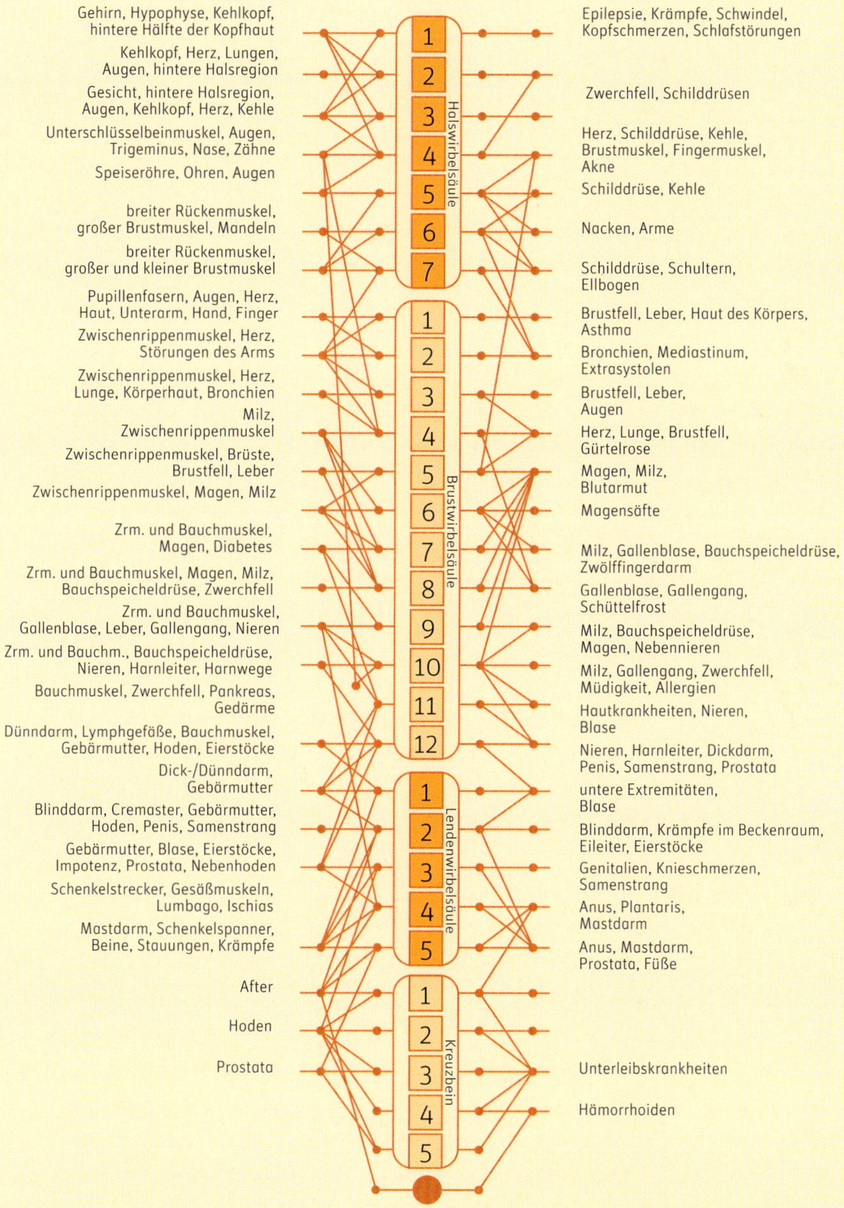


erstellt von Sigmund Feuerabendt

### Beschwerden durch Spinalnerven

Die Wirbelsäule stellt mit den Bandscheiben, den Zwischenwirbelgelenken, dem Bandapparat, dem Muskel-, Gelenk-, Nerven- und Gefäßsystem eine Einheit dar. Jedes krankhafte Geschehen innerhalb eines Wirbelelements dieses Systems kann sich auf die Dynamik und Statik der Wirbelsäule auswirken. Aus dem Wirbelkanal der Wirbelsäule treten die Rückenmarksnerven (Spinalnerven, Tore des Lebens) aus, die Nervengeflechte (Plexi) bilden und Schmerzsyndrome bei Wirbelsäulenveränderungen auslösen können.
Das Rhythmusprinzip fördert auch die Durchblutung der von Natur aus nicht optimal durchbluteten Gelenkanteile. Bereits durch geringste, nur wenige Millimeter ausmachende Veränderungen der natürlichen Lage und Statik eines Wirbelsegments kann der damit zusammenhängende Spinalnerv in seiner Funktion gestört werden. Viele Krankheiten und Beschwerden lassen sich deshalb über die Normalisierung der Wirbelsäulensegmente erfolgreich behandeln. Verspannungen wirken sich grundsätzlich immer auf die Wirbelsäule aus. Auch gestörte emotionale Entladungen lösen seelische Konflikte, Belastungen, chronische Stresssituationen und Schmerzen aus. Alle diese Störungen werden durch die Asanas heilsam beeinflusst.

*_ Das Rhythmusprinzip der Yogatherapie von Spannung und Entspannung ist eine wesentliche Hilfe, wenn Sie Blockierungen im Bereich der gesamten Wirbelsäule lösen wollen. _*

## Endokrinologische Wirkungsebene

**Stichwort: Hormongymnastik**

Das Hormonsystem besteht aus Hormondrüsen, die körpereigene Wirkstoffe in die Blutbahn abgeben. Sie stehen unter der Kontrolle des Gehirns. Der Dirigent ist die Hirnanhangsdrüse (Hypophyse); sie unterhält Verbindungen zur Nebenschilddrüse, Schilddrüse, Nebenniere, Bauchspeicheldrüse und den Geschlechtsdrüsen. Alle hormongesteuerten Körperfunktionen, besonders aber der Stoffwechsel, das Wachstum und die Fortpflanzung, laufen in der Regel dank des gut abgestimmten Ausschüttens der Hormone ganz normal ab. Überfunktionen und Unterfunktionen werden ausgeglichen.
Durch die gezielte Anregung der Nebenniere wird die Entstressung sehr gut gefördert. Durch die Anregung des Nebennierenmarks bilden sich die Hormone Adrenalin und Noradrenalin mit überwiegend erregender und gefäßverändernder Wirkung sowie das Hormon Kortison mit seiner antientzündlichen, antiallergischen und antirheumatischen Wirkung.
Die Anpassungsfähigkeit (Adaptation) an das äußere und innere Milieu des Organismus wird gesteigert. Die Asanas Savasana, Kobra, Fisch und Kniekuss massieren gleichsam die Nebenniere auf sanfte Weise. Diese Massage führt zu einer besseren Durchblutung und somit zur Erholung der Nebenniere, besonders der Rinde, so dass dem Erschöpfungs-(Adapatations-)Syndrom als Folge des Distress effektiv entgegengearbeitet werden kann.

*_ Kniekuss, Kobra und Fisch stimulieren über eine Massage der Nebenniere die Ausschüttung des Hormons Kortison mit seinem antirheumatischen Effekt. _*

## Lymphdrainage-Wirkungsebene

**Stichwort: Entwässerungstraining**
Das Lymphgefäßsystem kann als Kreislauf der Eiweißkörper oder als Abwasserkanal des Körpers bezeichnet werden, der im Brustraum in das Venensystem mündet. Um die Entleerung zu erleichtern, nimmt der Übende öfters die EH-Rune ein.
Die Aufgabe des Lymphsystems besteht im Transport von Hormonen, Enzymen und Eiweißkörpern, im Abtransport von Zelltrümmern (Müllabfuhr) und in der Regulation des Gewebedrucks. Es hat außerdem eine Abwehrfunktion und übernimmt den Flüssigkeitsaustausch. Es ist verantwortlich für die Aufrechterhaltung der Homöostase (Zellmilieu) und die Gewebereparation durch Umwandlung von Lymphozyten in Bindegewebszellen. Fast alle Asanas fördern den Lymphstrom im Sinne einer Lymphdrainage.

## Urkreis-Fließkreis-Wirkungsebene

**Stichwort: Fließkreis-Mitschwingung**
Das Regelsystem (Regelkreis, kybernetisches System) ist ein Rückkoppelungssystem (Organ-Antwort) und setzt sich aus Führungsgröße, Stellglied, Regelstrecke, Regler, Messwerk, Stellmotor, Regelgröße und Messwert zusammen. Um die Ordnung im Mechanismus aufrechtzuerhalten, besteht biotechnisch gesehen ein Regelkreis oder Fließkreis mit Rückkoppelung oder Organ-Antworten, der Funktionssysteme unseres Organismus an wechselnde Bedingungen anpasst. Asanas, Pranayama und Meditation (S.A.T.), besonders mit ihren Effekten auf das Zentralnerven- und Gefäßsystem, wirken regulierend auf die Regelkreissysteme des Organismus im Sinne einer Anregung oder Beruhigung. Yogatherapie wird so modern rehabilitiert.

## Akutherapeutische Wirkungsebene

**Stichwort: Akutherapie von innen durch Dehnen (Sedieren) und Pressen (Tonisieren)**
Akutherapie, eine Wortprägung von mir, beinhaltet die Begriffe Akupunktur und Akupressur. Der akutherapeutische Aspekt, so wie er im Yoga gebraucht wird, ist für den Schulmediziner Neuland. Die Akutherapie lehrt, dass im Körper Energieströme, sogenannte Meridiane (siehe Seite 185), als Organinformationen verlaufen. Ich sehe die Meridiane als Ionenkanäle, auf denen Punkte liegen. Zwischen ihnen und indifferenten Hautstellen besteht eine Potenzialdifferenz von etwa 2 bis 60 Millivolt (mV). Der Hautwiderstand über den Akutherapie-Punkten ist vermindert, wobei solche Veränderungen auch abhängig von Körperstellungen (Asanas) und seelischer Stimmung sind.

## Interessante Beobachtungen

Durch das Üben von Asanas mit Dehnen und Pressen kommt es zu einer Beeinflussung innerer Organe über bestimmte Hautsegmente (Segmenttherapie). Weiterhin bemerkenswert sind die Ausschüttung von Überträgerstoffen im Bereich des Nervensystems (Serotonin, Endorphine) und die Einregulierung bioelektrischer Mechanismen sowie die Ingangsetzung von Energieströmen. Zu beobachten sind außerdem eine Beeinflussung bestimmter Gehirnzentren im Zwischenhirn, eine Reizvermittlung zu Regulationssystemen, eine Beeinflussung von Regelkreisen und Schaltsystemen sowie eine suggestive Bahnung über das Zentralnervensystem. Wie ich herausgefunden habe, sind die Asanas auch eine Art Akutherapie von innen; durch das Hindurchdehnen im S.A.T. wird allgemein sediert (beruhigt), es kommt zum Energieausgleich über Lo-Punkte. Durch Pressen wird tonisiert, das heißt zu schwache Energien werden aufgeladen.

*_ Eine treffsichere Akutherapie, die auf die einzelnen Meridianpunkte zielen könnte, wie manchmal behauptet wird, ist übertrieben und entspricht nicht den Tatsachen. Durch Asanas erreicht man lediglich eine Beeinflussung der Meridiane. _*

**Info:** Adam Kadmon – der kosmische Mensch

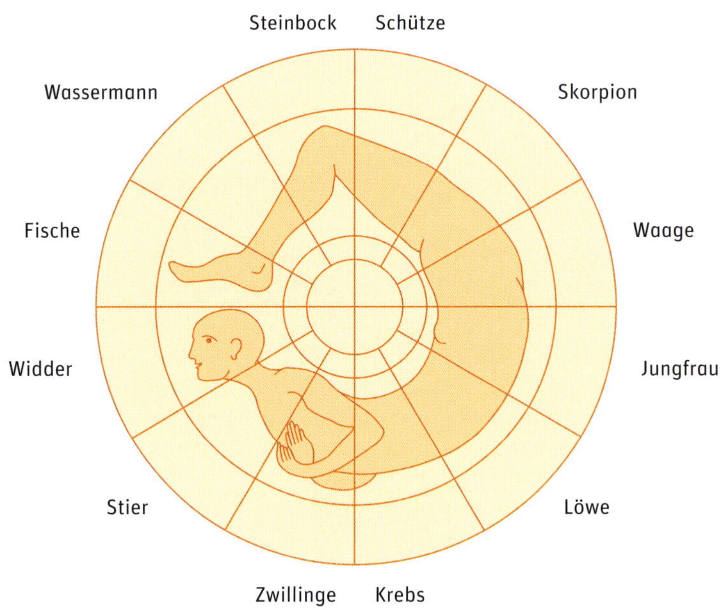

## Astrobiologische Wirkungsebene

**Stichwort: Doppeleffekt**
Die Astrobiologie ist für die Medizin ein Neuland. Die medizinische Astrologie mit in die Wirkungsebenen aufzunehmen entstammt meinen praktischen Überlegungen und Beobachtungen: Man stelle sich einen Kreis vor, das Horoskop, an dessen gesamtem Innenrand sich der Mensch befindet, mit dem Kopf beginnend, auf der Vorderseite seines Körpers liegend. Dieses Bild (siehe Grafik links) endet mit den Füßen über dem Scheitel. Die alten Chaldäer teilten es in zwölf gleiche Felder ein, entsprechend den Tierkreiszeichen. So fiel auf den Kopf Feld 1, der Widder, auf den Hals Feld 2, der Stier, auf die Schultern mit Lungenspitzen Feld 3, der Zwilling und so weiter, bis zu den Füßen, Feld 12, die Fische. Gegenüberliegende Körperregionen beeinflussen sich.
Bedeutsam wird diese Methode in der Yogatherapie dann, wenn man es mit Verletzten zu tun hat. Sie können bestimmte Regionen ihres Körpers an dem zu beeinflussenden Ort nicht üben. Bleibt zu hoffen, dass diese Methode noch einer weiteren gründlichen Prüfung unterzogen wird, nicht nur in der Yogatherapie, sondern auch im klinischen Bereich.

## Psychologisch-geistige Wirkungsebene

**Stichwort: Seelengymnastik**
Sie umfasst die Mitbeteiligung von Psyche (Emotionalkörper) und Geist (Denkkörper) der Asanas während des Übens. Denn Asanas sind gleichzeitig Haltungen von Leib, Seele und Geist (Soma-Psyche-Logos). Alle Vorstellungen sind allein durch das Bewusstsein möglich; ohne Bewusstsein gibt es keine Vorstellung. Und über das Bewusstsein erfolgt die Gestaltwirkung der Asanas. Über das Pranayama (Kapalabhati) kommt es bei vermehrter Sauerstoffaufnahme zu einer biopositiven Umstimmung der Psyche.

**Stichwort: Vorsatzbildung**
Diese wird durch Imagination geformt. Ihr Ausgang ist die Heilebene null (siehe Seite 36). Vorsatzbildungen sind eine Art »via regia« (Königsweg) ins Unbewusste. Von dort aus wirken sie ins Organgeschehen. Das Unbewusste umfasst dabei alle Vorgänge, die geistig nicht gedacht werden, die seelisch zwar wahrgenommen, aber dennoch nicht direkt empfunden werden und die rein körperlich ohne geistig-seelische Mitwirkung ablaufen. Sie werden nicht über Rezeptoren wie beispielsweise die Insulinausschüttung wahrgenommen.

**Stichwort: Bewusstseinsarbeit**
Darunter verstehe ich Meditation (siehe Seite 82). Das Gestalterleben der Asanas, ausgehend von der Ruhigstellung des Gedankenstroms im S.A.T., bezeichne ich als sogenannte Nullmeditation. Jedes Zur-Ruhe-Bringen ist eine gegenphänomenale Meditation. Später baut sich auf dieser Grundlage die urphänomenale Meditation auf, zum Beispiel die Musikmeditation.
Auch Tiere besitzen ein Wachbewusstsein (das Ich-Bewusstsein ist mehr). Die-

ses Wachbewusstsein ist ähnlich unserem Traumbewusstsein (Svapna). Während der Yogameditation (Dhyana) oder beim Autogenen Training erweitern wir den »Aufmerksamkeits-Horopoter« (Feuerabendt) des Wachbewusstseins (Jagrat), nicht das Bewusstsein selber, unter Umständen sogar bis in Organbereiche hinein. Man kann so seine Organe erfahren und zur energetischen Beeinflussung erspüren.
Die Brücke vom Seelischen zum Körperlichen bildet das Zwischenhirn. Zu beachten ist daher der »geistige« Energiestoffwechsel: Ein Mensch in Ruhe verbraucht etwa 250 Milliliter Sauerstoff in der Minute, allein das Gehirn 24 Prozent davon.

> _ *Die Imagination, die als gedankliche Bild/Ton-Vorstellung mit Vorsatzbildungen verknüpft ist, wird durch magische Techniken in der Urtherapie, im Raja-Yoga und im Selbstaktiven Training geübt.* _

## Wirkungen der Meditation

Durch Biofeedback-(Organ-Antwort-) Geräte wurde festgestellt, dass Imagination und Meditation (phänomenale und gegenphänomenale) viele biopositive Wirkungen hat:

- Stabilisierung des autonomen, vegetativen Nervensystems
- Resistenz gegen chronischen Stress (Distress)
- Günstige Beeinflussung psychosomatischer Krankheiten
- Besserung der Verhaltensstabilität (Rauchen, Trinken, diverse Süchte und anderes)
- Zielsicheres Handeln und gleichsam sinnerfülltes Tun
- Aggressionsminderung, Abbau von Autoaggression und Entspannung
- Weniger depressive Verstimmungszustände und mehr Wohlbefinden
- Bessere Anpassung an das Umfeld (Milieu)
- Erlebnistiefe und gute Versenkungsfähigkeit
- Freude am Leben, am Alltag und am Sinnerleben.

### Was genau ist Meditation?

- Meditation im urphänomenalen Sinne heißt, die Uridentität des Ich mit dem Bewusstsein (Urfeld) und seinen Kategorien (Urseinsweisen, Urphänomenen) zu erfahren und zu erleben. Ihre Wirkung führt strukturierend über das Unbewusste und das Wachbewusstsein in das Handlungsgeschehen.
- Das Auftauchen optischer und/oder akustischer Bild/Ton-Thematiken aus der Tiefe.
- Die Wahrnehmung aus dem Unbewussten, dem Persönlichen und Kollektiven.
- Eine Expedition zu Tiefenseele (Ontopsyche) und Atman (Bewusstsein = Urfeld).
- Das Erleben von biopositiven Handlungsimpulsen aus der Tiefenseele.
- Die Meditation übt biopositive Einflüsse auf das Ich-Feld (Autopsyche), die Allopsyche (Gegen-Ich oder Fremd-Ich) und die Somatopsyche (Körperbewusstsein nach dem deutschen Psychiater Karl Kleist) aus.
- Das Endziel ist die seelisch-geistige und soziologische Gesundung (Feuerabendt).

## Haut-Wirkungsebene

**Stichwort: Gestalttraining**
Unsere Haut ist Schutz-, Seelen- und Verbindungsorgan gegen die Umwelt und mit ihr. Die Haut reguliert den Wasserhaushalt, die Temperatur, die Resorption und Ausscheidung, und sie ist Sinnesorgan für Temperatur-, Schmerz-, Berührungs- und Druckempfindung. Ihre Nerven- und Gefäßverflechtungen (Glomusorgane) regeln den Blutdruck, weil sie in kürzester Zeit die Durchblutung ändern können. Die Organe spielen auch beim Erröten eine Rolle.
Wichtig ist, dass über die Haut innere Organe, besonders hinsichtlich ihrer Mehrdurchblutung, als Segmenttherapie günstig beeinflusst werden. Zu jedem inneren Organ gehört ein bestimmtes Hautsegment. Haut und Organe stehen in einem engen Wechselverhältnis. Ein entspanntes Gesicht macht sich in einer guten Organdurchblutung bemerkbar, das kann man messen. Wir »üben« die Haut am besten im unbekleideten Zustand als Gestaltorgan des Körpers mit unmittelbarem Einfluss durch das Bewusstsein.

## Yin-Yang-Wirkungsebene

**Stichwort: Gleichgewicht/Homöostase**
Die Polarität als Yin-Yang-Prinzip lässt sich zwanglos übertragen auf die nervlichen Geschehen im Organismus, z. B. für die Fähigkeit von Nervenzellen mit Informationsaufnahme, Informationsweiterleitung, Informationsverarbeitung und Informationsaussendung und für die Polarität von Sympathikus und Parasympathikus. Aus dieser resultiert letztlich ein Zusammenspiel. Einfluss auf die Polarisierung (Yin-Yang) wird über die doppelseitigen Haltungen der Asanas und im Pranayama (Atemübungen) ausgeübt. Es erfolgt eine Transformation von der bloßen Gestalthaltung (Asana) zur Organfunktion.

## Bardo-Wirkungsebene

**Stichwort: Identität des Ich**
Dazu gehören: klinischer Tod, biologischer Tod und Bewusstsein nach dem Tod (Marana). Diese Wirkungsebene umfasst die Bewahrung der Identität des (Ich-)Bewusstseins nach dem Tod. Sie ist

### Info: Meditation erweckt schöpferische Kräfte

Jede herkömmliche Meditation ist gegenphänomenal, das heißt, sie **schaltet Reize aus**. Sie erscheint neurophysiologisch als ein Lauschen auf die Selbstregulation des Organismus (in Ruhe und Stille) während der Nullmeditation (Entspannung/Versenkung im S.A.T.). Diese Art von Meditation bewirkt eine vegetative Gesamtumschaltung im autonomen, vegetativen Nervensystem und führt ziemlich oft zu schöpferischen Nachimpulsen.

nicht Gegenstand der Medizin und wird nur der Vollständigkeit halber erwähnt. Ich entwickelte die Bardo-Wirkungsebene im Hinblick auf die Erhaltung der Identität des Ich durch die Asanas hinsichtlich der einzelnen Wiedergeburten des Menschen. Der Yogi, der die Bardo-Wirkungsebene vertritt, ist von der Wiedergeburt des Menschen überzeugt; denn der Yoga nach Feuerabendt ist eine Philosophie des EINEN.

## Akuyoga aktiviert die Lebensenergie

Das Weltgeheimnis der Gesundheit ist das Gleichgewicht der magnetischen Kräfte im Körper. Alles, was sich bewegt, was lebt, braucht Energie. Das ganze Leben des Leibes ist ein Energieprozess. Diese Energie ist polar in zwei Kraftbereiche aufgeteilt: in einen elektrischen (Yang) und einen magnetischen (Yin). Die Körperenergie entspringt undifferenziert unterhalb des Nabels, im Hara, im Konzeptionsmeridian (siehe nächste Seite), dem »Meer der Energie«. Sie steigt von da aus in den Lungenmeridian (IX) empor. Dort verzweigt sie sich in zwölf Meridiane, nach den Grundsätzen von Yin und Yang.

> _ *Die Asanas sind eine Akutherapie von innen. Akuyoga beinhaltet die Begriffe Akupressur und Akupunktur.* _

Damit die Schöpfung energetisch werden und sich verwirklichen konnte, musste sich das UR-EINE in zwei Pole spalten. Diese sind uns seit alters her als Yin (negativ, weiblich, aufnehmend) und Yang (positiv, männlich, leitend) oder als Ging und Gang bekannt. Für mich als Energieforscher ist Krankheit eine Störung im informatorischen Energiehaushalt, die in einer unterschiedlichen quantitativ-qualitativen Energieladung der Meridiane zum Ausdruck kommt. Es ist aufschlussreich, dass sich dieser Energiefluss am Körper in Form von Energiekanälen, den sogenannten Meridianen, heute elektrisch nachweisen lässt.

## Den Organen zugeordnet

Der Mensch ist aus sichtbarer Materie, ursächlich, gebaut (Anatomie). Aber es geschieht etwas mit ihm und mit diesem Körper, etwas Gestalthaft-Informatorisches (Physiologie). Auf dem Rücken mechanischer, grobstofflicher und chemischer Kräfte besorgen elektrische, molekulare, ionische und nadische (feinstoffliche) Energien den Haushalt. Die feinstofflichen Energien sind anatomisch nicht sichtbar. Sie enden mit dem Tod. Erst unser naturwissenschaftlich erweitertes Denken der letzten Jahre verschaffte uns hier Einblicke.
Die Energiekanäle der Akutherapie, Meridiane genannt, sind beidseitig (bilateral) im Körper angelegt. Sie leiten Ionen-Energie, bestehend aus elektrischen, positiv und negativ geladenen Elementarteilchen, in ganz bestimmte Bahnen. Ihre Energieflussrichtung ist festgelegt. Die einzelnen Meridiane sind dazu besonderen Organen des Körpers zugeordnet und tragen deren Namen. Es gibt zwölf solcher Meridiane, sechs

## Info: Die zwölf Meridiane

| | Yin-Meridiane | | Yang-Meridiane |
|---|---|---|---|
| In der Tiefe | Vollorgane<br>Speicher – Energieaufnahme<br>Gold = tonisierend<br>aufladend, anregend, pressen, aktivieren | | Hohlorgane<br>Werkstatt – Energieherstellung<br>Silber = sedierend<br>abgebend, beruhigend, dehnen, entspannen |
| I | Herz (H) | II | Dünndarm (Dü) |
| IV | Niere (N) | III | Blase (B) |
| V | Kreislauf/Sexus (KS) | VI | Drei-Erwärmer (DE) |
| VIII | Leber (L) | VII | Gallenblase (G) |
| IX | Lunge (Lu) | X | Dickdarm (Di) |
| XII | Milz/Pankreas (MP) | XI | Magen (M) |

Dazu gibt es noch zwei weitere Meridiane, die keinem Organ zugeordnet sind und nicht bilateral verlaufen:

**Konzeptions-Meridian (KG)**
yin-geladen aufnehmend

**Gouverneur-Meridian (GG)**
yang-geladen lenkend

davon sind yin- und sechs sind yang-geladen.

### Chinesische Akupunktur

Was für die Yogatherapie von Interesse ist, sind die besonderen Beeinflussungspunkte auf den einzelnen Meridianen. In der herkömmlichen Praxis versuchte man, mit Nadeln (Gold = yin-ladend oder tonisierend, Silber = yang-ladend oder sedierend) das Energiegeschehen zu beeinflussen. Die Kunst der Akupunktur ist es, diese Punkte und ihre Kombinationswirkungen zu kennen und sie dementsprechend durch Nadelstiche zu beeinflussen. So will der Heiler erreichen, dass der Energiekreislauf in den Meridianen mobilisiert wird, damit dieser wieder zu seinem natürlich gesunden Fluss findet.

## Akutherapie in der Praxis

Was haben wir nun im Hatha-Yoga mit den Asanas für die Anwendung dieses akutherapeutischen Vorgehens zu bieten? Wir haben keine Nadeln, aber wir haben die vier Radikale der Dehnung, Pressung, Verdrehung und Umkehrung sowie die drei Positionen von Stehen, Sitzen und Liegen. Das sind unsere Ele-

### Info: Das soll die Therapie des Akuyoga bewirken

- Gestaute Energie in Fluss bringen
- Leere Energiekanäle wieder anfüllen
- Schwache Energie steigern
- Fehlgeleitete Energie meridiangemäß umleiten
- Ein Zuviel an Energie ableiten

mente. Für die Therapie brauchen wir das, was dem Stechen oder der Pressur ähnelt. Dies sind die Dehnung, das Pressen und – unter besonderer Berücksichtigung – die Verdrehung, nämlich wenn man sie je nach Haltung als Pressung oder Dehnung verwendet. Die Umkehrung ist dafür nicht zu gebrauchen!
Das Dehnen verteilt die Energie, gibt sie an den ganzen Körper entspannt weiter, verteilt alle Kräfte organgerecht und polarisiert sie. Das Pressen hingegen schafft Energie am gepressten Ort, wo sie dann aufgenommen wird. Schon deshalb ist unser überkommener Vergleich, Yang sei positiv-männlich und Yin negativ-weiblich, nicht zutreffend. Man ist also gezwungen, umzudenken und das Ganzheitliche zu erkennen.

## So funktioniert die Akutherapie

Dass die Akutherapie heilsam wirkt, muss natürlich auch einer klinischen Erprobung und Bewährung unterzogen werden. Das ist geschehen. Prof. Dr. Otto Creutzfeldt vom Max-Planck-Institut bemerkte: »Wissenschaftlich besteht kein Zweifel an der Möglichkeit einer Akupunkturanalgesie (ausgeschaltetes Schmerzempfinden) …«. Dies jedenfalls kann uns beruhigen – zumindest was die Wissenschaftlichkeit der Akupunktur selber betrifft. Wie aber wird sie im Yoga wirksam?
Die Akutherapie ist zwar eine autogene Methode, sie arbeitet ohne Fremdhilfe (Pharmazie) durch Selbstanregung, aber sie ist nicht wie der Hatha-Yoga aktivtherapeutisch, sondern passivtherapeutisch. Die Akutherapie lässt am Patienten einfach geschehen und fordert kein Selbsttun von ihm. Die Meridianbeeinflussung kommt einer Art Hebelwirkung gleich, die zwar den tieferen Organmechanismus beeinflusst, aber nicht erklärt.

*_ Dehnung, Pressung und Verdrehung sind wichtig für den Akuyoga. Die Lebensenergie wird dabei durch die Meridiane geleitet. _*

## Schwierige Umsetzung

Für die Anwendung oder Verknüpfung der Asana-Technik mit der Akutherapie bestehen Schwierigkeiten. Für den praktizierenden Yogi ist es nämlich unmöglich, mit Dehnen und Pressen genaue Beeinflussungen der Meridianpunkte zu erreichen. Man muss die Meridianpunkte exakt treffen. Mit nur einer Nadel aber kann man in den seltensten Fällen die Welt der Krankheit verändern. Es müssen besondere Stechkombinationen vorgenommen werden, denen ausgearbeitete Stechpläne zugrunde liegen. Dies verlangt eine gründliche Diagnose, wenn man Heilerfolge erzielen will.
Es ist also nicht damit getan, naiv zu glauben, die Kobra (Bhujangasana) bei-

spielsweise stimuliere den Punkt (Gouverneur-Meridian) und öffne damit das »Lebenstor«. Denn die Öffnung der Lebenstore geschieht vielmehr durch die vertebrale Auseinanderdehnung der Wirbelsäulensegmente, um die Spinalnerven besser in den Leib austreten zu lassen. Außerdem weiß man gar nicht, ob der Patient gerade diese Tonisierung braucht. Vor allem die Pressungen des Körpers sowie das Dehnen, wie es im S. A.T. detailliert beschrieben wird, sind also wichtig für die Heilung. Es muss stets den ganzen Körper erfassen und gilt als Einleitung und Beendigung der Entspannung. Das Dehnen verringert den Milchsäuregehalt im Blut erheblich. Der Hautwiderstand erhöht sich, und die Durchblutung wird besser. Nach all der vielen Theorie dürfen Sie nun zum Abschluss noch einen kleinen praktischen Exkurs ins Selbstaktive Training unternehmen. Am besten testen Sie die folgende Übung gleich selbst.

### Das »Durch-hindurch-Dehnen«

Legen Sie sich bequem hin. Dehnen Sie den rechten Arm nach oben und »treten« Sie sich gleichzeitig in die linke Ferse. Das heißt, Sie dehnen sich quer, durch den Körper hindurch, um nach wenigen Sekunden dehnend auf die andere Seite hinüberzuwechseln und dann wieder auf die andere Seite und so weiter. Kippen Sie dabei das Becken immer einseitig vom Boden mit hoch, wobei Sie »heilsam verkantend« auf die Wirbelsäule einwirken.

*_ Durch das Dehnen erhöht sich der Sauerstoffgehalt im Blut, was beim Stressabbau hilft. _*

Ganz entscheidend ist, dass sich diesem Dehnen gleichzeitig auch Ihr Gesicht (mit seinen Hirnnerven) anschließt. Schneiden Sie ein paar Grimassen: Rümpfen Sie die Nase, krausen Sie die Stirn, blicken Sie bissig drein, fletschen Sie die Zähne, und machen Sie auch einmal einen Kussmund. Das ist neu in der Technik der Entspannung und bei keiner anderen Methode zu finden. Aber gerade die Gesichtsentspannung ist grundlegend wichtig im Selbstaktiven Training!

### Info: So wird Akuyoga in die Praxis umgesetzt

An der Akutherapie als praktizierte Yogatherapie ist ein allgemeines Verhalten des Übenden interessant. Es besteht in einer **Mehrbeachtung des Dehnens und Pressens**. Legen wir also beim Üben unser Augenmerk weniger auf Einzelheiten der akutherapeutischen Topographie, sondern mehr auf unser generelles Verhalten, auf das der rechten tierischen Dehnung und Pressung unseres Körpers, ohne dabei zu übertreiben. Das ist dann die Anwendung akuyogischen Wissens für unsere Heilung. Im Selbstaktiven Training (S.A.T.) wird dieses Dehnen gründlich beschrieben.

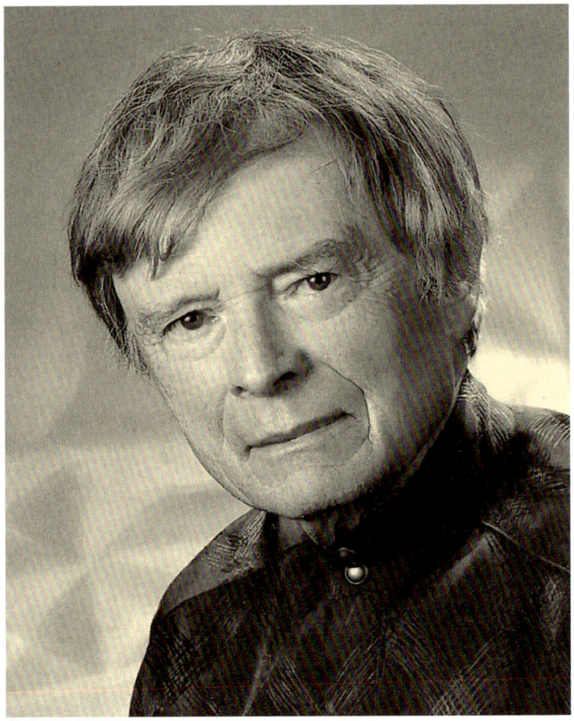

## Autor und Yoga-Altmeister Sigmund Feuerabendt

Sigmund Feuerabendt ist Verfasser zahlreicher Bücher über Yoga und gilt als Deutschlands Yoga-Altmeister Nummer eins. Er wurde 1928 in Bayreuth geboren und befasst sich seit 1942 mit Yoga. Das dürfte die längste persönliche Erfahrung mit Yoga in Europa sein. Feuerabendt war Schüler von Boris Sacharow, dem Begründer des abendländischen Hatha-Yoga und der Ersten Deutschen Yogaschule (E.D.Y.) in Berlin (1921). Sie ist die älteste Yogaschule Europas. Feuerabendt ist ein Enkelschüler von Swami Sivananda Saraswati. 1959 übernahm er nach dem tragischen Unfalltod Sacharows dessen Nachfolge mit der Leitung der Ersten Deutschen Yogaschule. Feuerabendt studierte in Erlangen und Würzburg Psychologie und Philosophie und erhielt das erste Yoga-Diplom Europas, verbunden mit dem Titel »Yogiraj«. Von der Deutsch-indischen Gesellschaft wurden ihm die Titel »Mahatma Yogin« und »Freund der Menschheit« verliehen. Feuerabendt lebte sieben Monate als Wanderyogi in Indien und errang auf einem internationalen Hatha-Yogins-Treffen in den USA den zehnten Platz der Weltrangliste.

Feuerabendt ist Bundesvorsitzender der Deutschen Yogagesellschaft e.V. Sein Yoga-Seminarhaus und Ashram »WALDTRIBSCHEN« in Oberfranken, unweit von Bayreuth (Adresse siehe rechts) ist eines der schönsten in Europa. Das Haus liegt in Alleinlage in herrlicher Umgebung und gilt als ein echtes Paradies. Dort bildet Feuerabendt zum/r Yogalehrer/in RDY/EYA und zum/r Yogatherapeuten/in RYT/EYA aus. Er bezeichnet sein Ashram als das geistige Zentrum des Ur-Yoga in Deutschland.

Feuerabendt hat über 1000 Seminare im In- und Ausland geleitet und organisierte und leitete 19 internationale Deutsche Yoga-Kongresse, womit er an der Spitze aller Yogaverbände in der BRD steht. Als Sankritist und Ursprachen-Forscher übersetzte er das Yoga-Sutra des Patanjali und kommentierte es mit 48 Randbemerkungen. Mit dieser ursprachlichen Übersetzung begann 1989 die Neuzeit des Yoga. Dieser Yoga ist sowohl diesseitig als auch jenseitig ausgerichtet; er erklärt das Leid nicht buddhistisch zum Inhalt des Lebens, sondern zur notwendigen Anregung des Glücks.

Feuerabendt ist der Schöpfer des »Urphänomenalen Yoga«, den er als eine der Anwendungsmöglichkeiten der von ihm geschaffenen »Urlehre« versteht. Des Weiteren ist er der Schöpfer des »Selbstaktiven Trainings« (S.A.T.), wie er der Entdecker der »Wirkungsebenen« und der »Heilebenen« samt der »folgerechten Asana-Reihen« ist. Er ist auch gleichzeitig der Initiator und Nestor der Lachtherapie in Deutschland. Er verfasste das revolutionäre Erziehbuch die »Natürliche Erziehung« und hat die Yogatherapie zu einer für jedermann leicht anwendbaren Therapie gestaltet.

## Info: Adressen und Literatur

### Adressen

Yoga-Seminarhaus WALDTRIBSCHEN
Deutsches Yoga- und Entspannungszentrum
95469 Speichersdorf/Forsthaus
Tel. 09275/1327
www.yoga-uryoga.de
www.entspannung-ausbildung.de

Erste Deutsche Yogaschule (E.D.Y.)
Geschäftsstelle
95469 Speichersdorf/Forsthaus
Geschäftszeiten: Montag mit Freitag
8.00 bis 21.00 Uhr
Tel. 09275/1327
Fax 09275/916 711
Mobil 0173/3759506
E-Mail: Deutsche.Yogagesellschaft@t-online.de
www.feuerabendt.de

### Literatur

Feuerabendt, Sigmund: Natürliche Entspannung durch S.A.T, Droemer Knaur, München 2005
Feuerabendt, Sigmund: Heilen mit Yoga, Droemer Knaur, München 2005
Feuerabendt, Sigmund: Die ersten tausend Tage im Leben unseres Kindes, Droemer Knaur, München 1987
Feuerabendt, Sigmund: Das Yoga-Sutra. Die 196 Merksprüche des Ur-Yoga, Goldmann Wilhelm GmbH, 1989
Feuerabendt, Sigmund: Die Macht des Yoga, Droemer Knaur, München 1990

## A



## B



## C



## D



## E



## F



## G



## H



## I



## K

# Impressum

**Wichtiger Hinweis**
Die im Buch veröffentlichten Ratschläge wurden mit größter Sorgfalt von Verfasser und Verlag erarbeitet und geprüft. Eine Garantie kann jedoch nicht übernommen werden. Ebenso ist eine Haftung des Verfassers bzw. des Verlages und seiner Beauftragten für Personen-, Sach- oder Vermögensschäden ausgeschlossen.

**Bildnachweis**
Umschlaggrafik und Kapitelaufmacher:
Gisela Rüger (Ornament),
Susanne Kracht (Figur)
Fotos: Silvia Lammertz, München
Grafiken: Klaus Dursch, Fürth

**Bibliografische Information der Deutschen Nationalbibliothek**
Die Deutsche Nationalbibliothek verzeichnet diese Publikation in der Deutschen Nationalbibliografie; detaillierte bibliografische Daten sind im Internet über http://dnb.d-nb.de abrufbar.



Projektleitung: Franz Leipold
Redaktion: Birgit Kaltenthaler, München
Herstellung: Veronika Preisler
Bildredaktion: Sylvie Busche (Ltg.), Markus Röleke
Layout, Satz und Umschlaggestaltung: griesbeck-design, München
Druck und Bindung: Offizin Andersen Nexö, Leipzig

Printed in Germany

ISBN 978-3-426-64583-3

5 4 3 2 1

Besuchen Sie uns auch im Internet unter der Adresse:
**www.knaur-ratgeber.de**

Weitere Titel aus den Bereichen Gesundheit, Fitness und Wellness finden Sie im Internet unter:
**www.wohl-fit.de**